# Dieta Chetogenica

## e

# Digiuno Intermittente

Integrazione tra le 2 Strategie, Ricette, Consigli per gli Sportivi e 19 Piani Alimentari per Dimagrire Una Volta per Tutte Senza Rinunce

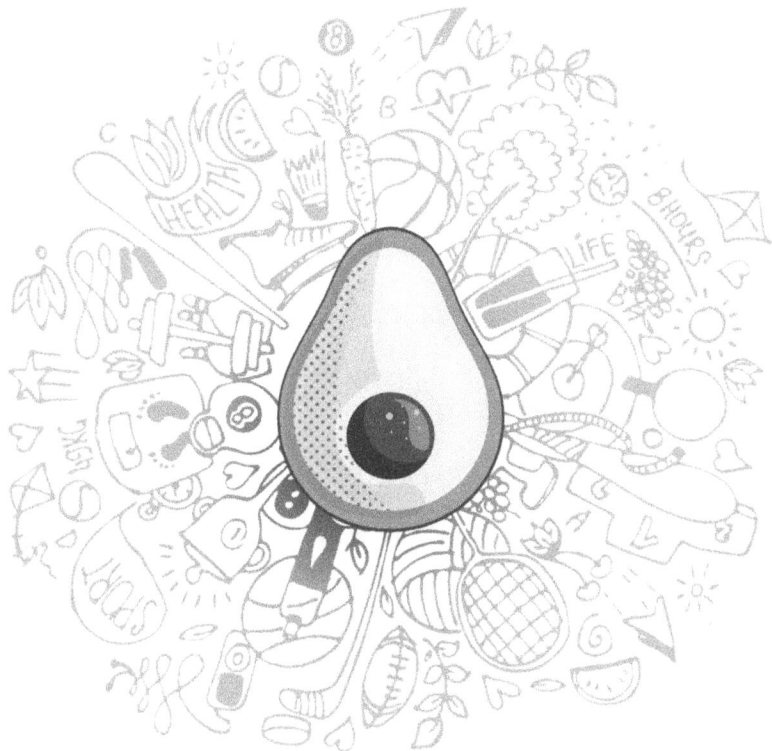

## Franco Pelati & Steve Robson

# Sommario

# 2. IL DIGIUNO INTERMITTENTE 103

# 3. PIANI ALIMENTARI 197

# 1

# La Dieta Chetogenica

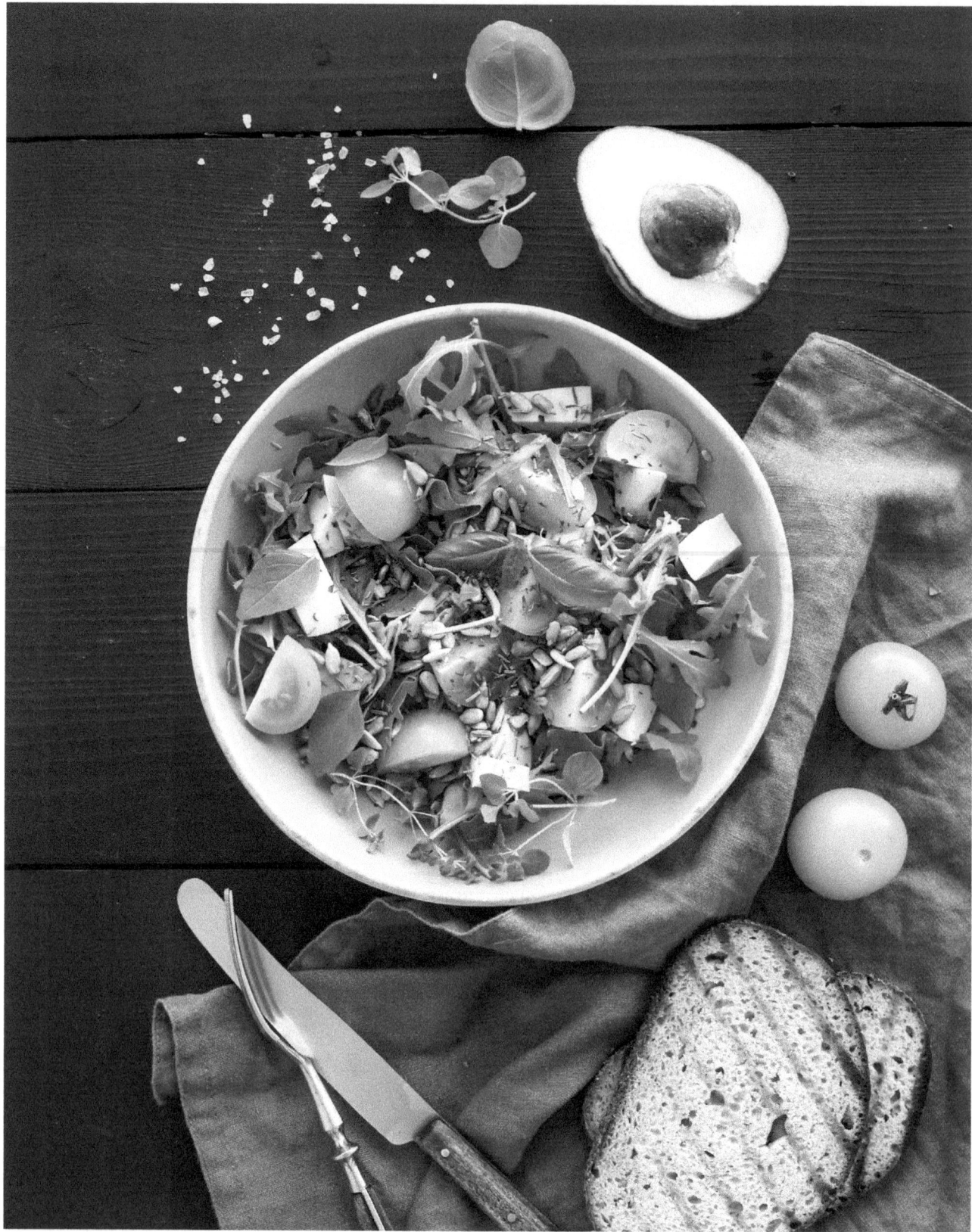

# INTRODUZIONE

Generalmente, quando sentiamo parlare di dieta dimagrante, immaginiamo un regime alimentare controllato, ipocalorico, generalmente povero di carboidrati ma, soprattutto, povero di grassi che, a fronte di un certo impegno, a patto di non sgarrare, permetterà a chi lo segue di ottenere una perdita di peso, più o meno veloce, più o meno duratura.

In realtà, ormai da parecchi anni, gran parte dei dietologi e nutrizionisti si sono resi conto che l'obesità, o comunque il sovrappeso, in tanti casi sono dovuti ad un eccesso di consumo di carboidrati, più che ad un eccesso di consumo di grassi. È famoso, quasi proverbiale direi, lo studio eseguito sulle popolazioni esquimesi che ha dato luogo al cosiddetto paradosso Inuit, che consiste nel fatto che, almeno apparentemente, popoli che si nutrono sostanzialmente di grasso animale abbiano un bassissimo tasso di malattie cardiovascolari e possano vantare una ottima forma fisica. Secondo tale studio, solo in seguito alla globalizzazione e al conseguente diffondersi nell'estremo nord di cibi ricchi di zuccheri raffinati, anche queste popolazioni abbiano iniziato a soffrire di obesità, con tutto ciò che ne consegue. Mito o realtà? In ogni caso, questo e altri studi hanno portato, negli Anni '70, ad una fioritura di diete ipoglucidiche, ossia a basso contenuto di carboidrati, le cosiddette diete low carb.

Il meccanismo di dimagrimento innescato dalle diete low carb è relativamente semplice: riducendo in modo deciso l'apporto giornaliero di carboidrati, viene ridotto drasticamente anche il livello di insulina nel sangue; l'insulina, ricordiamo, è il principale ormone anabolizzante, e pertanto è uno dei principali responsabili del deposito di adipe nell'organismo. Inoltre, avendo una minore quantità di carboidrati a cui attingere, il corpo inizierà a sfruttare un combustibile alternativo, andando proprio ad intaccare il grasso in eccesso. La combustione dei grassi, a sua volta, innesca la produzione di corpi chetonici da parte del fegato, portando di fatto il corpo in uno stato di chetosi sul quale, di fatto, si basa l'efficacia di qualsiasi dieta low carb. Ebbene sì, lo avrete già capito: la dieta chetogenica di cui tratteremo diffusamente in questi manuali, prende il proprio nome

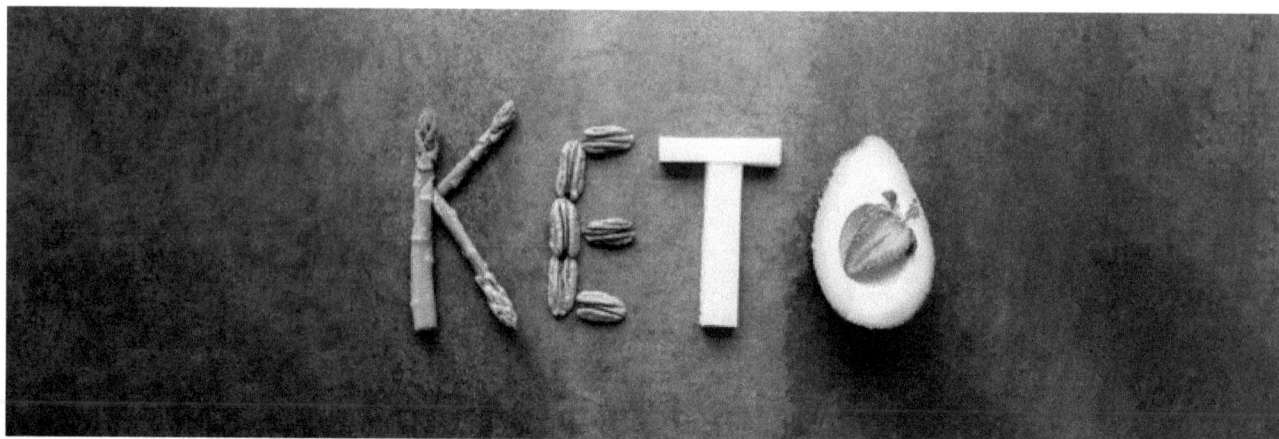

proprio dallo stato di chetosi.

Questa tipologia di dieta, che entra a pieno diritto nelle diete dimagranti low carb, prevede una netta riduzione dei carboidrati nell'alimentazione, in modo tale da avere risultati rapidi in termini di dimagrimento; venendo meno il glucosio come fonte principale di energia, il corpo brucerà i grassi depositati, consentendo al paziente di perdere peso intaccando direttamente la massa grassa.

## OBBIETTIVI DELLA DIETA CHETOGENICA

Volendo riassumere, quali sono gli obbiettivi di chi decide di sottoporsi a dieta chetogenica?

- Ridurre il consumo di carboidrati semplici e eliminare quelli complessi. In particolare, per poter entrare in uno stato di chetosi, la quantità massima di carboidrati che possono essere assunti giornalmente è pari a 50 grammi. Vengono eliminati totalmente alimenti come pasta e pane, mentre possono essere consumati ortaggi e frutta non zuccherina.

- Incrementare il consumo di grassi in modo tale da bilanciare la riduzione calorica dovuta alla diminuzione del consumo di carboidrati. In questo modo, i grassi diventeranno la fonte energetica primaria per il sostentamento dell'organismo

- Produrre corpi chetonici e bruciare i grassi in eccesso, raggiungendo e mantenendo lo stato di chetosi

Seguire una dieta chetogenica può portare ad una serie di benefici che vanno ben oltre alla perdita di peso; oltre a trattarsi di un regime alimentare ideale per contrastare il fenomeno dell'obesità, la dieta chetogenica ha provato di essere in grado di ridurre i sintomi relativi all'insulino-resistenza, e in effetti risulta molto efficace per i soggetti affetti da diabete di tipo II; infine questo tipo di alimentazione ha dimostrato di essere efficace nel ridurre i sintomi dell'epilessia nei soggetti che ne sono affetti.

Scopo di questo manuale è precisamente l'esposizione tutti gli aspetti più importanti della dieta chetogenica; ne illustreremo a fondo le caratteristiche a livello nutrizionale, oltre a presentarne il valore terapeutico per alcune tipologie di patologie.

Esporremo inizialmente la storia delle diete low carb; vedremo quali siano le caratteristiche principali di diete a basso contenuto di carboidrati particolarmente famose, tra cui la dieta Atkins, la dieta Scarsdale e la dieta Paleolitica.

Successivamente tratteremo la dieta chetogenica in modo approfondito, spiegando il concetto di chetosi e tutti i punti cardine sui quali si fonda il successo della dieta chetogenica. Spiegheremo come calcolare il proprio fabbisogno giornaliero, in termini di calorie e macronutrienti; esporremo le categorie di alimenti ideali, e quelli sconsigliati; verrà presentato un esempio di un tipico menù chetogenico; piani alimentari dettagliati e differenziati verranno forniti nel terzo volume della serie.

Infine, daremo ampio spazio alla trattazione degli effetti terapeutici della dieta chetogenica, andando anche ad evidenziare a quali categorie di persone questo tipo di dieta possa essere sconsigliata, concludendo con una serie di suggerimenti per destreggiarsi nella vita sociale, senza per questo rinunciare a seguire il proprio regime alimentare.

Inizia qui il nostro viaggio.

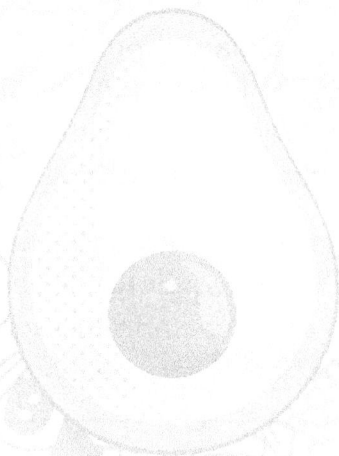

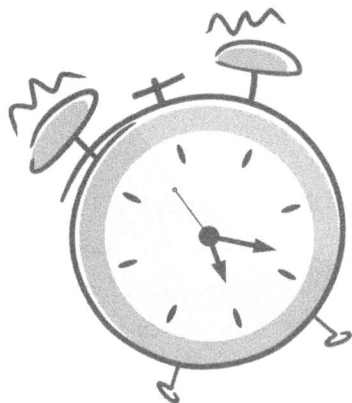

# Capitolo 1
# Le Diete Low Carb

I termine dieta deriva dal latino diaeta, che significa letteralmente: stile di vita. Nel linguaggio comune, con la parola dieta si fa riferimento a tutti gli alimenti che gli esseri umani e gli animali possono assumere per nutrirsi quotidianamente.

L'essere umano è un animale onnivoro, nel senso che si nutre consumando alimenti derivanti da fonti sia animali che vegetali: l'evoluzione della specie ha poi fatto sì che, nei millenni, il cibo che una persona consuma non vada semplicemente a soddisfare il fabbisogno energetico quotidiano; la dieta di una persona rispecchia anche le sue abitudini, i suoi gusti, la sua cultura.

Nel gergo comune, di fatto, quando viene utilizzato il termine dieta, tutti pensiamo immediatamente a quell'insieme di metodi, tecniche, trucchi, utilizzati per perdere peso: associamo, quindi, la parola dieta all'idea di perdita di peso.

## IL CONCETTO DI DIETA DIMAGRANTE

Le diete dimagranti, ovvero le diete che consentono ad un individuo di ridurre il proprio peso corporeo, si basano solitamente su un regime ipocalorico, che comporta una riduzione nell'apporto di calorie assunte giornalmente. In sostanza, viene ridotta o interrotta l'assunzione di alimenti che, per loro natura, contengono alti valori di nutrienti calorici, come i lipidi e i glucidi.

Il concetto di dieta, intesa come dimagrante, ha preso piede soprattutto nell'epoca moderna. La produzione industriale di cibi ad alto contenuto di grassi e zuccheri, unita al benessere economico, ha causato un forte aumento del numero di persone in sovrappeso, o addirittura obese.

Attualmente, esistono numerosissime tipologie di diete dimagranti, con l'obiettivo comune di consentire ad una persona di perdere peso attraverso una riduzione nell'assunzione di cibi altamente calorici. Alcune sono in voga, altre sono in disuso, altre ancora addirittura sono state messe all'indice da medici e nutrizionisti. Non entreremo nel dettaglio di dispute di questo tipo, ma una cosa è certa: in questo campo le opinioni possono essere notevolmente discordi.

Vediamo alcuni modelli, o categorie di diete dimagranti:

- Le diete low carb appartengono una categoria nella quale viene privilegiata l'assunzione di grassi e proteine mentre vengono eliminati quasi completamente i carboidrati.

- Le diete high carb, o low fat, al contrario, appartengono a una categoria di modelli nutrizionali in cui si privilegia il consumo dei carboidrati e si limita fortemente l'assunzione di grassi.

- La dieta paleolitica persegue lo stile alimentare degli uomini primitivi e privilegia l'assunzione di quegli alimenti che l'uomo poteva reperire in natura in età paleolitica, come la frutta, la verdura, la carne e il pesce.

- La dieta crudista prevede la sola assunzione di cibi crudi, compresi carne e pesce.

- La dieta mediterranea, studiata e diffusa dal nutrizionista americano Ancel Keys, che consiglia un alto consumo di alimenti di stagione, come frutta e verdura, e l'assunzione di grassi buoni tramite il consumo di pesce azzurro, olio di oliva.

Scopo di questi manuali è la trattazione delle diete a basso contenuto di carboidrati e, in particolare della dieta chetogenica.

## LE DIETE LOW CARB

Le diete che limitano fortemente l'assunzione di carboidrati, ovvero le diete low carb, hanno iniziato ad essere molto popolari a partire dai primi Anni '90, anche se sono nate molto prima. Queste diete innovative hanno gradualmente sostituito, a livello di popolarità, le diete low fat, ovvero quelle diete che consigliano una bassa assunzione di grassi. L'attenzione dei nutrizionisti americani, dunque, si è gradualmente spostata dai lipidi ai carboidrati, in particolare su quelli semplici e ad alto indice glicemico. Si è trattato di un'autentica rivoluzione; improvvisamente, la preoccupante incidenza di obesità negli Stati Uniti non era più ricondotta all'eccessivo consumo di cibi grassi, quantomeno non solo; era giunto il momento che i carboidrati raffinati, con i loro sbalzi insulinici incontrollati, si prendessero le dovute responsabilità.

Da quel momento, le diete low carb ebbero una grande diffusione negli USA, grazie anche alle entusiastiche recensioni di moltissimi VIP; dagli Stati Uniti poi, come sempre, la tendenza si diffuse in tutto il mondo e, perché no, anche in Italia, nonostante un certo sospetto iniziale e nonostante l'amore del popolo italiano per la dieta mediterranea, così ricca di amatissimi prodotti della nostra tradizione.

Ma come si categorizza una dieta low carb? Quando una dieta si può definire tale? Come regola generale, possiamo affermare che una dieta, per essere definita low carb, debba permettere l'assunzione massima giornaliera di 100 grammi di carboidrati, anche se molte diete low carb sono molto più restrittive in tal senso. Per quanto riguarda grassi e proteine, ci sono due differenti correnti di pensiero:

- Da un lato, abbiamo chi sostiene che la dieta low carb debba privilegiare l'assunzione di alimenti ad alto contenuto di grassi, senza particolari incrementi nell'assunzione delle proteine, che rappresenterebbero il 20-30% dell'introito calorico giornaliero;

- Dall'altro, c'è chi sostiene che anche l'assunzione di proteine debba essere incrementata, fino a raggiungere il 40% del fabbisogno calorico, il tutto a scapito dell'assunzione di carboidrati, che viene praticamente azzerata.

Indipendentemente dalla scuola di pensiero, l'efficacia delle diete low carb risiede nella capacità di ridurre il livello di insulina nel corpo grazie alla riduzione nell'assunzione dei carboidrati: la presenza eccessiva di insulina, che ricordiamo essere il più potente ormone anabolizzante, causa un deposito dei nutrienti presenti nel sangue nel deposito adiposo; mantenendo basso il livello di zuccheri nel sangue, al contrario, l'insulina non viene secreta dal pancreas se non in minime quantità, con l'effetto di ridurre drasticamente gli accumuli nell'adipe. Inoltre, nel momento in cui l'alimentazione smette di fornire carboidrati, l'organismo tende ad utilizzare le riserve di glicogeno accumulate nel tempo e, successivamente, passa all'utilizzo del grasso accumulato. Nel corpo umano, infatti, la maggior parte dei tessuti, tra cui quello muscolare, reagisce in modo repentino alla carenza di glucosio andando a consumare gli acidi grassi, in particolare estraendo da questi il glicogeno necessario al sostentamento a degli altri organi che non sono in gradi di farlo in modo autonomo. Il consumo di questi grassi è proprio, in definitiva, ciò che provoca il dimagrimento di chi si sottopone a una dieta low carb.

Un ulteriore punto a vantaggio di questa tipologia di dieta sta nel generale senso di sazietà, dovuto principalmente a due fattori; la presenza di corpi chetonici nel sangue, e l'alto consumo di proteine, che favorisce un effetto anoressizzante, ossia sopprime la sensazione di appetito.

Le diete di tipo low carb non sono poche, in effetti ce ne sono (e ce ne sono state) parecchie; alcune sono ancora in auge, altre sono cadute in disuso. Più avanti vedremo in dettaglio tutto ciò che dobbiamo sapere sulla dieta chetogenica, ma è comunque interessante farsi un'idea generale delle alternative.

## LA DIETA ATKINS

La dieta Atkins fu ideata negli anni '70 dal famoso cardiologo americano Robert C. Atkins, con lo scopo di prevenire il diabete mellito. Questo modello di dieta si sviluppa su quattro fasi e si basa sul principio base della chetogenesi, che ormai sappiamo tutti essere quel meccanismo che consente al corpo di ricavare energia sfruttando i lipidi, nel momento in cui vengono a mancare le energie generate dai carboidrati. Sfruttando il meccanismo della chetogenesi, si raggiunge un dimagrimento più rapido in quanto aumenta il senso di sazietà che, a sua volta, comporta una riduzione spontanea nell'assunzione di cibo; inoltre, il fabbisogno calorico giornaliero aumenta grazie a due fattori: la preservazione della massa muscolare (sì, i muscoli consumano più del grasso!) e l'energia necessaria a ricavare il glicogeno dalla metabolizzazione di grassi. Vediamo rapidamente la struttura della dieta.

- La prima fase della dieta Atkins è denominata fase di induzione e dura due settimane; in questa fase viene indotto uno stato di chetosi, ovvero uno stato metabolico che comporta una elevata presenza di corpi chetogeni nel sangue. Durante questa fase l'assunzione di carboidrati è ridotta a 20 grammi; al contrario, viene lasciata grande libertà nella scelta di alimenti ricchi di grassi e proteine. L'obiettivo è quello di consentire all'organismo di abituarsi a bruciare più velocemente i grassi e mantenere stabile il livello (basso!) della glicemia.

- La seconda fase è quella della perdita di peso. L'idea è di monitorare il peso corporeo e, al contempo, aumentare di 5 grammi al giorno la quantità di carboidrati assunti, partendo dai 20 grammi iniziali. Nel momento in cui la perdita di peso si arresta, avremo stabilito quale sia il nostro personale quantitativo di carboidrati giornalieri compatibile con il dimagrimento. L'aumento di carboidrati andrà effettuato privilegiando il consumo di vegetali, di frutta non zuccherina e di frutta secca.

- La terza fase, definita di pre-mantenimento, prevede un aumento dei carboidrati di 10 grammi al giorno ogni settimana; l'obbiettivo qui è di perdere al massimo 500 grammi di peso a settimana, finché non si raggiunga la quantità di carboidrati che consente all'organismo di mantenere stabile il peso corporeo.

- La quarta e ultima fase è quella del mantenimento e dura per tutta la vita. Chi ha seguito la dieta ha imparato a conoscere il quantitativo di carboidrati che gli permetteranno di mantenere stabile il peso nel tempo. Una percentuale molta alta di persone sarà costretta a limitare il consumo di carboidrati tra i 60 e i 90 grammi al giorno, il che per alcuni potrebbe essere difficilmente accettabile, e in effetti si tratta del motivo principale per cui molte persone rinunciano e tornano all'alimentazione consueta.

## LA DIETA SCARSDALE

La controversa dieta Scarsdale venne sviluppata dal Dottor Herman Tarnower verso la fine degli Anni '70; Si tratta di una dieta iperproteica, e in effetti il fabbisogno calorico giornaliero è così ripartito: 43% di proteine, il 34% di carboidrati e 22% di grassi. Come la dieta Atkins, questo modello di dieta prevede, l'assunzione di cibi ad alto contenuto proteico e la riduzione di carboidrati, il che consente al corpo di entrare in chetosi. È però penalizzata anche l'assunzione di grassi, e in effetti sono proibiti condimenti quali burro e olio. Inoltre, sono abolite bibite gasate e le bevande alcoliche.

Essendo una dieta fortemente ipocalorica, con assunzione calorica giornaliera che varia tra le 800 e le 1000 kilocalorie, tale regime alimentare può essere seguito soltanto per poche settimane, e in effetti è stata definita la dieta dell'ultimo minuto.

A causa dell'elevata presenza di proteine, i nutrizionisti consigliano di sospendere questo modello di alimentazione dopo 1 o 2 settimane poiché, se protratta nel tempo, potrebbe risultare pericolosa per la salute, e in particolare dannosa per la funzione renale.

La dieta Scarsdale, a differenza delle altre diete dimagranti, non prevede necessariamente che il paziente svolga anche attività fisica per facilitare la perdita di peso; ciò è dovuto al fatto che questo modello di dieta prevede un apporto calorico molto basso, il che rende lo svolgimento dell'attività fisica molto faticoso.

È bene che sappiate che la dieta Scarsdale è stata uno dei bersagli preferiti di medici e nutrizionisti. Non desidero schierarmi, ma è chiaro che la forte limitazione simultanea di grassi e carboidrati sia sostenibile per un periodo di tempo molto limitato.

Esistono diverse altre controversie legate a questa dieta, e alcuni sostengono che il Dottor Tarnower avesse una certa tendenza a prescrivere anfetamine ai suoi pazienti, ma preferisco lasciare al lettore curioso il compito di documentarsi e di farsi una propria opinione sulla faccenda.

## LA DIETA PALEOLITICA

La dieta paleolitica, o Paleo Diet, si basa su un interessante assunto; rispetto alla durata dell'evoluzione umana, il periodo temporale nel quale l'uomo ha avuto a disposizione la coltivazione intensiva e la produzione alimentare di massa è meno di un battito di ciglia. Di conseguenza, il DNA umano si è evoluto per la compatibilità con gli alimenti a disposizione del cosiddetto raccoglitore-cacciatore, ossia carne, pesce, frutta e verdura. Conosciuto anche come dieta dell'età della pietra, questo modello di alimentazione proibisce il consumo di cibi trattati non direttamente reperibili in natura, e in particolare dolci, pane, pasta, formaggi e salumi.

I sostenitori della dieta paleolitica affermano che i cibi presenti in natura sono facilmente assimilabili dall'organismo umano, e contengono tutto ciò di cui abbiamo bisogno, proprio perché ci siamo evoluti consumandoli per millenni; per questo motivo è proibito il consumo di cereali, legati alla coltivazione intensiva; il corpo umano non li metabolizza agevolmente. La pasta e il pane, in particolare, non sono vietati in quanto prodotti con l'uso di farine bianche raffinate e, in definitiva, sono inadatti al consumo umano.

La dieta paleolitica non pone grande attenzione sulla quantità di alimenti consumati; è possibile mangiare ogni qual volta se ne senta la necessità, limitandosi però ai soli gli alimenti concessi.

Una volta di più, il modello di alimentazione paleolitico non è particolarmente ben visto a livello scientifico, un po' per la mancanza di dati oggettivi che ne provino i benefici, e un po' perché ritenuto fortemente limitante, dal momento che proibisce il consumo di legumi e cereali che, allo stato attuale, sono spesso considerati supercibi. Ci sono anche limitazioni per gli sportivi, e in effetti esistono versioni modificate della dieta, che però, a mio modo di vedere, perdono totalmente di coerenza con l'interessante idea originaria.

Anche qui, i detrattori delle diete low carb fanno notare come l'assunzione di quantità eccessive di proteine di origine animale possa, alla lunga, apportare gravi danni a livello renale e epatico. D'altra parte, ci sono prove concrete che l'abolizione del latte e dei suoi derivati, particolarmente ricchi di calcio, possa portare nei pazienti predisposti all'insorgere di patologie quali l'osteoporosi.

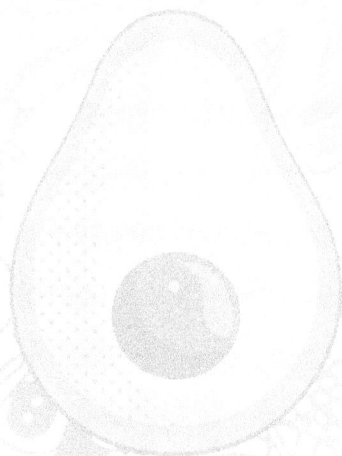

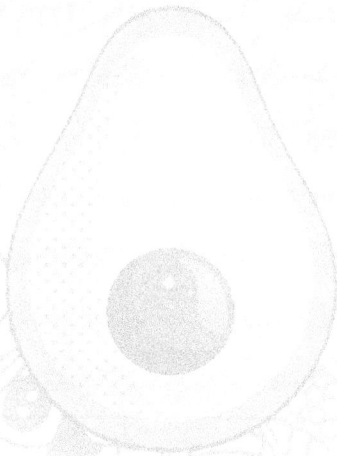

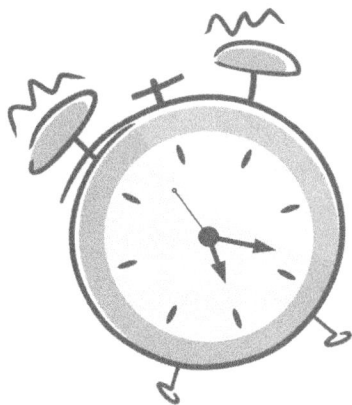

# Capitolo 2
# I Macronutrienti

C redo che ormai tutti siano d'accordo sul fatto che, per poter vivere in salute e in armonia con il proprio corpo, sia decisivo seguire una corretta alimentazione. Il benessere di una persona si costruisce in primis a tavola, ovvero seguendo un'alimentazione che consenta al proprio corpo di disporre di tutti i nutrienti necessari per un corretto funzionamento.

Le diverse sostanze presenti negli alimenti si possono dividere in due categorie principali:

- I macronutrienti, che includono le proteine, i carboidrati e i lipidi (o grassi); queste sostanze forniscono, in quantità variabile, le calorie necessarie per il funzionamento del nostro corpo e per il suo mantenimento. I carboidrati e le proteine forniscono 4 calorie per ogni grammo consumato, mentre i grassi ne forniscono ben 9.

- I micronutrienti, che includono invece sostanze che, pur indispensabili per il nostro organismo, hanno un apporto calorico trascurabile; tra queste, vitamine e sali minerali. Il fatto che non apportino calorie non deve ingannare sulla loro importanza: i micronutrienti intervengono nella produzione di enzimi e ormoni e sono fondamentali per la crescita, il mantenimento e per la regolazione del sistema immunitario.

# CARBOIDRATI

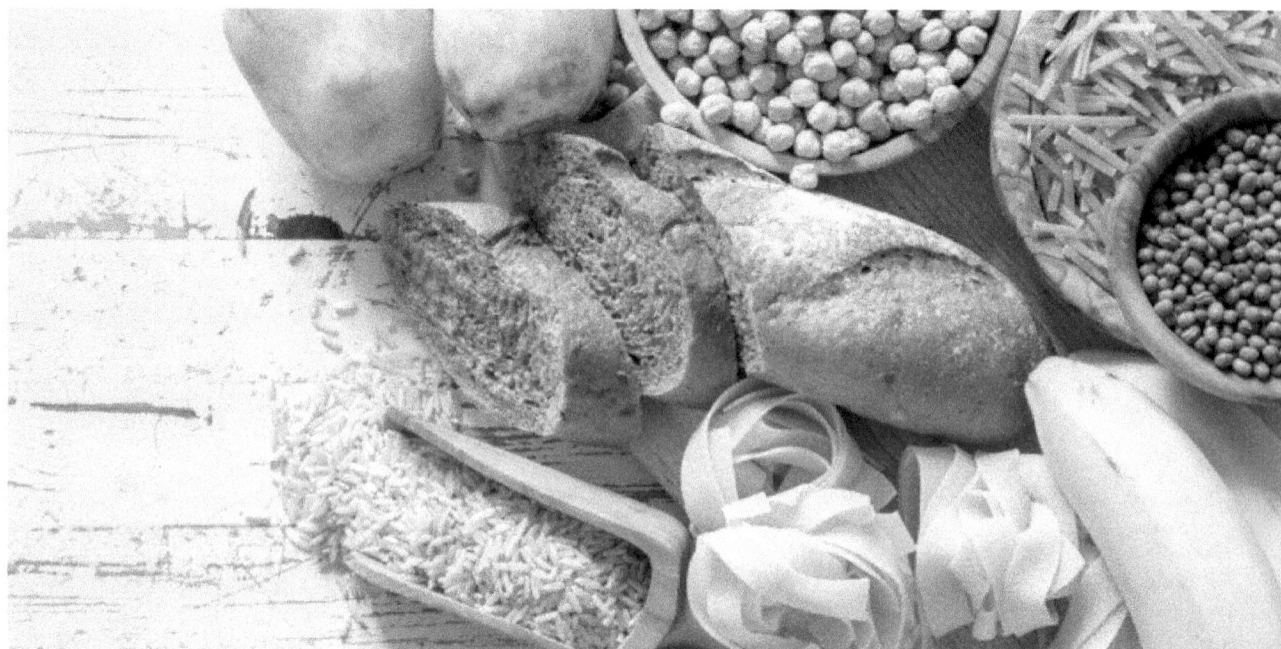

I carboidrati, detti anche glucidi (dal greco glucos, dolce) sono composti formate da carbonio e acqua e sono contenuti principalmente negli alimenti di origine vegetale.

Tali sostanze giocano un ruolo importante nell'alimentazione di una persona in quanto forniscono gran parte dell'energia necessaria all'organismo per un corretto funzionamento. Le calorie fornite dai carboidrati variano dalle 3,74 kcal del glucosio alle 4,2 kcal dell'amido.

I carboidrati possono essere classificati in semplici e complessi in base alle dimensioni della relativa molecola.

I carboidrati semplici, definiti anche zuccheri, sono formati da molecole molto piccole e forniscono energia immediata, in quanto facili da scomporre e assorbire; si trovano tipicamente nella frutta, nel miele e negli sciroppi naturali.

Essi si suddividono in:

*   Monosaccaridi (glucosio, fruttosio e galattosio), che hanno la struttura chimica più semplice.

*   Disaccaridi, formati dall'unione di due monosaccaridi. Tra questi, il saccarosio si forma unendo glucosio e fruttosio, il lattosio deriva dall'unione di una molecola di glucosio e una di galattosio, mentre il maltosio deriva dall'unione di due molecole di glucosio.

- Oligosaccaridi, come le maltodestrine, formati da un numero variabile da due a dieci molecole di monosaccaridi.

I carboidrati complessi, definiti anche polisaccaridi, sono formati dall'unione di più di dieci molecole di monosaccaridi e si possono dividere in polisaccaridi di origine vegetale (amidi e fibre) e polisaccaridi di origine animale.

Essi sono composti da catene di carboidrati semplici, e per poter essere assorbiti dall'organismo necessitano di essere scomposti nei singoli carboidrati semplici; proprio per questo motivo sono più lenti da assimilare e da digerire e pertanto difficilmente si convertono in grassi. Rientrano tra i carboidrati complessi, ad esempio, i cereali (frumento, mais, riso, orzo, farro, avena), le patate, alcuni legumi, come i piselli e i fagioli, la zucca e le carote.

All'interno della categoria dei carboidrati complessi è possibile distinguere ulteriormente tra carboidrati raffinati e grezzi.

I carboidrati raffinati, come si evince dal nome, hanno subito un processo tramite il quale vengono eliminate le fibre, la crusca e alcune vitamine e minerali contenuti in esso. A seguito di questo processo, il cibo fornisce un minor apporto di elementi nutritivi, anche se l'apporto calorico resta quasi invariato; una alimentazione particolarmente ricca di carboidrati raffinati può favore patologie quasi obesità e diabete.

I carboidrati grezzi, al contrario, non hanno subito alterazioni, se non in quantità minime. Tipicamente, i carboidrati grezzi vengono assunti da alimenti come cereali e legumi.

Nel momento in cui i carboidrati vengono assimilati all'interno dell'intestino, il fegato si occuperà distribuirli ai tessuti come fonte di energia, immagazzinandone una parte con la duplice funzione di accantonare una riserva di carburante e di mantenere stabile il livello della glicemia nel sangue. Mantenere il livello della glicemia entro determinati standard risulta cruciale, dal momento che ne dipende il corretto funzionamento del sistema nervoso.

È fondamentale notare che non tutti i carboidrati assunti vengono trasformati in energia; in tal senso, è bene non superare il fabbisogno effettivo giornaliero poiché, in caso contrario, l'eccedenza inutilizzata si trasforma in grasso.

## PROTEINE

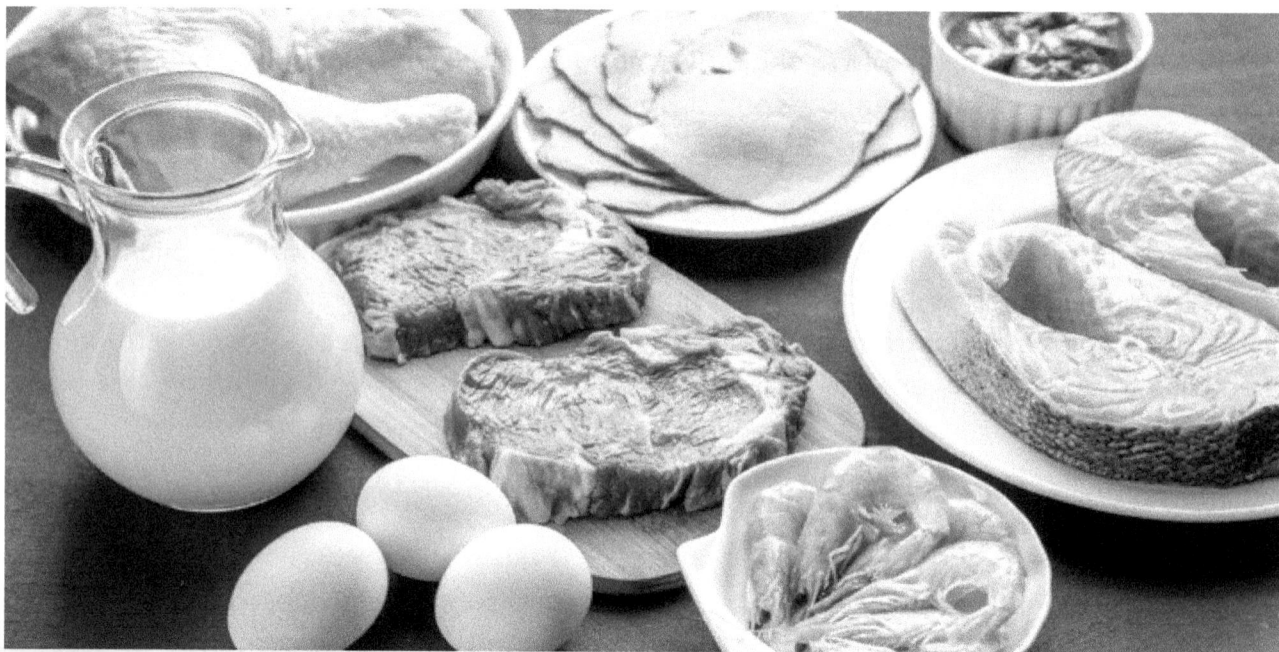

Le proteine rappresentano una fonte energetica di assimilazione più lenta rispetto ai carboidrati, dal momento che si tratta di molecole complesse, costituite da amminoacidi, per il metabolismo delle quali il corpo impiega un tempo maggiore.

In natura, esistono ben venti amminoacidi, ma il corpo umano è in grado di sintetizzarne solo alcuni. Nove di questi amminoacidi vengono definiti essenziali, in quanto non possono essere sintetizzati dall'organismo e pertanto devono essere necessariamente integrati attraverso l'alimentazione.

La fonte proteica migliore per assumere gli amminoacidi essenziali in quantità è costituita dagli alimenti di origine animale; diversi alimenti di origine vegetale, pur contenendo proteine, sono carenti di uno o più amminoacidi essenziali.

Le proteine ricoprono funzioni molto importanti per il nostro organismo, tra cui:

- Funzione plastica/strutturale (ad esempio, la cheratina che costituisce unghie o dei peli)

- Funzione protettiva (ad esempio, le immunoglobuline grazie alle quali il corpo può difendersi da batteri e virus)

- Funzione di trasporto (ad esempio, l'emoglobina dei globuli rossi del sangue, che consente di distribuire alle cellule l'ossigeno necessario alle funzioni metaboliche)

- Funzione contrattile (ed esempio, l'actina e la miosina, provocano la contrazione e l'allungamento muscolare, di fatto rendendo possibile il movimento)

Le proteine non sono considerate una fonte primaria di energia per l'organismo umano ma, nel momento in cui tale energia non viene fornita da carboidrati e grassi, il corpo può sfruttarle per soddisfare il proprio fabbisogno energetico. Per questo motivo, regimi alimentari eccessivamente restrittivi possono portare ad una perdita di massa magra. Allo stesso tempo, se le proteine assunte sono in eccesso rispetto al fabbisogno, l'organismo le scompone per poi immagazzinarle sotto forma di grasso corporeo.

Dal momento che le proteine rappresentano la componente principale di gran parte delle cellule umane, è importante che nel corso di una dieta ipocalorica vengano introdotte nell'organismo quantità di proteine, proprio per evitare una indesiderata perdita di massa magra.

Solitamente, i nutrizionisti consigliano di assumere almeno tra gli 0,8 e gli 1,2 grammi di proteine per chilo di peso corporeo ai soggetti adulti che vivono in modo sedentario; coloro che praticano attività sportiva invece, necessitano di introdurre un maggiore quantitativo di proteine, fino al doppio rispetto a chi non ne pratica. Oltre all'aspetto quantitativo, bisogna anche considerare la qualità delle proteine che vengono assunte con l'alimentazione: per garantire l'assorbimento ottimale delle giuste quantità di amminoacidi essenziali, le proteine dovrebbero derivare per 2/3 da fonti di origine animale e per 1/3 da fonti di origine vegetale.

Le proteine possono essere assunte consumando diversi alimenti, tra cui carne, pesce, uova, latticini, legumi, frutta secca.

## GRASSI

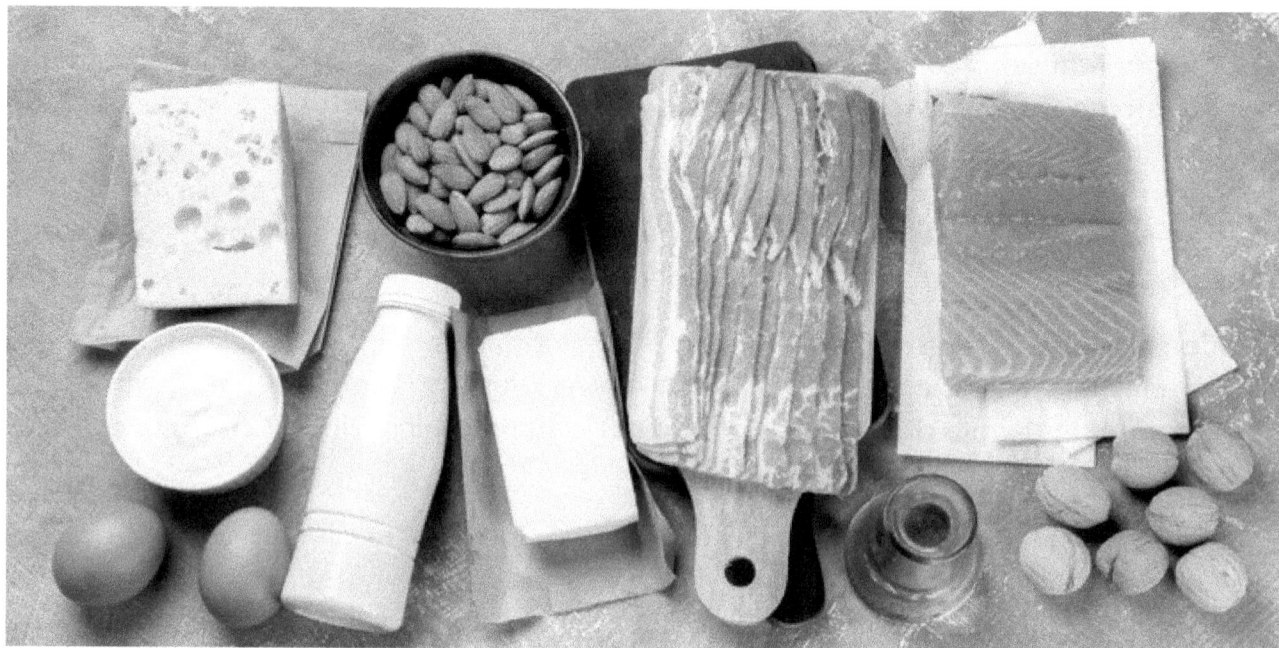

I lipidi (comunemente conosciuti come grassi) sono costituiti da acidi grassi e glicerolo, e hanno un ruolo molto importante per il corretto funzionamento dell'organismo; non solo costituiscono una riserva di energia, ma rivestono un ruolo fondamentale nella sintesi degli ormoni e di altre sostanze necessarie.

Abbiamo già detto che i grassi forniscono al corpo molte più calorie rispetto ai carboidrati e alle proteine; per questo motivo, è bene assumerli nelle giuste quantità, per evitare accumuli di adipe. L'organismo umano, nel momento in cui viene assunta una quantità maggiore di grassi rispetto al fabbisogno giornaliero, tende ad accumulare l'eccesso sotto forma di grasso corporeo, così da poterlo utilizzare quando l'organismo avrà bisogno di maggiore energia. Il grasso, però, oltre ad accumularsi nell'addome (grasso omentale) e sotto la cute (grasso sottocutaneo), si accumula anche nei vasi sanguigni e negli organi, causando gravi problemi per la salute.

La principale classificazione dei grassi li suddivide in grassi insaturi e grassi saturi.

- I grassi insaturi (monoinsaturi se nella molecola è presente solo un doppio legame chimico, polinsaturi se i doppi legami sono più di uno) sono presenti generalmente negli alimenti di origine vegetale e si presentano solitamente in forma liquida, perlomeno a temperatura ambiente. Le principali fonti di grassi insaturi sono l'olio di oliva, i pesci ricchi di acidi grassi Omega-3 (salmone, sgombro, tonno e acciughe), i legumi ricchi di acidi di Omega-6 (mais e soia) e la frutta secca (arachidi, noci e nocciole).

- I grassi saturi, contenuti soprattutto in alimenti di origine animale, a temperatura ambiente si presentano in forma solida. Tra le fonti di grassi saturi abbiamo il burro, la margarina, gli insaccati, l'olio di palma e di cocco, i formaggi grassi e i prodotti da forno industriali.

I grassi saturi possono essere particolarmente dannosi per la salute, se assunti in quantità eccessive, in quanto portano ad un aumento indesiderato del colesterolo. Quest'ultimo ha un ruolo importante nell'organismo in quanto è precursore della vitamina D, degli ormoni steroidei ed è elemento essenziale per la digestione dei grassi; tuttavia, quando la quantità di colesterolo nel sangue è troppo alta e supera i 200 milligrammi per decilitro di sangue si possono verificare seri danni per la salute.

I pericoli maggiori derivano dall'aumento del colesterolo LDL (low density lipoprotein), chiamato comunemente colesterolo cattivo, che può essere trasferito dal fegato alle arterie, facilitando la formazione di placche che possono causare ostruzioni. Nel sangue è presente anche il cosiddetto colesterolo buono, ovvero il colesterolo HDL (high density lipoprotein), il quale all'interno del fegato verrà trasformato in sali biliari, che favoriscono il metabolismo dei grassi.

Una diversa classificazione dei grassi tiene conto, come già visto per i carboidrati, della complessità delle molecole.

- I grassi semplici sono unicamente formati da molecole di natura lipidica. Vengono compresi in tale classificazione i gliceridi, i terpeni, le cere e gli steroidi

- I grassi complessi sono composti di una molecola di natura lipidica e di una di natura diversa. Fanno parte dei grassi complessi le lipoproteine, i fosfolipidi, e i glicolipidi.

- I grassi derivati infine, tra cui colesterolo e vitamina D sono sostanze derivate da una trasformazione di altri lipidi, semplici o composti.

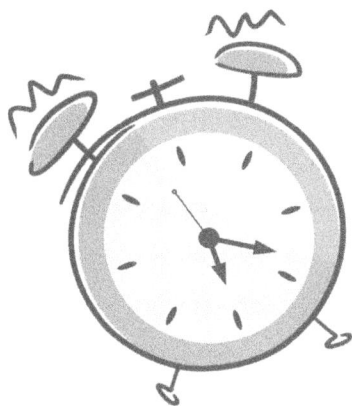

# Capitolo 3
# Gli Effetti della Dieta Chetogenica sull'Organismo

Come già accennato in precedenza, quando l'organismo esaurisce energie derivanti dai carboidrati, riesce a reperire le risorse energetiche di cui ha bisogno utilizzando le riserve di grasso che ha a disposizione. In effetti, quasi tutte le cellule del nostro organismo hanno la possibilità di sfruttare l'energia derivante dal metabolismo dei carboidrati come da quello dei grassi; nel momento in cui viene meno il glucosio, la combustione dei grassi fa sì che il fegato produca i corpi chetonici, ed entriamo nella cosiddetta chetosi. In questo stato i corpi chetonici, che hanno una velocità di assimilazione paragonabile a quella degli zuccheri, di fatto diventano il combustibile dei muscoli, del cuore e del cervello; se i grassi introdotti nella dieta non sono sufficienti, a causa di un apporto calorico giornaliero controllato, ecco che andremo ad intaccare le riserve adipose, ossia, in una parola, dimagriremo.

I benefici che derivano dalla chetosi sono, tra gli altri:

- Riduzione del senso di fame, a causa dell'effetto anoressizzante generato dai chetoni nell'organismo.

- Perdita di peso, nel momento in cui, a causa del taglio di carboidrati e del ridotto apporto calorico l'organismo deve necessariamente intaccare le riserve adipose.

- Normalizzazione del livello di glicemia in soggetti affetti da diabete. La dieta chetogenica può, in effetti, portare molti benefici in soggetti che soffrono di diabete di tipo II, come vedremo in dettaglio più avanti.

- Prestazioni atletiche migliorate grazie alla capacità di sfruttare il metabolismo del grasso corporeo per produrre energia.

Solitamente, seguendo una alimentazione tradizionale, una persona può trovarsi in stato di chetosi per un breve lasso di tempo, tipicamente lontano dai pasti. Al contrario, le persone che seguono un regime chetogenico, cercano di mantenere costantemente lo stato di chetosi, godendo dei suoi numerosi effetti benefici.

Naturalmente, come per ogni cosa, c'è anche qualche controindicazione. Solitamente l'organismo umano gestisce egregiamente lo stato di chetosi anche per lunghi periodi, ma alcune persone incontrano maggiori difficoltà e potrebbero soffrire di effetti indesiderati quali alito cattivo, occasionali mal di testa e, in alcuni casi, complicazioni intestinali, Per questo motivo, come per qualsiasi dieta, è sempre buona cosa consultarsi con uno specialista prima di intraprendere questo percorso, riferendo immediatamente qualsiasi tipo di sintomo allarmante. A volte, un professionista qualificato può anche indicare quali integratori assumere per poter introdurre quelle sostanze nutritive che non sono presenti in quantità sufficienti negli alimenti introdotti con la dieta.

Se la chetosi assume proporzioni eccessive, ossia nel sangue si viene ad accumulare una quantità eccessiva di corpi chetonici, si passa da uno stato di chetosi ad uno di chetoacidosi, che di fatto rappresenta una condizione dannosa per la salute. Probabilmente, molti di noi ci sono passati da bambini, e lo chiamavamo acetone.

Nonostante la chetoacidosi non rappresenti assolutamente una diretta conseguenza della dieta chetogenica, ritengo giusto, per amore di completezza, illustrarne le principali caratteristiche. Quando si parla di chetoacidosi, in genere si fa riferimento alla chetoacidosi diabetica (DKA), o alla chetoacidosi alcolica (AKA).

- La chetoacidosi diabetica (DKA) si può manifestare nel caso in cui si verifichi una complicazione del diabete mellito di tipo 1: la presenza di sangue troppo acido a causa di livelli troppo alti di chetoni e zucchero può causare un mal funzionamento degli organi interni, come fegato e reni. Questo fenomeno si manifesta soprattutto nei diabetici di tipo 1, dal momento che il loro organismo non è in grado di produrre insulina in quantità sufficienti. Ciò non toglie che la DKA possa manifestarsi anche in soggetti affetti da diabete di tipo II.

- La chetoacidosi alcolica (AKA) si verifica nel caso di persone che fanno un uso eccessivo di alcool, il cui metabolismo produce acido acetico.

I livelli di chetoni possono essere misurati nel sangue (chetonemia), nelle urine (chetonuria) o nel respiro. Volendo avere un'idea delle concentrazioni di riferimento, la chetonemia si aggira solitamente tra 0,5 e 3,0 millimolari/litro nella chetosi fisiologica, mentre nella chetoacidosi si riscontrano concentrazioni superiori ai 10 millimolari/litro.

In generale, chi soffre di chetoacidosi manifesta:

- Alti livelli di glucosio nel sangue

- Aumento dei livelli di chetoni nelle urine

- Sete e minzione frequente

- Pelle secca o arrossata

- Nausea e vomito

- Problemi respiratori

- Catatonia, perdita di conoscenza, e nei casi più gravi, coma o addirittura morte.

Le persone che si trovano in uno stato di chetoacidosi diabetica devono nell'immediato ridurre la quantità di chetoni presenti nel sangue: in questi casi si avvia una terapia insulinica per arrestare la produzione di chetoni, e la somministrazione endovena di liquidi per contrastare lo stato di disidratazione.

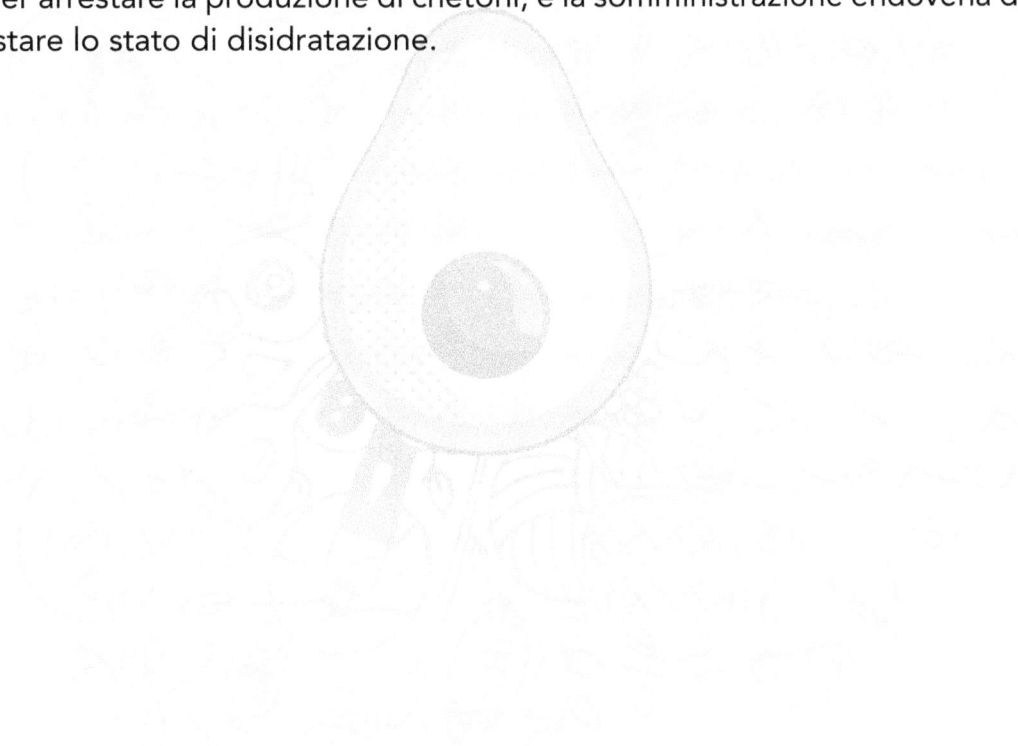

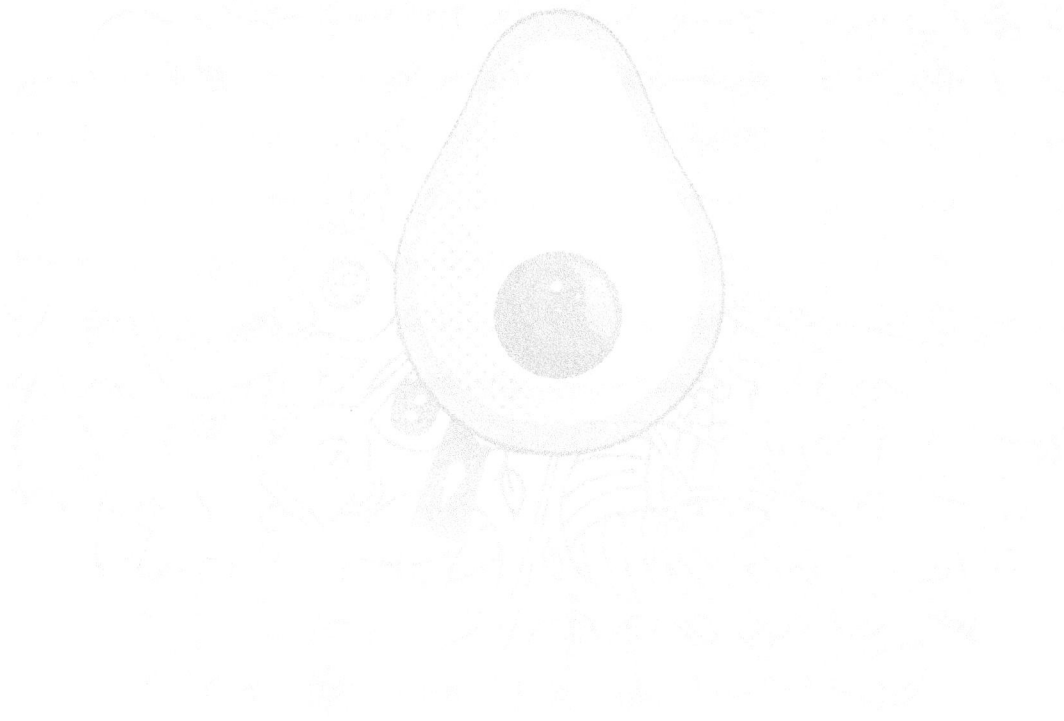

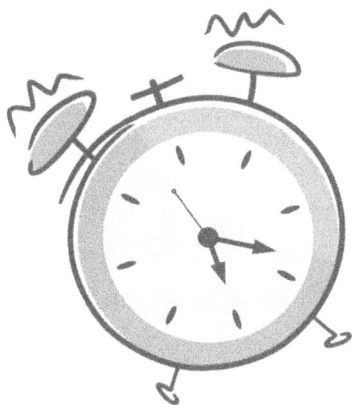

# Capitolo 4
## I Punti Cardine della Dieta Chetogenica

**N**egli Anni '20, il dott. Wilder della Mayo Clinic dimostrò che una dieta povera di carboidrati e ricca di grassi poteva essere un valido aiuto per controllare gli attacchi epilettici dei pazienti del reparto pediatrico. Mi sentirei di definirla la prima applicazione della dieta chetogenica.

Successivamente, a partire dagli Anni '60 e '70, l'interesse degli studiosi si spostò verso la ricerca di una dieta che potesse contrastare efficacemente il fenomeno del sovrappeso e dell'obesità: fu proprio in questi anni che iniziarono a diffondersi le prime diete low carb, come la dieta Atkins, le quali introdussero un nuovo modello di dieta che prevedeva la drastica riduzione nel consumo di carboidrati per ottenere ottimi e rapidi risultati in termini di riduzione del peso corporeo.

Solitamente l'organismo, quando al suo interno è presente una quantità sufficiente di glucosio, tende a preferire questa fonte di energia per lo svolgimento delle sue funzioni vitali, in quanto il metabolismo è più rapido e meno dispendioso; tuttavia, quando il glucosio viene a mancare, il corpo ricerca altre fonti energetiche, andando a bruciare il grasso in eccesso presente nell'organismo, producendo, come conseguenza, i corpi chetonici, che fungono da fonte di energia.

La dieta chetogenica è, dunque, un modello alimentare che segue i principi base delle diete low carb e si pone come obiettivo l'utilizzo dei grassi immagazzinati nel nostro corpo come riserva, andando a privare l'organismo della fonte energetica generata dai carboidrati.

## PRIMO PUNTO: RIDURRE I CARBOIDRATI

Il primo obiettivo da perseguire è quello di ridurre l'assunzione di carboidrati complessi e eliminare del tutto i carboidrati semplici. In sostanza, andremo a eliminare del tutto alimenti come pasta e pane, prediligendo ortaggi e frutta (in quantità controllata) che garantiscono l'ingresso nell'organismo dei carboidrati semplici necessari. Cerchiamo di ridurre l'apporto di carboidrati a un massimo di 50 grammi giornalieri, possibilmente anche meno.

La riduzione al minimo dei carboidrati è fondamentale per il successo di una dieta chetogenica. Lo abbiamo già detto: i glucidi rappresentano la fonte energetica più conveniente per il nostro organismo; eliminandoli, il corpo reagisce andando a ricercare energia alternativa attraverso lo smaltimento del grasso accumulato nel nostro corpo. Inoltre, non meno impostante, la carenza di glucidi consente di ridurre la produzione pancreatica di insulina che è un ormone anabolico e, di conseguenza, ingrassante.

## SECONDO PUNTO: AUMENTARE I GRASSI

Il secondo obiettivo è quello di incrementare le quantità di grassi assunti giornalmente nella propria dieta, a parità di calorie assunte: una volta stabilito il proprio fabbisogno calorico, dal momento che avremo drasticamente ridotto l'apporto di carboidrati, dovremo compensare aumentando il consumo di cibi grassi. Terremo invece costanti le quantità di proteine, a differenza di altre diete, definite iperproteiche, nelle quali anche la quantità di proteine assunte viene aumentata di conseguenza.

## TERZO PUNTO: PRODURRE I CORPI CHETONICI

A seguito della drastica riduzione dei carboidrati, l'organismo metabolizzerà il grasso corporeo innescando la produzione epatica di corpi chetonici, portandoci, come già detto, in stato di chetosi.

La presenza di corpi chetogeni nell'organismo rappresenta la condizione necessaria per il funzionamento della dieta chetogenica. Voglio ribadire che si tratta di una condizione che non comporta pericoli, nel caso di persone sane; anche se la quantità di corpo chetonici nel sangue dovesse superare i livelli di allarme, una persona che gode di buona salute è in grado di smaltirli con facilità attraverso la filtrazione renale. Diverso il caso di chi soffre di patologie epatiche e renali. Per questo, nuovamente raccomando di consultare uno specialista prima di intraprendere questo o qualsiasi altro percorso dietetico.

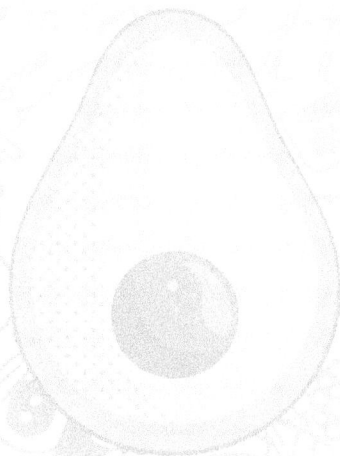

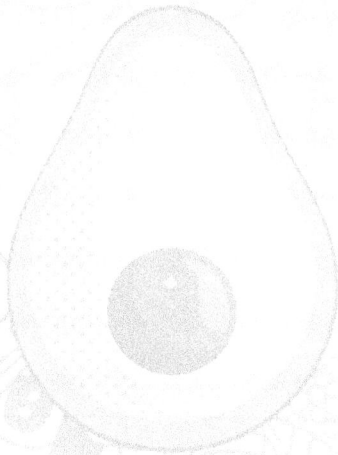

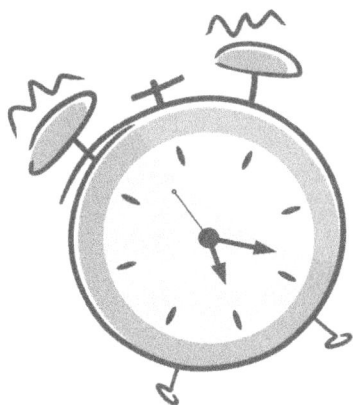

# Capitolo 5
# Cosa Mangiare

Come abbiamo detto, la condizione necessaria per entrare in condizione di chetosi è la drastica riduzione del consumo giornalieri di carboidrati. Questo permette di spostare la produzione di energia verso il metabolismo del grasso corporeo. Il modo migliore per innescare velocemente la chetosi consiste nel limitare la quantità di carboidrati assunti giornalmente a 50 grammi al massimo. A livello calorico, compenseremo questa riduzione tramite l'assunzione di alimenti ricchi di grassi, privilegiando i più sani. In effetti, se vi siete fatti l'idea che questa dieta permetta il consumo di cibo spazzatura, devo deludervi, niente è più lontano dalla realtà. È bene porre attenzione a cosa mangiamo, e privilegiare il consumo di alimenti non trattati, di alta qualità, possibilmente biologici

Vediamo le principali categorie di alimenti permessi.

### GRASSI

- Avocado
- Burro derivante da latte prodotto da mucche allevate al pascolo e che mangiano solo erba
- Mandorle e burro di mandorle

- Noci di macadamia
- Olio extravergine d'oliva
- Olio di lino
- Olio MCT (acronimo inglese di "trigliceridi a catena media") estratto dal cocco
- Pesce azzurro
- Semi oleosi
- Tuorlo d'uovo

### PROTEINE

- Carne proveniente da animali che si nutrono solo di erba, come manzo, vitello, agnello, pollo
- Molluschi
- Pesce non di allevamento, come salmone, trota, aringa, acciuga, sgombro
- Selvaggina
- Uova
- Verdure
- Asparagi
- Bietole
- Broccoli
- Cetrioli
- Cavolfiore
- Cavolini di Bruxelles
- Cavolo
- Funghi
- Lattuga

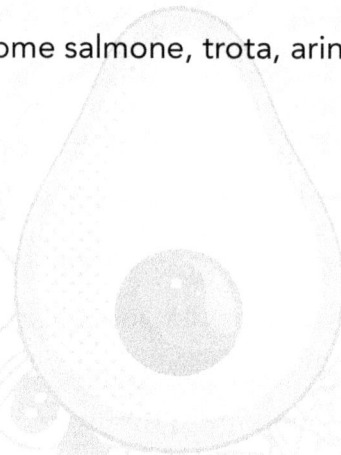

- Peperoni

- Ravanelli

- Rucola

- Sedano

- Spinaci

- Zucchine

## FRUTTA NON ZUCCHERINA

- Fragole

- Lamponi

- More

- Mirtilli

- Ribes

## LATTICINI

- Panna da cucina

- Panna acida

- Formaggi stagionati

- Yogurt minimo 5% di grassi

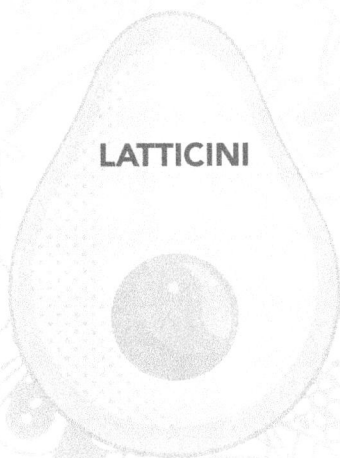

## CONDIMENTI E ALTRI ALIMENTI

- Cioccolato con cacao superiore all'85%

- Erbe e spezie

- Latte di cocco

- Latte di mandorla

- Maionese

- Olive verdi e nere

- Salsa di soia senza zuccheri aggiunti

- Senape

L'ordine in cui abbiamo elencato le categorie non è casuale; al contrario, se i grassi sono al primo posto c'è un motivo, e in effetti si tratterà della fonte energetica primaria per il nostro corpo. Naturalmente privilegeremo i cosiddetti grassi buoni, ovvero i grassi insaturi, derivanti principalmente da alimenti di tipo vegetale, che comprendono gli acidi grassi monoinsaturi (olio extravergine d'oliva) e acidi grassi polinsaturi essenziali (frutta secca, pesce azzurro).

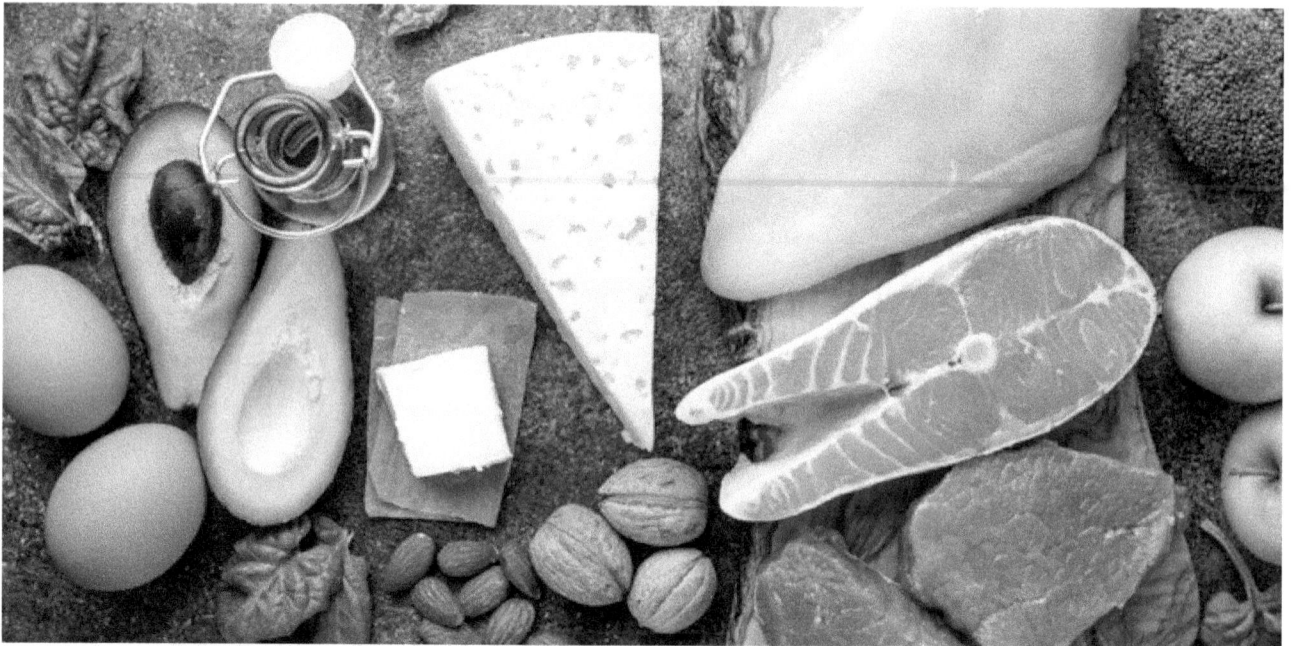

Come fonte di proteine sceglieremo principalmente carni magre, uova e pesce; assumeremo i latticini in quantità moderata, preferendo quelli stagionati e grassi, mentre tra le verdure è preferibile scegliere il consumo di quelle a foglia larga limitando, al contrario, il consumo di verdure come fagiolini, melenzane, carote, pomodori e piselli.

Per quanto riguarda le bevande, la dieta chetogenica consente il consumo di acqua, caffè, camomilla, the e altre bevande che non contengano zuccheri aggiunti, come il latte di mandorla e il latte di cocco.

Alimenti proibiti

Gli alimenti esclusi dalla dieta chetogenica sono:

- Dolcificanti calorici come lo zucchero, il miele, lo zucchero di cocco, lo sciroppo d'acero

- Pane, crackers, grissini

- Gnocchi e pasta

- Patate

- Riso

- Frutta che contiene molti zuccheri come banana, uva, mango e fichi

- Frutta essiccata uva passa, albicocche e prugne secche

- Farine derivanti da cereali

- Dolci

- Legumi

- Castagne

- Succhi di frutta

- Birra, sidro e vino dolce

Per quanto riguarda gli alcoolici, solitamente sono vietati in generale. In realtà alcune versioni di dieta chetogenica incoraggiano a consumare un bicchiere di vino rosso al giorno, per le sue indubbie doti digestive e antiossidanti. Altri addirittura consentono il consumo di una porzione di distillati secchi (vodka, tequila, gin) una volta alla settimana. Quello che vorrei farvi notare, è che quando ingeriamo alcool, questo diventa la prima priorità del fegato che, pertanto, interrompe temporaneamente il metabolismo del grasso corporeo. Quindi, da un punto di vista strettamente chetogenico, bersi una vodka non è ideale, ma è sempre meglio che mangiare un biscotto che, a causa degli zuccheri in esso contenuti, scatenerebbe immediatamente la produzione pancreatica di insulina, con conseguente effetto anabolizzante e ingrassante.

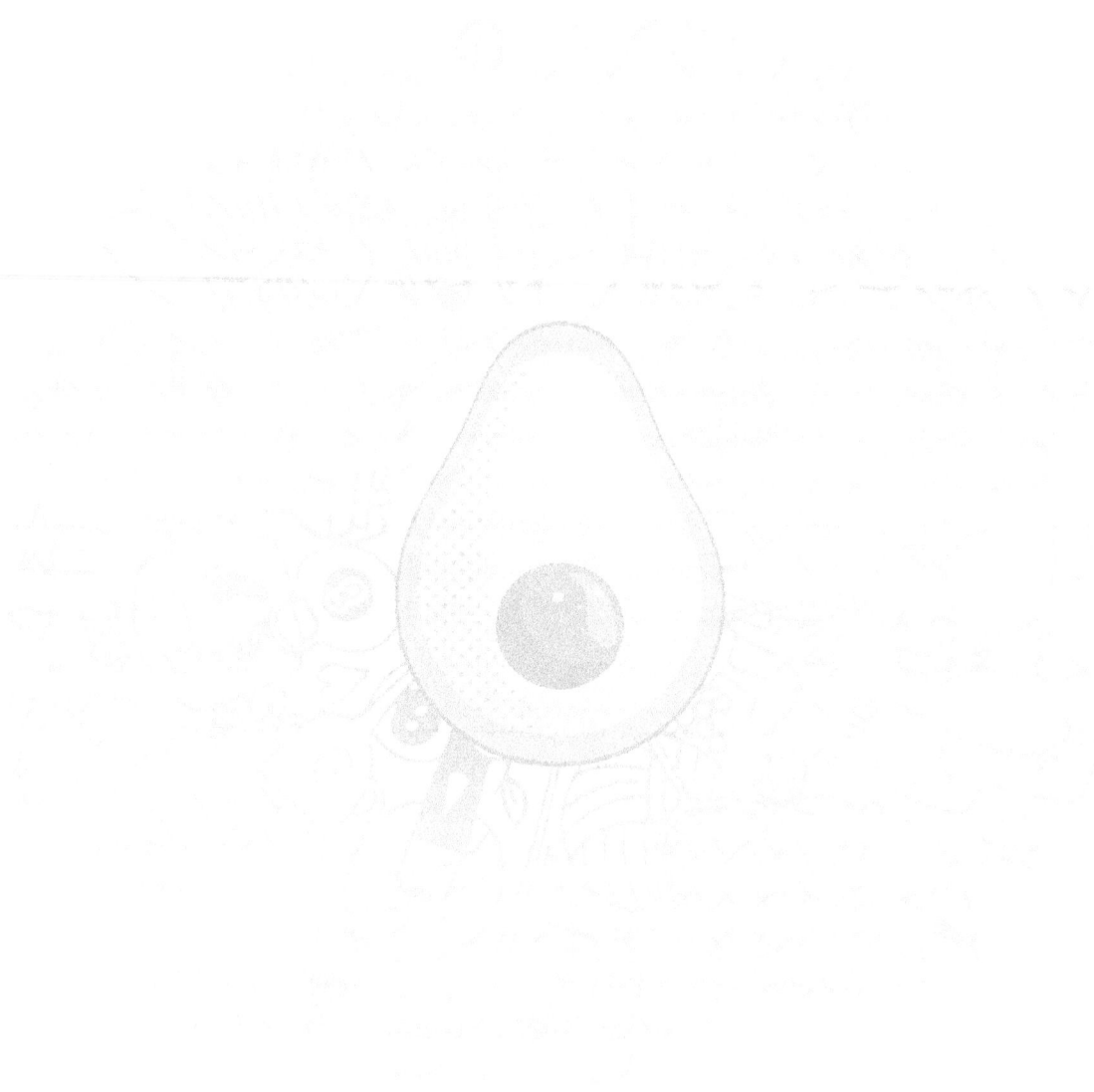

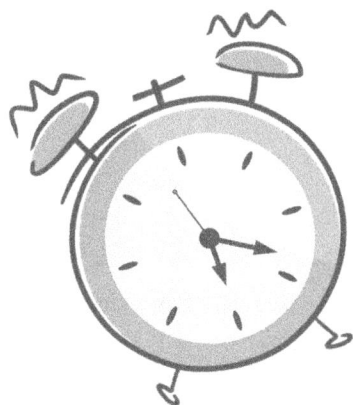

# Capitolo 6
## Gli Integratori

Un elemento molto importante della dieta chetogenica è sicuramente il bisogno di introdurre alcuni integratori necessari all'organismo per raggiungere la quantità di micronutrienti, ossia vitamine e sali minerali, che giornalmente una persona dovrebbe assumere attraverso l'alimentazione. Se è vero che chi si alimenta normalmente in genere assume tutte queste sostanze grazie ad una alimentazione variata, è altrettanto vero che la dieta chetogenica è molto restrittiva nei confronti di diverse verdure e di moltissimi frutti; per questo motivo potrebbe capitare di non riuscire ad assumere tramite l'alimentazione tutti i micronutrienti necessari per il corretto funzionamento dell'organismo.

Dunque, durante una dieta chetogenica, potrebbe essere vantaggioso utilizzare, secondo le dosi consigliate, integratori che contengano le sostanze che elenchiamo di seguito.

### MAGNESIO

Si tratta di un minerale che aiuta il sistema immunitario, regola i livelli di zucchero nel sangue e aumenta la quantità di energia a disposizione per il nostro organismo. Seguendo una dieta chetogenica potrebbe venire a mancare il giusto apporto di magnesio, essendo questo contenuto soprattutto in alimenti come fagioli e frutta; questi alimenti sono particolarmente ricchi di carboidrati, e pertanto non ne assumeremo quasi mai. La quantità di magnesio da integrare è pari all'incirca ai 200-400 mg giornalieri e può aiutare l'organismo a combattere i disturbi del sonno ed eventuali fastidiosi crampi muscolari.

## OMEGA-3

Gli omega-3 sono acidi grassi polinsaturi che il nostro organismo può introdurre attraverso il consumo soprattutto di pesci particolarmente grassi, come alici, salmone, sgombro, trota. Seguendo una dieta chetogenica, l'organismo introduce una maggiore quantità di acidi grassi omega-6 (che sono contenuti, ad esempio, negli oli vegetali) rispetto agli omega-3. Ricordiamo che omega-3 e omega-6 sono anche detti acidi grassi essenziali, dal momento che sono fondamentali per il benessere dell'organismo umano che, non essendo in grado di sintetizzarli, deve necessariamente assumerli tramite alimentazione o integrazione. Assumere integratori di omega-3 consente di riportare un equilibrio tra il consumo dei due tipi di acidi grassi favorendo un maggiore benessere. Sono numerose le funzioni legate alla presenza di acidi grassi essenziali; una di queste è la formazione delle membrane cellulari: in caso di sbilanciamento nelle quantità di omega-3 e omega-6 presenti nell'organismo, si rischia l'accumulo di ormoni con effetti pro-infiammatori che, se portati al limite, possono provocare malattie come diabete o ictus. Secondo l'Istituto Nazionale di Ricerca per gli Alimenti e la Nutrizione (INRAN), è importante che il rapporto tra omega-6 e omega-3 sia pari o inferiore a 4 (ossia, bisogna assumere almeno un grammo di Omega 3 per ogni quattro grammi di Omega 6) affinché si possa avere un corretto funzionamento dell'organismo.

## VITAMINA D

Questa vitamina facilita l'assorbimento del calcio, nutriente che è presente in quantità ridotte in una dieta chetogenica. Il calcio è un elemento fondamentale per regolare la crescita cellulare, permettere il buon funzionamento del sistema immunitario, promuovere la salute delle ossa e ridurre le infiammazioni del corpo. Durante una dieta chetogenica si tende ad assumere alimenti proteici che contengono poco calcio; inoltre, l'eliminazione dei corpi chetonici in eccesso attraverso le urine comporta un aumento della calciuria, ovvero il livello di calcio espulso attraverso le vie renali. L'integrazione di vitamina D aiuta a fissare in modo più efficiente il calcio assunto tramite alimentazione.

## SALI MINERALI

Livelli bassi di sodio, potassio e magnesio possono causare mal di testa, crampi muscolari e un forte senso di affaticamento. Chi segue una dieta chetogenica può integrare questi minerali semplicemente utilizzando il sale da cucina durante i pasti. Salvo casi particolari, soprattutto le patologie legate al malfunzionamento dei reni, è bene che i sali minerali siano correttamente integrati, date le loro importantissime funzioni:

- Il sodio è importante per mantenere una buona funzionalità del sistema nervoso ed immunitario.

- Il potassio è implicato nella contrazione muscolare e del trasporto degli impulsi nervosi; in particolare, è fondamentale per garantire una buona funzionalità cardiaca.

- Il magnesio, come il potassio, ha un importante ruolo nella contrazione muscolare e nella buona conduzione degli impulsi nervosi.

## BCCA

Gli amminoacidi a catena ramificata o BCAA vengono spesso integrati soprattutto dagli atleti o comunque dagli sportivi in modo tale da evitare che durante una sessione di allenamento il corpo vada a consumare le proteine dei tessuti muscolari come fonte energetica. Se non siete dei professionisti, non ve ne preoccupate eccessivamente, assumete la giusta quantità giornaliera di proteine tramite l'alimentazione e non avrete bisogno di altro.

## L-CARNITINA

La L-carnitina è un amminoacido noto per la sua capacità di facilitare l'utilizzo degli acidi grassi come fonte di energia. Si tratta di un amminoacido parzialmente essenziale, nel senso che può essere in parte sintetizzato dall'organismo corpo se nell'organismo sono presenti determinati nutrienti. Normalmente il corpo produce L-carnitina attraverso il lavoro svolto dal fegato e dai reni per un valore pari al 25% del fabbisogno giornaliero; il restante 75% deve essere introdotto attraverso l'alimentazione. Con una dieta povera di carboidrati, come quella chetogenica, è possibile che venga meno l'assunzione in quantità sufficienti di metionina e lisina (amminoacidi) e di 3 vitamine (B3, B6 e C), necessarie alla sintesi della L-carnitina; per questo motivo è utile aumentarne l'apporto attraverso il consumo di integratori.

Il mondo dell'integrazione è molto vasto e in continua espansione. Se siete interessati a perdere peso avrete già notato che esistono una miriade di prodotti brucia-grassi, o fat-burner, che promettono miracoli. Non intendo denigrare a priori alcun integratore presente sul mercato, e in effetti esistono interessanti combinazioni di principi quali caffeina, tè verde, arancio amaro, taurina e via discorrendo, che potrebbero rivelarsi ottimi coadiuvanti nella perdita di peso, soprattutto quando si abbina alla dieta un esercizio fisico ad alta intensità. Inoltre, molti atleti hanno sperimentato benefici dall'assunzione di creatina, soprattutto in formula monoidrato. Non essendo questo un manuale specificamente per sportivi, preferisco lasciare la trattazione degli integratori sportivi a pubblicazioni specializzate. Desidero però avvertire chiunque legga che prima di assumere qualsiasi sostanza è sempre bene consultare uno specialista della nutrizione o un medico sportivo.

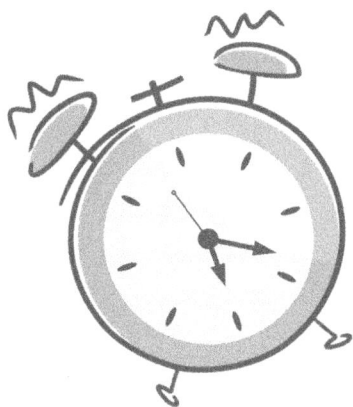

# Capitolo 7
# Calcolo del Fabbisogno Calorico e dei Macronutrienti

**M**oltissime persone iniziano una dieta senza un obbiettivo vero e proprio, e questo non è bene, perché diventa facile perdersi e cedere alle tentazioni, vanificando tutti gli sforzi fatti. Innanzitutto, è essenziale avere uno scopo, che potrebbe essere dimagrire, oppure migliorare la propria tonicità generale, o ancora aumentare la massa muscolare; a questo punto, occorre definire il regime alimentare che si intende seguire, e questo libro ne propone uno in particolare, ossia la dieta chetogenica. A questo punto, avendo le idee ben chiare, occorre stabilire precisamente cosa si debba mangiare, ossia quali macronutrienti assumere, e in quali quantità. Da questo punto di vista, la dieta chetogenica è più complessa rispetto ad altre diete maggiormente generaliste, che si limitano a limitare l'apporto calorico; in effetti, preservare la massa magra a spese di quella grassa richiede, oltre ad una riduzione calorica, anche il rispetto di determinate proporzioni tra i vari macronutrienti.

## CALCOLO DEL TDEE

Per quanto riguarda, l'apporto calorico giornaliero, chiamato anche TDEE o Total Day Energy Expenditure (spesa energetica totale giornaliera), lo si può calcolare in modo piuttosto semplice come somma di tre diversi contributi, legati rispettivamente al metabolismo basale, allo stile di vita e al consumo energetico dovuto alla digestione. Utilizzeremo la formula:

$$TDEE = REE + TEA + TEF$$

Vediamo nel dettaglio questi tre elementi, che tratteremo nuovamente nel terzo volume della serie, dedicato specificamente ai piani alimentari.

## CALCOLO DEL REE

Il REE, o Resting Energy Expenditure (spesa energetica a riposo), è strettamente legato al concetto di metabolismo basale, ossia rappresenta il consumo energetico giornaliero ipotetico di una persona sdraiata, perfettamente immobile, sveglia. In pratica, quanto consumeremmo in una giornata senza fare assolutamente nulla. Si può calcolare il REE moltiplicando semplicemente il peso corporeo per un fattore che basa in base al sesso, secondo la seguente tabella:

| | |
|---|---|
| Calcolo del REE per un uomo | REE= Peso x 24 |
| Calcolo del REE per una donna | REE= Peso x 22 |

## CALCOLO DEL TEA

Come abbiamo detto, il secondo fattore è legato allo stile di vita o, più specificamente, all'attività motoria quotidiana. È evidente che un impiegato di banca e un calciatore hanno uno stile di vita profondamente diverso; il primo svolge un lavoro sedentario e magari cerca di fare qual minimo di sport che il tempo a disposizione gli consente, il secondo invece deve necessariamente allenarsi in continuazione per poter fornire prestazioni sportive del massimo livello. Il TEA 0 Thermic Effect of Activity (effetto termico legato all'attività), si calcola moltiplicando il REE per un fattore che varia a seconda dello stile di vita, secondo la tabella seguente:

| Livello di attività | Moltiplicatore |
|---|---|
| Sedentario | 0,15 |
| Leggermente attivo | 0,3 |
| Moderatamente attivo | 0,5 |
| Molto attivo | 0,7 |
| Estremamente attivo | 1,0 |

## CALCOLO DEL TEF

Il terzo fattore che prendiamo in considerazione è il TEF o Thermic Effect of Food (effetto termico legato all'alimentazione), che sostanzialmente consiste nel dispendio energetico legato ai processi digestivi e metabolici; come immaginerete, digerire il cibo e scomporlo nei nutrienti necessari all'organismo non è gratuito; costa energia. Il calcolo del TEF è qualcosa di estremamente complesso dal momento che dipende da una quantità di diversi fattori, ma possiamo semplificare e calcolare con buona approssimazione il TEF considerando il 10% del REE.

Consideriamo l'esempio di una donna di 60 Kg che svolge leggera attività fisica. Il suo REE verrà calcolato come:

$$REE = 60 \times 22 = 1320 \text{ Kcal}$$

Utilizzando il moltiplicatore adeguato, calcoleremo il TEA come:

$$TEA = REE \times 0,3 = 396 \text{ Kcal}$$

Come abbiamo detto, calcoliamo il TEF considerando il 10% del REE:

$$TEF = REE \times 0,1 = 132 \text{ Kcal}$$

Infine, calcoliamo il TDEE come somma dei tre diversi fattori:

$$TDEE = REE + TEA + TEF = 1848 \text{ Kcal}$$

Una volta ottenuto il TDEE, è possibile regolarsi in base ai propri obbiettivi; chi desidera mantenere la forma attuale può assumere una quantità di calorie giornaliere prossima al suo TDEE; chi desidera perdere perso deve assumerne di meno, chi invece si appresta ad allenarsi intensamente per aumentare la propria massa muscolare dovrà aumentare l'apporto calorico, in modo da fornire all'organismo i nutrienti necessari per la sintesi della nuova massa magra.

## I MACRONUTRIENTI

Come abbiamo detto, la dieta chetogenica non si limita a prescrivere una riduzione calorica; al contrario, all'interno della quantità stabilita di calorie, è prevista una precisa ripartizione tra carboidrati, grassi e proteine.

I carboidrati, in particolare, vengono fortemente limitati, dal momento che ci prefiggiamo di raggiungere lo stato di chetosi. Assumeremo una quantità di carboidrati che fornisca il 5-10% del fabbisogno calorico giornaliero. Le versioni maggiormente restrittive della dieta prescrivono di non superare i 20g giornalieri, in realtà è sufficiente non superare i 50g. Naturalmente, chi lo desidera, può diminuire a piacere la quantità, fino a portarla a zero, se non sono presenti sintomi fastidiosi. In ogni caso, è bene assumere carboidrati complessi che, proprio a causa della loro lenta digeribilità, non provocheranno picchi insulinici che potrebbero di fatto compromettere il mantenimento della chetosi.

Le proteine sono un nutriente fondamentale, la cui assunzione protegge l'organismo dal deperimento. Assumendo il giusto quantitativo di proteine si garantisce che l'organismo, messo in allarme dalla riduzione calorica, non arrivi mai a utilizzare le proteine contenute nei muscoli, nelle ossa in qualsiasi altro tessuto. Per chi si allena duramente è necessario assumere almeno 2g di proteine per chilogrammo di massa magra, ma questo manuale non tratta di alimentazione sportiva, e ci limitiamo a indicare di consumare una quantità di proteine che corrispondano al 20-25% dell'apporto giornaliero, sempre tenendo presente le indicazioni date in precedenza sulle fonti proteiche ideali.

I grassi, infine, solo il macronutriente più importante per chi segue una dieta chetogenica, dal momento che è dal loro metabolismo che l'organismo ricaverà la gran parte dell'energia necessaria. La riduzione calorica farà sì che l'organismo, esauriti i grassi introdotti con l'alimentazione, debba necessariamente utilizzare quelli depositati a livello di adipe. Sempre tenendo presente quanto abbiamo già detto per quanto riguarda le fonti ideali di grassi da consumare, una volta definite le percentuali di carboidrati e proteine, risulta evidente che dovremo assumere una quantità di grassi che fornisca circa il 70-75% del fabbisogno calorico giornaliero.

Sarà bene chiarire il tutto con un esempio pratico. Prendiamo in esempio la signora di cui abbiamo parlato prima, per la quale abbiamo ricavato un TDEE pari a 1760 Kcal. Per rientrare in ambito chetogenico, al massimo il 10% di questo TDEE deve derivare dai carboidrati; questo significa che giornalmente la signora non può assumere più di 176 calorie derivanti da carboidrati. Sapendo che 1g di carboidrati corrisponde a circa 4 Kcal, risulta che la quantità massima di carboidrati sarà 44g, che essendo inferiore a 50g è accettabile. Naturalmente, la signora potrebbe decidere di assumerne anche meno, per velocizzare il raggiungimento della chetosi. Passiamo alle proteine: calcoliamo il 20% del TDEE e otteniamo 352 Kcal; tenendo conto che anche per le proteine 1g corrisponde a 4 Kcal, la quantità giornaliera di proteina da assumere sarà di 88g. Infine i grassi; abbiamo consumato il 10% del fabbisogno calorico giornaliero con i carboidrati, il 20% con le proteine, rimane il 70%, che corrisponde a 1232 Kcal; sapendo che per i grassi 1g equivale a 9 Kcal, otterremo una quantità giornaliera di grassi pari a circa 137g.

Esempio di dieta chetogenica

Supponiamo ora che la signora di cui abbiamo già parlato desideri perdere peso. Come abbiamo detto, per applicare la dieta chetogenica le cose da fare sono due: alimentarsi con le dovute proporzioni di macronutrienti e assumere un quantitativo di alimenti inferiore al TDEE o fabbisogno calorico giornaliero. Nel terzo volume della serie presenteremo parecchi piano alimentari per ogni tipo di esigenza, qui limitiamoci a riportare un esempio di una settimana pensato per far perdere qualche chilo alla nostra paziente.

Supponiamo di ridurre l'apporto calorico giornaliero a 1400 Kcal, che divideremo tra tre pasti secondo la seguente tabella:

Pasto  Percentuale Kcal sul totale Kcal da assumere

| Pasto | Percentuale Kcal sul totale | Kcal da assumere |
|---|---|---|
| Colazione | 20% | 280 Kcal |
| Pranzo | 40% | 560 Kcal |
| Cena | 40% | 560 Kcal |
| *TOTALE* | *100%* | *1400 Kcal* |

Di seguito, presentiamo un esempio di una settimana di dieta chetogenica. Come vedete, abbiamo riportato anche il quantitativo di carboidrati dei singoli alimenti, per essere sicuri di non superare mai i 50g giornalieri. Piuttosto che scrivere complicate ricette, abbiamo preferito limitarci a indicare i singoli alimenti con le rispettive quantità; si tratta di una scelta ragionata, tenendo presente che molte persone hanno poco tempo per cucinare e davvero fanno fatica a realizzare piatti elaborati. Tutti gli ingredienti che riportiamo possono essere scottati su una piastra calda e conditi con la quantità indicata di olio. Per comodità, riportiamo che 10g di olio extravergine (evo) corrispondono a un cucchiaio da tavola.

| 1°GIORNO | ALIMENTO | QUANTITA' | CARBOIDRATI | CALORIE |
|---|---|---|---|---|
| **COLAZIONE** (20% kcal totali) | Latte intero | 150ml | 6,7g | 90 |
| | Pane di segale | 30g | 15g | 77 |
| | Prosciutto crudo | 40g | / | 107 |
| **PRANZO** (40% kcal totali) | Filetti di merluzzo | 250g | / | 208 |
| | Zucchine | 300g | 4,5g | 48 |
| | Olio evo | 20g | / | 180 |
| | Mezza mela | 75g | 7,5g | 35 |
| | Parmigiano | 10g | / | 39,3 |
| **CENA** (40% kcal totali) | Petto di pollo | 250g | / | 275 |
| | Lattuga | 150g | 3g | 27 |
| | Olio evo | 20g | / | 180 |
| | Mezza mela | 75g | 7,5g | 35 |

| 2°GIORNO | ALIMENTO | QUANTITA' | CARBOIDRATI | CALORIE |
|---|---|---|---|---|
| **COLAZIONE** (20% kcal totali) | Yogurt bianco intero | 150gr | 6,4g | 90 |
| | Pane di segale | 30g | 15g | 77 |
| | Prosciutto cotto | 55g | / | 118 |
| **PRANZO** (40% kcal totali) | Uova sode | 100g | / | 128 |
| | Prosciutto cotto | 60g | / | 129 |
| | Melanzane | 250g | 1,5g | 60 |
| | Olio evo | 20g | / | 180 |
| | Mezza pera | 75g | 6,6g | 32 |
| **CENA** (40% kcal totali) | Petto di tacchino | 250g | / | 277,5 |
| | Radicchio rosso | 100g | 1,6g | 23 |
| | Parmigiano | 5g | / | 19.6 |
| | Olio evo | 20g | / | 180 |
| | Mezza pera | 75g | 6,6g | 32 |

| 3°GIORNO | ALIMENTO | QUANTITA' | CARBOIDRATI | CALORIE |
|---|---|---|---|---|
| **COLAZIONE** (20% kcal totali) | Latte intero | 150ml | 6,7g | 90 |
| | Pane di segale | 30g | 15g | 77 |
| | Prosciutto crudo | 40g | / | 107 |
| **PRANZO** (40% kcal totali) | Fiocchi di latte magro | 200g | 2g | 172 |
| | Pomodori da insalata | 200g | 7,5g | 32 |
| | Olio evo | 30g | / | 270 |
| | Nocciole | 10g | 0,7g | 125 |
| **CENA** (40% kcal totali) | Uova sode | 150g | / | 192 |
| | Carciofi | 200g | 5g | 94 |
| | Parmigiano | 20g | / | 78,6 |
| | Olio evo | 15g | / | 135 |
| | Mezza arancia | 75g | 5,8g | 28 |

| 4°GIORNO | ALIMENTO | QUANTITA' | CARBOIDRATI | CALORIE |
|---|---|---|---|---|
| **COLAZIONE** (20% kcal totali) | Yogurt bianco intero | 150gr | 6,4g | 90 |
| | Pane di segale | 30g | 15g | 77 |
| | Bresaola | 80g | / | 121 |
| **PRANZO** (40% kcal totali) | Filetti di salmone | 110g | / | 204 |
| | Zucchine | 300g | 4,5g | 48 |
| | Olio evo | 20g | / | 180 |
| | Mezza mela | 75g | 7,5g | 35 |
| | Parmigiano | 10g | / | 39,3 |
| **CENA** (40% kcal totali) | Scaloppine di vitello | 250g | / | 275 |
| | Lattuga | 150g | 3g | 27 |
| | Olio evo | 20g | / | 180 |
| | Mezza mela | 75g | 7,5g | 35 |

| 5°GIORNO | ALIMENTO | QUANTITA' | CARBOIDRATI | CALORIE |
|---|---|---|---|---|
| COLAZIONE (20% kcal totali) | Latte intero | 200ml | 9g | 120 |
| | Pane di segale | 30g | 15g | 77 |
| | Fesa di tacchino | 80g | / | 85,6 |
| PRANZO (40% kcal totali) | Calamari | 200g | 1g | 184 |
| | Pomodori da insalata | 150g | 5,6g | 24 |
| | Olio evo | 25g | / | 225 |
| | Noci | 10g | 1g | 61 |
| CENA (40% kcal totali) | Filetto di cavallo | 150g | / | 199,5 |
| | Lattuga | 150g | 3,3g | 27 |
| | Parmigiano | 20g | / | 78,6 |
| | Olio evo | 20g | / | 180 |
| | Mezza mela | 75g | 7,45g | 35 |

| 6°GIORNO | ALIMENTO | QUANTITA' | CARBOIDRATI | CALORIE |
|---|---|---|---|---|
| COLAZIONE (20% kcal totali) | Yogurt bianco intero | 200gr | 9g | 120 |
| | Pane di segale | 30g | 15g | 77 |
| | Prosciutto cotto | 35g | / | 75 |
| PRANZO (40% kcal totali) | Alici fresche | 200g | / | 192 |
| | Melanzane | 200g | 5,2g | 48 |
| | Olio evo | 20g | / | 180 |
| | Mezza pera | 75g | 6,6g | 32 |
| | Mandorle | 15g | 3g | 86,2 |
| CENA (40% kcal totali) | Scaloppine di vitello | 200g | / | 232 |
| | Radicchio rosso | 100g | 1,7g | 23 |
| | Parmigiano | 20g | / | 78,6 |
| | Olio evo | 20g | / | 180 |
| | Mezza pera | 75g | 6,6g | 32 |

| 7°GIORNO | ALIMENTO | QUANTITA' | CARBOIDRATI | CALORIE |
|---|---|---|---|---|
| COLAZIONE (20% kcal totali) | Yogurt bianco intero | 150gr | 6,4g | 90 |
| | Pane di segale | 30g | 15g | 77 |
| | Brie | 40g | / | 128 |
| PRANZO (40% kcal totali) | Gamberi | 250g | / | 175 |
| | Pomodori da insalata | 150g | 5,6g | 24 |
| | Olio evo | 25g | / | 225 |
| | Noci | 10g | 1g | 61 |
| CENA (40% kcal totali) | Filetto di manzo | 130g | / | 200 |
| | Lattuga | 150g | 3,3g | 27 |
| | Parmigiano | 20g | / | 78,6 |
| | Olio evo | 20g | / | 180 |
| | Mezza mela | 75g | 7,5g | 35 |

Nel secondo volume della serie, dedicato al digiuno intermittente e alla sua combinazione con la dieta chetogenica, presentiamo 14 ricette chetogeniche che potete utilizzare come ispirazione o per variare la vostra alimentazione. Ne troverete senza difficoltà moltissime altre in rete o sugli innumerevoli ricettari chetogenici in vendita, ai quali vi rimandiamo. L'approfondimento della dieta chetogenica da un punto di vista culinario, in effetti, esula dagli scopi di questi manuali, che si prefiggono innanzitutto di fornire al lettore una solida base teorica e tutti gli esempi pratici necessari per impadronirsi dell'argomento e pianificare la propria alimentazione in modo totalmente autonomo.

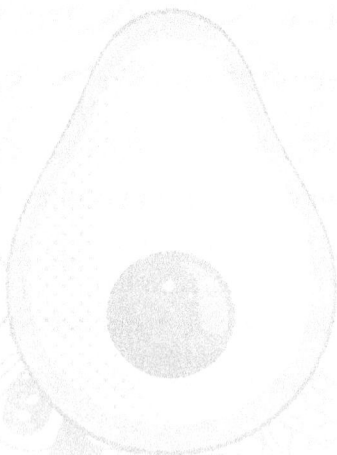

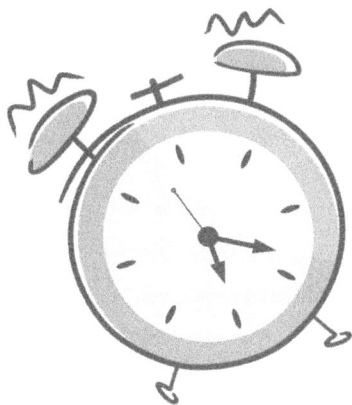

# Capitolo 8
# Varianti della Dieta Chetogenica

Presentiamo in questo capitolo due interessanti varianti della dieta chetogenica, fermo restando che l'obbiettivo rimane sempre quello di indurre una chetosi prolungata mediante la drastica riduzione dell'apporto di carboidrati a favore dell'apporto di grassi.

## DIETA CHETOGENICA CICLICA

Denominata anche CKD, dall'inglese cyclical ketogenic diet, la dieta chetogenica ciclica prevede, a differenza di quella originale, di effettuare delle fasi di ricarica di carboidrato. In pratica, ogni settimana, è previsto che chi segue questa dieta abbia a disposizione una finestra temporale di 24 o 48 ore, entro le quali è possibile assumere alte quantità di carboidrati, uscendo così dalla chetosi e ricaricando il glicogeno da utilizzare poi come fonte energetica per la settimana successiva.

Chiamiamo fase di ricarica questi 1/2 giorni in cui ci si alimenta liberamente di carboidrati e fase di scarica i rimanenti 5/6 giorni nei quali si aderisce alla dieta chetogenica stretta. In questa fase, andiamo a modificare radicalmente le percentuali dei macronutrienti assunti, secondo la seguente tabella comparativa:

| Regime | Carboidrati | Proteine | Grassi |
|---|---|---|---|
| Dieta chetogenica | 5-10% | 20-25% | 70-75% |
| Ricarica | 65% | 25% | 10% |

Nonostante nei giorni di ricarica siano permessi i carboidrati, occorre sempre tenere presente il fabbisogno calorico giornaliero e cercare di limitarsi ai carboidrati complessi, per evitare di ingrassare e vanificare il lavoro svolto nei giorni di scarica.

Sicuramente di tratta di una variante più semplice da seguire rispetto alla versione classica, perché psicologicamente è più facile rinunciare ai carboidrati per un periodo limitato. Questo però rappresenta anche un limite, dal momento che si tende a considerare la fase di ricarica, tipicamente posizionata nel weekend, come una sorta di valvola di sfogo, cosa che non deve assolutamente essere. Inoltre, dopo 2 giorni di carboidrati praticamente liberi, è difficile ritrovare la concentrazione e la motivazione per rientrare nel regime più stretto. Infine, non è immediato determinare quale sia la durata ideale per la fase di ricarica; alcune persone potrebbero ricominciare ad ingrassare già dopo mezza giornata di alimentazione ricca di carboidrati, si tratta di un qualcosa di assolutamente soggettivo, è necessario sperimentare per arrivare a regolarsi al meglio.

Personalmente, raccomando questa variante alle persone sostanzialmente in buona forma fisica o, meglio ancora, agli sportivi. In effetti, chi pratica sport intensivamente, potrebbe arrivare a ricaricare i carboidrati per due volte a settimana, magari nei giorni precedenti agli allenamenti più intensi. Chi desidera perdere una quantità importante di peso farebbe meglio a seguire la dieta chetogenica classica, per avere la sicurezza di un risultato rapido e soddisfacente.

## DIETA CHETOGENICA INTERMITTENTE

Lo diremo spesso più avanti, ma anticipiamo ora che l'abbinamento tra dieta chetogenica e digiuno intermittente ormai è un classico a tutti gli effetti. Tratteremo in dettaglio il digiuno intermittente nel secondo volume della serie, ma sostanzialmente si tratta di una pratica alimentare che consiste nel concentrare l'alimentazione in periodi temporali ristretti e intervallati da fasi di digiuno, in genere piuttosto brevi. Durante le ore di digiuno è consigliabile tenersi adeguatamente idratati e, in effetti, è consentito assumere unicamente alimenti liquidi e privi di calorie, quali acqua, tè, caffè, tisane. Tutti i nutrienti previsti dal proprio fabbisogno vanno assunti all'interno delle finestre temporali dedicate all'alimentazione. Vediamo rapidamente le tipologie maggiormente diffuse di digiuno intermittente:

- 16.8 o lean gains; chi aderisce a questa pratica digiuna per 16 ore, concentrando i pasti nelle restanti 8 ore. In sostanza, ci si alimenta da colazione allo spuntino pomeridiano, oppure da pranzo a cena.

- 5:2; si tratta di un digiuno atipico, nel senso che per 5 giorni a settimana ci si alimenta secondo il proprio fabbisogno giornaliero, mentre nei restanti 2 si assume una quantità di calorie nettamente ridotta, tipicamente non superiore alle 600.

- Warriot diet, o dieta del guerriero; qui si tratta di digiunare per 20 ore al giorno, concentrando l'alimentazione in 4 ore, preferibilmente serali.

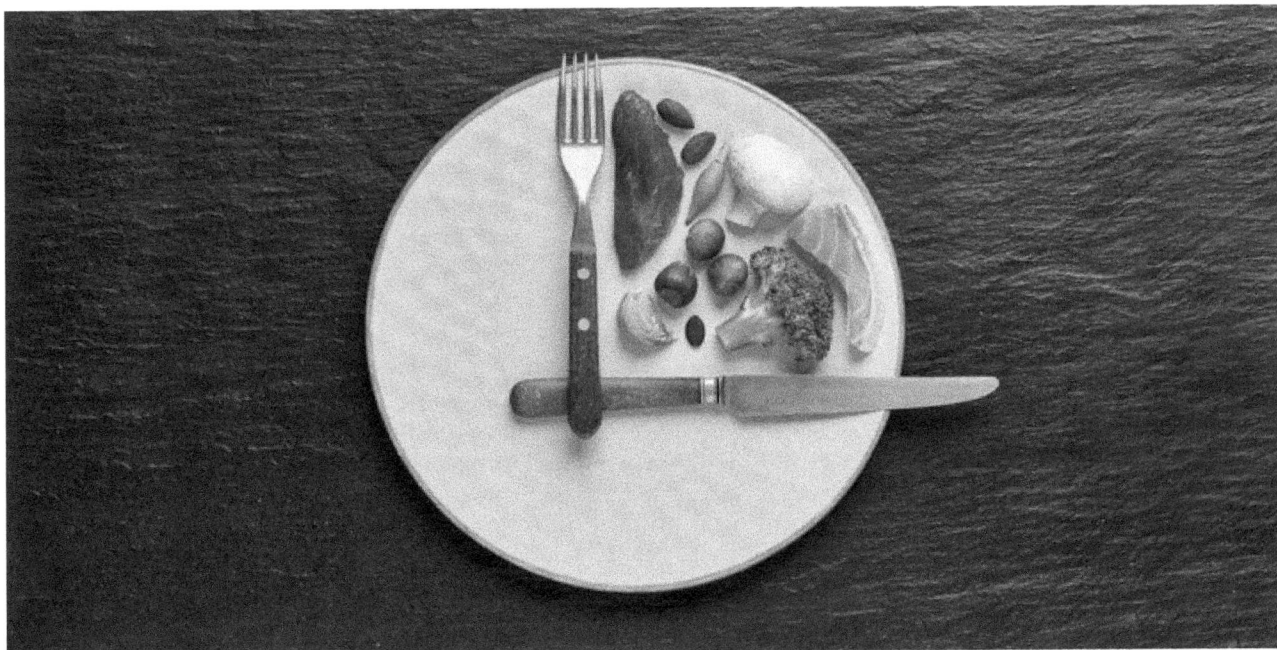

Indipendentemente dalla tipologia di digiuno scelta, è ovvio che all'interno delle finestre temporali di alimentazione ci si deve comunque nutrire con un certo criterio; è evidente che digiunare per 20 ore e abbuffarsi nelle rimanenti 4 non possa portare a niente di buono. Detto questo, la sinergia tra digiuno intermittente e dieta chetogenica risulta particolarmente vantaggiosa, dal momento che entrambe le strategie puntano a far entrare l'organismo in stato di chetosi, come già detto. Approfondiremo l'argomento nei volumi successivi; in particolare, nel terzo volume, dedicato ai piani alimentari, forniremo parecchi esempi pratici di abbinamento delle due strategie.

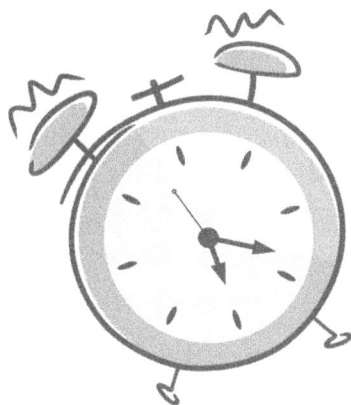

# Capitolo 9
## Misurare la Chetosi

L'efficacia della dieta chetogenica si basa interamente sul raggiungimento e sul mantenimento dello stato di chetosi, lo abbiamo detto. Ricordiamo che la chetosi avviene quando, a causa della mancata assunzione di carboidrati, l'organismo forza il metabolismo dei grassi producendo corpi chetonici che vengono utilizzati come fonte di energia. Per questo motivo, risulta particolarmente utile rendersi conto se ci si trova in stato di chetosi o meno.

Un primo indizio è legato a due tipici sintomi fisici:

- L'aumento della sete; l'utilizzo delle riserve di glicogeno, immagazzinato nel fegato e nei muscoli, porta ad urinare con maggiore frequenza, di fatto disidratando l'organismo. Questo provoca uno stimolo di sete, e in effetti chi segue una dieta chetogenica, per lo stesso motivo, potrebbe dover assumere un integratore di sali minerali per reintegrare quelli persi con l'urina.

- Alito che odora di acetone. L'acetone è una tipologia di chetone risultato del metabolismo degli acidi grassi. In queste condizioni, soprattutto nei primi giorni, l'alito può assumere un tipico odore intenso di frutta troppo matura. Esiste un apparecchio denominato Ketonix, che in effetti misura la concentrazione di chetoni nel respiro; semplicemente soffiandovi dentro, sarà possibile stabilire il grado di chetosi dell'organismo.

In realtà, il modo più efficace e sicuro per determinare la presenza o meno dello stato di chetosi consiste nell'analisi delle urine. Quando si entra in stato i chetosi, l'organismo elimina i chetoni non utilizzati attraverso le urine, che assumono un caratteristico odore di cloroformio. La chetonuria, che consiste nella presenza nelle urine di corpi chetonici quali acido acetacetico, acido beta-idrossibutirrico e acetone, è un chiaro indicatore del fatto che, contemporaneamente, i corpi chetonici sono presenti anche nel sangue, ossia si verifica la chetonemia. Quando la concentrazione di corpi chetonici nel sangue raggiunte una concentrazione compresa tra 0,5 mmol/l e 3 mmol/l, ci troviamo in stato di chetosi e la dieta chetogenica inizia a funzionare.

In genere, l'analisi delle urine per determinare la presenza di chetoni è un esame rivolto alle persone che soffrono di diabete, poiché la presenza di chetoni potrebbe essere sintomo di carenza di insulina nel sangue. In questi casi gli esami vengono effettuati in laboratorio, sempre tenendo conto che la concentrazione di chetoni nelle urine potrebbe essere falsata dalla quantità di liquidi assunta dal soggetto; un organismo disidratato potrebbe causare un falso positivo, a causa delle urine particolarmente concentrate; un organismo che ha assunto molti liquidi, al contrario, potrebbe dare luogo a un falso negativo, per la maggiore diluizione delle urine. Per questi motivi, le analisi in laboratorio in genere vengono effettuate in diverse modalità:

- Su un campione di urina raccolto in un determinato momento della giornata;

- Su un campione di urine emesse nell'arco di 24 ore (chetonuria complessiva);

- Su tre diversi campioni raccolti in tre fasce orarie ben definite (chetonuria frazionata).

In realtà, per chi non soffre di particolari patologie e desidera semplicemente verificare la presenza della chetosi per motivi dietetici, la cosa più comoda è utilizzare un pratico test da fare a casa, consistente in strisce usa e getta che cambiano colore a contatto con l'urina, a seconda del livello di chetonuria. Naturalmente, chi desidera una misurazione precisa del livello di chetoni nel sangue può effettuare specifiche analisi di laboratorio, ma per determinare il funzionamento della dieta le strisce colorate rappresentano un test più che adeguato.

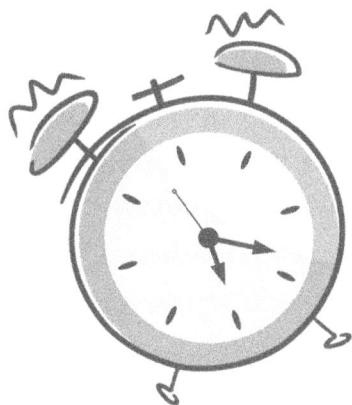

# Capitolo 10
# Controindicazioni ed Effetti Indesiderati

Nonostante abbiamo già detto e ripetuto che, come per qualsiasi tipo di regime dietetico, chi intraprende una dieta chetogenica farebbe meglio a consultare un dietologo o comunque un professionista del settore, possiamo già evidenziare come questo tipo di alimentazione sia sconsigliata in alcuni casi.

In particolare, la dieta chetogenica è sconsigliata nelle seguenti situazioni:

• Gravidanza e allattamento

• Insufficienza renale

• Insufficienza epatica

• Porfiria, aritmie, angina, infarto miocardico recente

• Diabete di tipo I

• Alcolismo

• Disturbi del comportamento alimentare

• Disturbi mentali

In particolare, la dieta chetogenica è sconsigliata a chi soffre di insufficienza renale perché l'incremento nella produzione di corpi chetonici, tipica di questo regime, implica un aumento del carico di lavoro dei reni, chiamati a gestire il filtraggio e l'espulsione dei chetoni in eccesso che, se accumulati, potrebbero avere effetto tossico.

Parimenti, chi soffre di diabete di tipo I dovrebbe astenersi dal seguire la dieta chetogenica in quanto la malattia in sé stessa causa un calo nella produzione insulinica e pertanto l'incapacità di gestire il tasso glicemico del sangue. Ridurre drasticamente i carboidrati porterebbe ad un ulteriore calo dei livelli insulinici, che vanno invece gestiti tramite cure farmacologiche e alimentazione specifica.

Nonostante sia appurato che una dieta povera di carboidrati sia tranquillamente sostenibile a lungo da persone sane, riteniamo giusto elencare una serie di possibili (per quanto spesso improbabili) effetti indesiderati che potrebbero verificarsi sul breve termine (approfondiamo nel paragrafo successivo) e sul lungo termine (oltre tre mesi di pratica della dieta).

| Effetti a breve termine | Effetti a lungo termine |
|---|---|
| Acidosi metabolica | Iperlipidemia |
| Squilibrio elettrolitico | Stitichezza |
| Ipoglicemia | Calcoli renali |
| Eccesso di chetosi | Ridotta crescita (nei bambini) |
| Nausea | Carenza di calcio (osteopenia e osteoporosi) |
| Stitichezza | Deficit di vitamine e minerali |
| Disidratazione | |
| Diarrea | |
| Reflusso gastroesafageo | |

## L'INFLUENZA CHETOGENICA

È piuttosto tipico che chi inizia la pratica della dieta chetogenica sperimenti, nei primi giorni, tutta una serie di sintomi che possono portare ad una sensazione di malessere generale. L'organismo, tra il terzo e il quinto giorno, esaurisce le riserve di glicogeno contenute nel fegato e nei tessuti e, come abbiamo visto, deve entrare in chetosi. I sintomi che alcuni provano (diverse persone passano in chetosi in modo del tutto indolore) sono assimilabili a quelli di una blanda influenza, e per questo motivo questo stato viene anche definito influenza chetogenica o, in inglese, keto flu.

I sintomi di questa particolare influenza, che naturalmente influenza non è, tendono a scomparire in pochi giorni. I maggiormente frequenti sono:

• Affaticamento

• Mal di testa

• Irritabilità

- Difficoltà di concentrazione

- Mancanza di motivazione

- Voglia di zuccheri

- Vertigini

- Nausea

- Crampi muscolari

- Stitichezza

Nel momento in cui i carboidrati si esauriscono e l'organismo entra in stato di chetosi, il cervello e tutti gli altri organi possono impiegare un po' di tempo per adattarsi al nuovo carburante, ossia ai corpi chetonici e agli acidi grassi. Inoltre, scendendo i livelli di insulina, l'organismo tende ad espellere una grande quantità di sodio attraverso le urine causando, tra le altre cose, una perdita di gonfiore che fa pensare ad un rapido dimagrimento. Questi due processi provocano facilmente alcuni dei sintomi elencati qui sopra, anche se la risposta è del tutto soggettiva, dal momento che molte persone sperimentano semplicemente un senso di maggiore stanchezza per 2/3 giorni.

Ciò detto, ci sono accorgimenti che possono aiutare molte persone a superare facilmente questa fase di transizione, permettendo all'organismo di abituarsi alla sintesi dei grassi senza eccessivo disagio. Vediamoli in dettaglio.

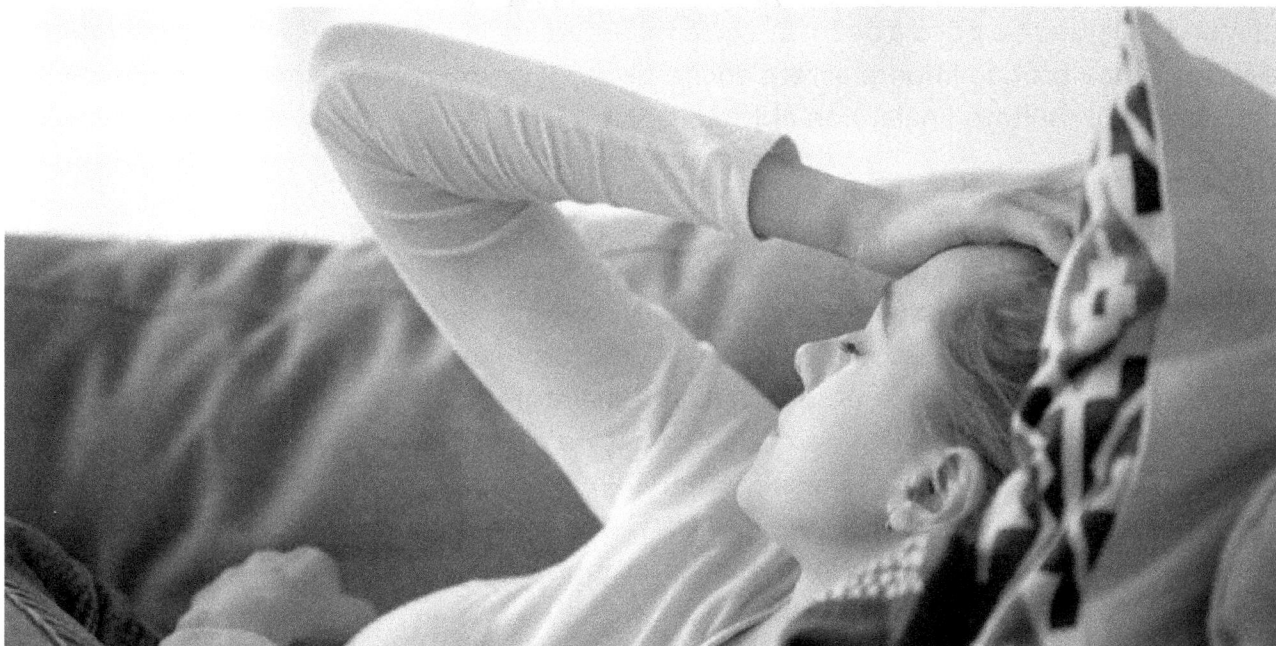

Nella stragrande maggioranza dei casi, il problema principale è la brusca perdita di liquidi e sali minerali tramite le urine. Se provate nausea, mal di testa, stanchezza, provate a bere un bicchiere d'acqua con un pizzico di sale sciolto all'interno. Tenete presente che nella prima fase della dieta la perdita di liquidi è particolarmente drastica, per cui cercate di assumere, in ogni caso, almeno 2 litri di acqua. Reintegrare acqua e sodio può essere di grande aiuto anche nel risolvere il problema della stitichezza.

Se l'assunzione di acqua e sale non risolve il problema, chiedetevi se state assumendo abbastanza grassi. Non commettete l'errore che fanno in tanti, non eliminate sia i carboidrati che i grassi. Se che istintivamente consideriamo il grasso come il nemico della forma fisica, ma dovete sforzarvi di iniziare a considerarlo il vostro combustibile. Se oltre a togliere i carboidrati riducete anche i grassi, rischiate di togliere all'organismo tutto il nutrimento, costringendolo a nutrirsi delle proteine dei propri stessi tessuti. Soprattutto nelle prime settimane, non abbiate paura di assumere grassi in abbondanza, l'organismo ha bisogno di abituarsi ad utilizzarli.

Se avete provato i due metodi precedenti ma i sintomi persistono, potreste aver esagerato con il taglio dei carboidrati. Da un punto di vista del dimagrimento, eliminarli totalmente o quasi garantisce i risultati più veloci, questo è indubbio, però non tutti reagiscono allo stesso modo, potreste avere bisogno di maggiore gradualità. Provate a consumare tutti i 50g di carboidrati giornalieri che vi sono permessi e, solo successivamente, riduceteli ulteriormente, se lo desiderate. Alcune persone potrebbero addirittura avere bisogno, almeno all'inizio, di assumerne quantità anche maggiori. Fatelo tranquillamente, ma cercando di ridurre a poco a poco. Di certo rallentereste la transizione verso il metabolismo dei grassi, ma probabilmente avrete anche risolto il problema dei sintomi sgradevoli; ciò che conta è il risultato finale, non abbiate fretta.

Un altro problema frequente è un eccesso di attività sportiva. Sull'onda dell'entusiasmo, potremmo essere tentati di iniziare ad allenarci duramente, per migliorare ulteriormente i risultati della dieta. Ottima idea, ma tenete presente che nei primi giorni l'organismo è sotto stress perché sta effettuando la transizione da metabolismo dei carboidrati a metabolismo dei grassi; aggiungere l'ulteriore stress dell'allenamento potrebbe essere troppo, risultando in un aggravarsi dei sintomi fastidiosi. Cercate perlomeno di alleggerire il carico dell'allenamento. Il ricercatore californiano Steve Phinney, esperto di dieta chetogenica, ha condotto esperimenti in materia, provando che atleti professionisti sottoposti a dieta chetogenica sperimentavano un calo delle prestazioni nei primi giorni; con il passare delle prime settimane, la situazione migliorava e, in breve, le prestazioni degli atleti tornavano quelle di prima.

Ultima raccomandazione: se è vero che molte persone, non appena tagliano i carboidrati, perdono lo stimolo della fame, è anche vero che altre sperimentano il sintomo opposto: ciò che mangiano non li soddisfa e avvertono una sensazione di vuoto, come se nelle loro vite venisse improvvisamente a mancare una importante fonte di soddisfazione. Pensate alle persone golose di dolci, che improvvisamente se li vedono togliere del tutto... naturale provare frustrazione. Questa insoddisfazione non fa altro che aumentare la sensazione di fame, ma sapendo di essere a dieta queste persone cercheranno di mangiare poco, sottoponendosi a uno stress esagerato. Ebbene, se siete in questa condizione, tenete presente che, almeno all'inizio, ciò che conta è la transizione verso il metabolismo dei grassi. Se non riuscite a mangiare poco, allora non fatelo. Assicuratevi solo di rispettare il quantitativo di carboidrati ammessi, e datevi tempo. Ben presto l'organismo entrerà in chetosi, togliendo il senso di fame impellente, e anche voi vi abituerete alle nuove norme alimentari. Non cercate di fare tutto insieme, non è necessario e rischiate di fallire ancora prima di avere iniziato.

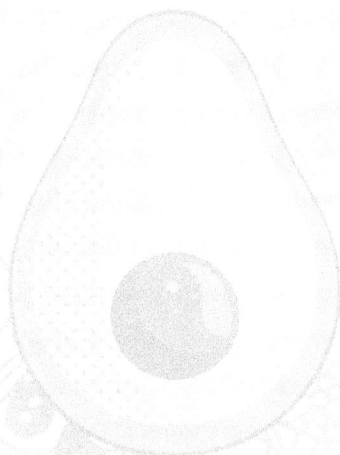

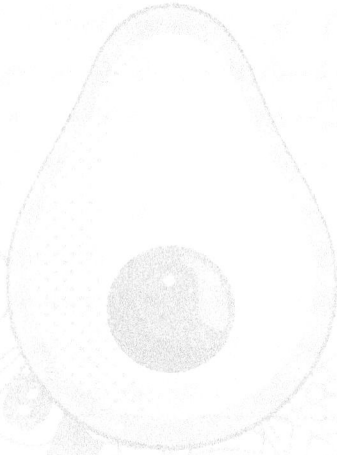

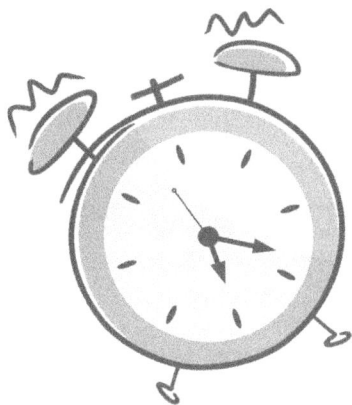

# Capitolo 11
# Dieta Chetogenica
# e Obesita'

La più classica applicazione della dieta chetogenica è ovviamente il contrasto del fenomeno dell'obesità: i vantaggi che le persone obese possono ottenere sono rilevanti, in quanto la perdita di peso rapida, dovuta anche alla riduzione del senso di fame generato dalla chetosi, rende le persone più motivate a continuare il loro percorso di dieta.

Riportiamo i dati di uno studio della durata di 6 mesi, a cura del Veterans Affairs Medical Center di Philadelphia, condotto su 132 soggetti affetti da obesità grave, ossia con un indice di massa corporea medio pari a circa 43; tra le altre cose, è risultata evidente l'efficacia delle diete povere di carboidrati a livello di perdita di peso. I soggetti sono stati assegnati in modo casuale ad una dieta a bassi carboidrati e ad una dieta a bassi grassi. L'algoritmo utilizzato ha permesso di dividere le persone oggetto di studio in modo tale che i due gruppi avessero approssimativamente la stessa proporzione di uomini e donne, lo stesso numero di soggetti affetti da diabete e lo stesso numero di soggetti gravemente obesi, ossia aventi un indice di massa corporea pari a 40 o superiore. In dettaglio, 68 soggetti sono stati assegnati alla dieta a basso contenuto di grassi e 64 alla dieta a basso contenuto di carboidrati.

Ricordiamo, per chi non lo sapesse, che l'indice di massa corporea, o BMI (Body Mass Index, in inglese) è un parametro molto semplice da calcolare che fornisce, con buona approssimazione, lo stato di forma fisica delle persone. Dato il peso P di una persona in chilogrammi e l'altezza H espressa in metri, possiamo calcolare:

$$BMI = P / H2$$

Come semplice esempio, calcoliamo il BMI di una persona alta 1,80 m e pesante 75 Kg; otterremo BMI = 75 / (1,8 x 1,8) = 23,15. Possiamo valutare lo stato di forma utilizzando la seguente tabella:

| Forma fisica | Sottopeso | Normopeso | Sovrappeso | Obesità | Obesità grave |
|---|---|---|---|---|---|
| BMI | <19 | 19-24 | 25-30 | 30-40 | >40 |

Si tratta naturalmente di una valutazione approssimativa, ed esistono tabelle più precise che tengono conto anche di sesso e fascia di età, ma esulano dallo scopo della nostra trattazione.

I due gruppi hanno partecipato, in turni separati, a sessioni di insegnamento collettivo, tenute da esperti in consulenza nutrizionale. A ogni individuo sono stati forniti menu personalizzati e ricette di esempio da poter utilizzare. Ai soggetti che hanno seguito una dieta a basso contenuto di carboidrati è stato imposto un limite giornaliero di 30g di carboidrati, senza imporre particolari restrizioni sulla totale assunzione di grassi. Ai soggetti assegnati alla dieta a bassi grassi, invece, è stato imposto un regime con deficit calorico di 500 kcal rispetto al fabbisogno giornaliero; è stato inoltre prescritto di assumere dai grassi non oltre il 30% di queste calorie.

A conclusione dei 6 mesi, soltanto 79 soggetti hanno portato a termine la dieta, e specificamente 36 persone del gruppo a basso contenuto di grassi e 43 persone del gruppo a basso contenuto di carboidrati; 53 persone hanno abbandonato l'esperimento. In dettaglio, nel primo, terzo e sesto mese le percentuali di abbandono della dieta sono state rispettivamente pari a 38%, 44% e 47% nel gruppo a bassi grassi e del 25%, 27% e 33% nel gruppo a bassi carboidrati, suggerendo che la dieta chetogenica sia stata complessivamente più agevole da seguire sul lungo termine.

Per quanto riguarda la perdita di peso, chi ha seguito la dieta a bassi carboidrati ha perso mediamente 12,8 libbre (circa 5,8kg), mentre chi ha seguito la seconda a bassi grassi ha perso solo 4,2 libbre (circa 1,9 kg) in media.

Il gruppo della dieta chetogenica ha ottenuto risultati migliori anche per quanto riguarda la riduzione nel livello di trigliceridi, che è diminuito di un valore medio pari a 38 mg/dl rispetto ai 7 mg/dl registrati da chi ha seguito la dieta povera di grassi.

La sensibilità all'insulina è migliorata in modo evidente con una dieta a basso contenuto di carboidrati mentre è peggiorata leggermente nei soggetti che hanno seguito una dieta povera di grassi, inoltre i livelli di glucosio nel sangue a digiuno sono diminuiti di 26 mg/

dl nel primo gruppo e solo di 5 mg/dl nel secondo.

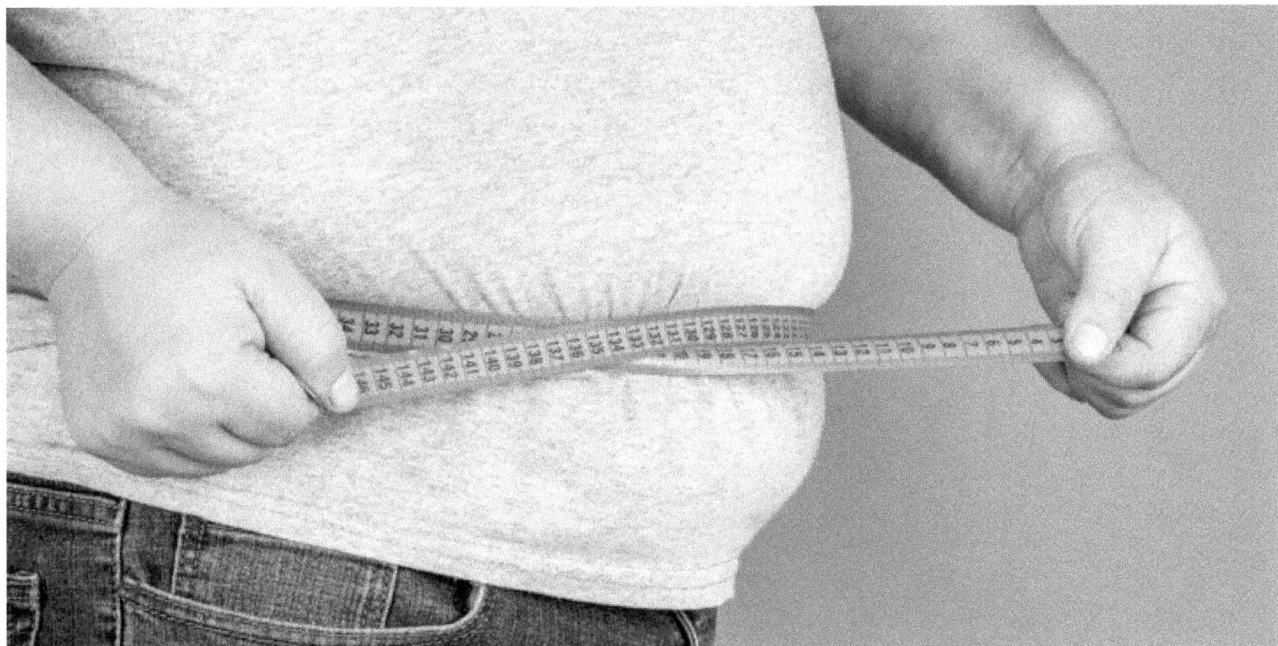

I risultati sembrano indicare che, per una persona obesa, una dieta a basso contenuto di carboidrati possa essere molto più vantaggiosa rispetto ad una a basso contenuto di grassi. Naturalmente occorre essere cauti nell'interpretazione, soprattutto notando che una percentuale comunque alta dei partecipanti ha abbandonato l'esperimento prima del termine. Nonostante la perdita di peso sia stata evidentemente maggiore nel gruppo che ha seguito la dieta chetogenica, si tratta comunque di piccole quantità rispetto all'entità dell'obesità grave presente nei soggetti, senza contare che 6 mesi sono un periodo breve per poter trarre delle conclusioni definitive, soprattutto a livello di controindicazioni a lungo termine. Infine, non dobbiamo trascurare l'affetto novità; tutti i partecipanti del gruppo avevano già seguito diete tradizionali in passato, il che comporta una minore rispondenza a livello metabolico, rispetto alla nuova dieta chetogenica intrapresa, che potrebbe aver generato una risposta migliore da parte dell'organismo per il puro e semplice fatto di essere una dieta nuova.

Anche di fronte a risultati evidenti in fatto di perdita di peso, non tutti gli studiosi e i ricercatori forniscono la medesima interpretazione. I detrattori della dieta chetogenica sostengono che i vantaggi sperimentati derivino unicamente dalla riduzione calorica, più che dalla differente distribuzione delle percentuali di macronutrienti; inoltre, suggeriscono che la perdita di appetito legata alla chetosi potrebbe avere un effetto determinante; in sostanza, il paziente perde peso perché smette di mangiare troppo, e non per quello che mangia.

Questa ultima teoria non è del tutto assurda, dal momento che, tornando allo studio qui presentato, la maggior parte delle persone assegnate alla dieta chetogenica ha effettivamente dichiarato di aver perso la sensazione di fame continua che le affliggeva, il che le ha portate ad affrontare con maggiore facilità la privazione calorica, senza particolare desiderio di mangiare alimenti proibiti o in quantità eccessive. In ogni caso, se anche così fosse, non lo riterrei un vantaggio trascurabile.

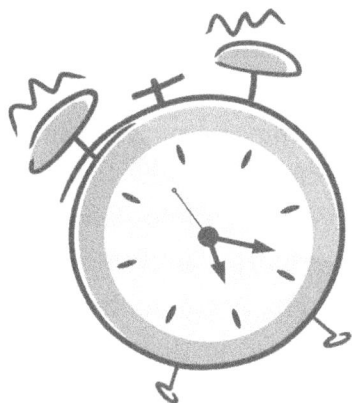

# Capitolo 12
## Dieta Chetogenica e Diabete di Tipo II

I diabete di tipo II consiste in una patologia caratterizzata da iperglicemia, ossia livelli elevati di zucchero nel sangue. Questo è dovuto principalmente a due fattori: la resistenza all'insulina, ossia la necessità di quantità sempre maggiori di insulina per abbassare il tasso glicemico del sangue, e la scarsa capacità del pancreas di produrre, appunto, insulina.

Rispetto ad una persona sana, il paziente affetto da diabete del tipo II tende a veicolare una quantità eccessiva di carboidrati verso il fegato, non riuscendo ad utilizzarli; questo darà luogo alla cosiddetta lipogenesi de novo, ossia la conversione dei carboidrati in grassi da parte del fegato.

Esistono studi che sembrano provare che una dieta a basso contenuto di carboidrati possa prevenire la lipogenesi da parte del fegato, di fatto alleviando significativamente i sintomi della resistenza all'insulina. In particolare, lo studio che andiamo a descrivere ha mostrato come una dieta di tipo chetogenico, applicata su persone affette da diabete di tipo II, abbia favorito una maggiore perdita di peso rispetto ad una tradizionale dieta ipocalorica.

84 persone, affette da obesità e da diabete di tipo II, sono state casualmente suddivise in due gruppi. Il primo gruppo è stato sottoposto ad una dieta chetogenica, con un'assunzione di carboidrati minore di 20g al giorno; il secondo gruppo ha invece seguito una dieta ipocalorica, a basso indice glicemico, con un deficit calorico di 500 kcal rispetto al fabbisogno giornaliero di mantenimento. L'esperimento si è protratto per 24 settimane.

Introduciamo, per chi non ne fosse al corrente, il concetto di indice glicemico. Si tratta, in sostanza, di un parametro che misura la capacità dei carboidrati di innalzare la glicemia nel sangue. Gli alimenti con indice glicemico alto sono ovviamente dannosi per chi soffre di diabete, dal momento che innalzano bruscamente la glicemia, situazione che il paziente diabetico non gestisce in modo appropriato. L'indice glicemico degli alimenti dipende, sostanzialmente, da quanto i carboidrati in essi contenuti siano raffinati; in tal senso, lo zucchero bianco e il pane bianco sono tra gli alimenti con indice glicemico più alto e pertanto più dannosi per un paziente diabetico. Questo inciso ha lo scopo di far comprendere appieno al lettore la differenza tra le due diete: la dieta chetogenica prevede una drastica riduzione dei carboidrati; quella a basso indice glicemico non ne limita la quantità, bensì la qualità.

I partecipanti all'esperimento sono stati selezionati in modo accurato, in base ai seguenti requisiti:

• Diabete di tipo II da oltre un anno

• Insorgenza del diabete non prima dei 15 anni di età

• Nessuna storia di chetoacidosi diabetica

• Età compresa tra 18 e 65 anni

• Indice di massa corporea da 27 a 50 e intenzione di perdere peso

Sono stati intenzionalmente esclusi dall'esperimento pazienti affetti da patologie concomitanti, tra cui insufficienza renale o epatica, oltre alle donne in gravidanza e alle madri in allattamento.

I due gruppi di pazienti sono stati accuratamente istruiti sul regime alimentare che si accingevano a seguire, il tutto naturalmente sotto stretto controllo medico, in modo da poter monitorare giornalmente la salute dei singoli e poter prescrivere i farmaci adeguati, caso per caso.

Al primo gruppo, quello della dieta chetogenica, è stato prescritto di non superare mai i 20g giornalieri di carboidrato, senza però fornire un limite preciso di calorie giornaliere. È stato permesso un consumo illimitato di carne e pesce e un consumo moderato di latticini, freschi e stagionati; sono stati prescritti infine almeno 6 bicchieri di acqua al giorno, corrispondenti a circa un litro e mezzo.

Al secondo gruppo è stata prescritta una dieta con deficit calorico di 500 kcal rispetto al quantitativo individuale di calorie stimate per mantenere il proprio peso; di queste calorie, circa il 55% doveva essere assunto da carboidrati a basso indice glicemico.

Nel corso dell'esperimento, i pazienti hanno dovuto compilare periodicamente una serie di questionari; si è rivelato particolarmente interessante che i principali effetti collaterali riscontrati sembravano non differire sostanzialmente tra i due regimi alimentari. Diversi pazienti di entrambi i gruppi hanno segnalato mal di testa, insonnia, mal di schiena, problemi intestinali. Per quanto riguarda l'aderenza alla dieta, i pazienti hanno dovuto autovalutare la loro esperienza; il gruppo della dieta chetogenica è stato inoltre sottoposto a misurazione dei chetoni nelle urine, per verificare il corretto funzionamento della dieta.

Come nello studio presentato nel capitolo precedente, anche qui i pazienti soggetta a dieta chetogenica hanno mediamente perso più peso rispetto al gruppo di pazienti soggetti a dieta a basse calorie e basso indice glicemico: parliamo di una perdita media di 24,4 libbre (circa 11,1 kg) nelle 24 settimane per il primo gruppo, contro una perdita media di 15,2 libbre (circa 6,9 kg) per il secondo.

Trattandosi di uno studio su pazienti diabetici, probabilmente il parametro più importante tra quelli misurati è stato l'emoglobina glicata o emoglobina A1c; la presenza di questa sostanza nel sangue, derivata dal legame dello zucchero con l'emoglobina contenuta nei globuli rossi, è indice di glicemia elevata, e pertanto va tenuta sotto osservazione nel caso dei pazienti diabetici. Ebbene, i pazienti sottoposti a dieta chetogenica hanno visto una diminuzione dell'1,5% nei valori di emoglobina glicata, contro una diminuzione dello 0,5% per i pazienti sottoposti a dieta ipoglicemica.

I valori della glicemia a digiuno sono migliorati in modo equivalente per i due gruppi, mentre il solo gruppo soggetto a dieta chetogenica ha visto un notevole innalzamento del colesterolo HDL, il cosiddetto colesterolo buono, che si è mediamente innalzato di 5,6 mg/dl.

Un risultato strabiliante è legato alla diminuzione nell'assunzione dei farmaci per la cura del diabete (insulina e medicine per via orale); il gruppo che ha seguito la dieta chetogenica ne ha ridotto l'assunzione addirittura del 95,2%in media, contro la pur ottima diminuzione media del 62% nel secondo gruppo. In particolare, dopo le 24 settimane di dieta, 4 pazienti del primo gruppo e 1 del secondo hanno smesso totalmente l'assunzione di tali farmaci.

Esaminando i risultati dello studio, risulta evidente come la dieta chetogenica favorisca il controllo della glicemia per il ridotto apporto di carboidrati, ma anche per il fatto di essere una dieta dimagrante, ed è assodato che l'obesità porti ad aggravare le condizioni dei pazienti diabetici. In realtà, anche se in misura minore, anche la dieta ipoglicemica ha portato vantaggi innegabili, dal momento che assumete alimenti a basso indice glicemico si è dimostrata una strategia efficace nella gestione del livello di emoglobina glicata; probabilmente il risultato sarebbe stato ancora migliore abbinando i due approcci, ossia limitando il consumo di carboidrati sia nella quantità che nella qualità, scegliendo di assumere unicamente carboidrati a basso indice glicemico.

In conclusione, esaminando i risultati di questo esperimento possiamo dire che entrambe le tipologie di diete hanno portato benefici ai pazienti in termini di riduzione di peso, miglioramento dell'indice glicemico e riduzione nell'assunzione di farmaci per il diabete. In particolare, la dieta chetogenica, come dimostrato, può risultare efficace e di aiuto per coloro i quali soffrono di diabete di tipo II e hanno la necessità di migliorare la loro condizione di salute mantenendo sotto controllo il peso e la glicemia.

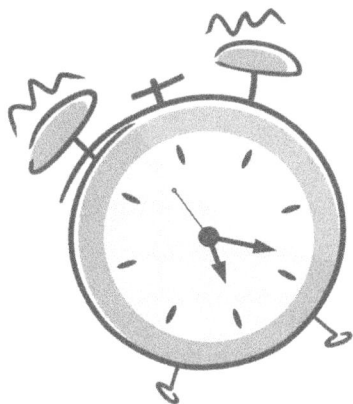

# Capitolo 13
## Dieta Chetogenica e Sindrome Metabolica

I diabete di tipo II non è l'unico problema legato all'insulino-resistenza. Un problema più generale è rappresentato dalla cosiddetta sindrome metabolica. La sindrome metabolica si manifesta tramite un accumulo di grasso nella regione addominale, ipertensione arteriosa, abnorme glicemia a digiuno e dislipidemia, ovvero presenza elevata di lipidi a livello sanguigno.

Si tratta di una patologia molto diffusa, soprattutto nei paesi che hanno raggiunto il benessere economico, nei quali le risorse alimentari abbondano; negli Stati Uniti, in particolare, ne sono colpite il 40% delle persone sopra i 50 anni.

La gravità della sindrome metabolica è legata non solo alla presenza di adipe, ma alla sua localizzazione; quando il grasso si accumula nella zona addominale è maggiormente probabile l'insorgenza della patologia, ad esempio rispetto al caso di un accumulo del grasso nella zona delle anche. Il grasso accumulato nella zona addominale porta ad un accumulo lipidico nel fegato e aumenta il rischio di insulino-resistenza, ipertensione, gotta, trombosi, sindrome dell'ovaio policistico (nelle donne) e disfunzioni erettili (negli uomini).

Solitamente la sindrome metabolica viene diagnosticata in presenza di 3 o più dei seguenti sintomi:

• Presenza di parecchio grasso addominale

• Glicemia a digiuno alta

- Ipertensione

- Livello di trigliceridi alto

- Livello di HDL (colesterolo buono) basso

Sembra banale, ma la migliore gestione del problema consiste nel seguire una dieta adeguata e nel cercare di adottare uno stile di vita maggiormente attivo.

Riportiamo i risultati di uno studio eseguito su 40 persone ad alto rischio di malattie cardiovascolari, che sembra mostrare con chiarezza i maggiori benefici arrecati da una dieta a basso contenuto di carboidrati, rispetto a quelli arrecati da una dieta a basso contenuto di grassi.

I partecipanti sono stati scelti tra uomini e donne con età compresa tra 18 e 55 anni, con indice di massa corporea maggiore di 25, quindi in sovrappeso, in base alla tabella pubblicata in precedenza. Sono state escluse persone sofferenti di disturbi metabolici o endocrini ereditari, persone soggette ad assunzione di farmaci e infine persone che avevano già perso una quantità significativa di peso nei tre mesi precedenti (oltre 5 kg).

Una volta individuati in partecipanti, li si è casualmente assegnati a due gruppi distinti. Al primo gruppo è stata assegnata una dieta da 1500 Kcal giornaliere, a basso contenuto di carboidrati; nello specifico, era prescritto di assumere il 12% delle calorie giornaliere dai carboidrati, il 28% dalle proteine e il 60% dai grassi. Anche al secondo gruppo è stata assegnata una dieta da 1500 Kcal, ma a baso contenuto di grassi; in questo caso, il 55% delle calorie giornaliere veniva assunto da carboidrati, il 20% da proteine e il 25% da grassi. In sostanza, medesimo apporto calorico giornaliero, diversa ripartizione dei macronutrienti.

Entrambi i gruppi sono stati dotati di tutto il materiale necessario per seguire al meglio la dieta: istruzioni dettagliate, definizione di obbiettivi periodici, elenchi di cibi appropriati e vietati, ricette, registro degli alimenti consumati e rispettive quantità, integratori per sopperire a eventuali carenze legate alla dieta seguita. Al gruppo che seguiva la dieta a bassi carboidrati sono state inoltre fornite strisce reagenti alle urine, per verificare il livello di chetoni e, di conseguenza, lo stato di chetosi.

In entrambi i gruppi, dopo 12 settimane di dieta, si sono riscontrati miglioramenti nei marcatori metabolici più tipici, ma il gruppo che seguiva la dieta a bassi carboidrati ha ottenuto risultati indiscutibilmente migliori; la concentrazione di glucosio nel sangue è scesa del 12%, e quella di insulina del 50%, quella di trigliceridi del 51%. La resistenza all'insulina è diminuita del 55%, peso corporeo di circa il 10% e la massa grassa di circa il

14%. In base alle misurazioni con le cartine reagenti, i soggetti del primo gruppo, nelle settimane 2-12 sono rimasti in stato di chetosi per l'85% del tempo.

A livello di valori assoluti, il primo gruppo ha perso in media oltre 10kg di peso, contro i poco più di 5kg del secondo gruppo; si tratta di un dato eclatante dal momento che, pur con il medesimo apporto calorico giornaliero, il primo gruppo ha perso il doppio del peso del secondo.

Qualche altro valore assoluto interessante: nel primo gruppo, i trigliceridi sono scesi di 107 mg/dl contro i 36 mg/dl del secondo gruppo; il colesterolo buono, o HDL, nel primo gruppo è salito di 4 mg/dl, mentre nel secondo gruppo è diminuito di 1 mg/dl.

Si potrebbe dire che uno studio di sole 12 settimane, condotto su un gruppo di sole 40 persone, non sia in grado di dimostrare granché. In realtà, il campione ristretto permette un controllo sperimentale maggiormente accurato. Inoltre, rispetto a studi condotti su più vasta scala, sono stati monitorati quasi tutti i marcatori associati alla sindrome metabolica, dimostrando che la dieta chetogenica è particolarmente adatta a chi ne soffre.

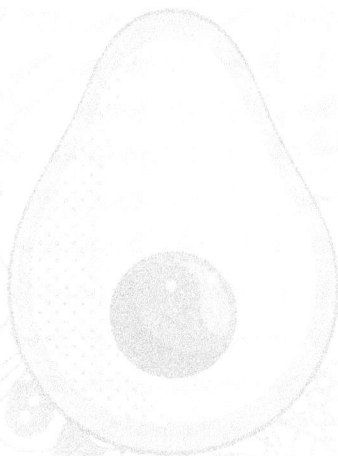

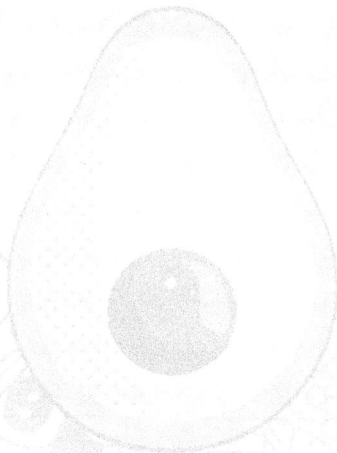

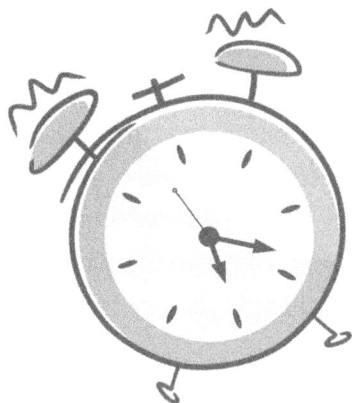

# Capitolo 14
# Dieta Chetogenica, Epilessia e Malattie Neurologiche

L'epilessia è una malattia neurologica che colpisce fino all'1% della popolazione mondiale. In Italia, in particolare, oltre cinquecentomila persone ne soffrono.

La malattia, il cui sintomo più noto sono convulsioni incontrollabili, può avere anche esito fatale; per questo motivo, è importante cercare di ridurre al minimo il verificarsi di tali sintomi. La cura farmacologica è fondamentale, ma la dieta chetogenica si è rivelata essere di grande aiuto, arrivando a essere considerata una vera e propria terapia nutrizionale.

Se ricordate, abbiamo già detto che la dieta chetogenica ha acquisito notorietà negli Anni '20 proprio come terapia alternativa per la cura dell'epilessia infantile; successivamente, in seguito all'introduzione dei farmaci anticonvulsivanti, l'interessa per la dieta chetogenica è calato fino agli Anni '90, quando se ne è scoperto il valore a livello di perdita di peso; in seguito ai numerosi studi effettuati, si è nuovamente riscontrato un benefico effetto per quanto riguarda la cura del sintomo dell'attacco epilettico.

Molti ricercatori suggeriscono che i meccanismi metabolici innescati dalla dieta chetogenica e dallo stato di chetosi possano influenzare l'attività dei neurotrasmettitori; tale correlazione è ancora oggetto di studio, con l'intento di ottenere nuove e più significative evidenze scientifiche. Di fatto, i meccanismi che determinano l'interazione tra dieta chetogenica e epilessia non sono a oggi del tutto conosciuti; ciò nonostante, i più importanti centri internazionali per la cura dell'epilessia affiancano la dieta chetogenica alla tradizionale cura farmaceutica per una maggior efficacia.

Naturalmente, come abbiamo detto, la dieta chetogenica non è un regime alimentare per tutti; le controindicazioni non sono assenti e, a maggior ragione in presenza di una patologia grave come l'epilessia, deve essere intrapresa solo dietro consiglio di uno specialista qualificato. Solitamente si affidano alla dieta chetogenica i pazienti che hanno avuto risultati deludenti dalla terapia farmacologica e non possono essere sottoposti a intervento chirurgico. La dieta viene intrapresa sotto stretto controllo medico e per un periodo limitato, che naturalmente può essere esteso se non si verificano effetti collaterali e, chiaramente, se si rivela efficace nella riduzione delle crisi epilettiche.

L'epilessia non è l'unica malattia neurologica le cui interazioni con la dieta chetogenica sono state investigate. Si è studiato anche l'impatto della dieta sull'Alzheimer, sul Parkinson e sul cancro al cervello. Di fatto, l'alimentazione povera di carboidrati favorisce la sintesi di acidi grassi da parte dell'organismo, il che aiuta a regolare l'eccitabilità della membrana neuronale. Inoltre, la restrizione calorica (ma questo vale indipendentemente dalla quantità di carboidrati assunti) esercita a sua volta un effetto neuroprotettivo, un miglioramento della funzione mitocondriale e l'inibizione dei mediatori proinfiammatori.

Di fatto, a parte i riscontri positivi a livello di terapia alimentare coadiuvante per la cura dell'epilessia, gli studi sugli eventuali effetti benefici della dieta chetogenica su altre patologie neurologiche sono agli inizi e devono necessariamente essere approfonditi, prima di trarre qualsiasi conclusione.

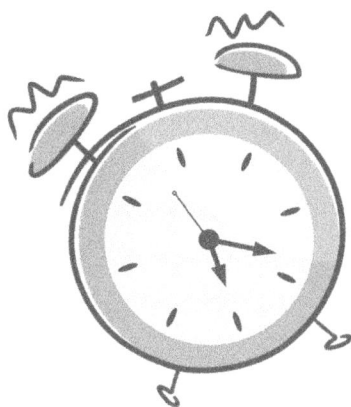

# Capitolo 15
# Ulteriori Benefici della Dieta

Le applicazioni presentate nei paragrafi precedenti non sono gli unici casi di utilizzo della dieta chetogenica come coadiuvante nel trattamento di problemi di salute. Esponiamo alcune applicazioni della dieta a diverse patologie, ricordando sempre che, a causa della scarsità delle evidenze scientifiche, non esistono certezze, ma solo incoraggianti ipotesi.

## CHIRURGIA BARIATRICA

Un ambito nel quale la dieta ha provato grande efficacia è quello della preparazione ad interventi di chirurgia bariatrica, ovvero quella branca della chirurgia che si occupa di pazienti che soffrono di obesità grave. L'utilizzo della dieta chetogenica si è rivelato, in questi casi, un metodo molto efficace per consentire al paziente di ottenere un calo di peso importante in tempi rapidi, necessario per potersi sottoporre ad un intervento chirurgico.

## RIDUZIONE DELL'ACNE

La riduzione dell'acne è un altro effetto benefico sperimentato da chi ha deciso di aderire a questo tipo di strategia alimentare. Alcuni studi hanno dimostrato che l'alimentazione può influire notevolmente sulla gravità dell'acne per i soggetti predisposti; in particolare, i cibi ad alto contenuto glicemico sembrano essere particolarmente dannosi.

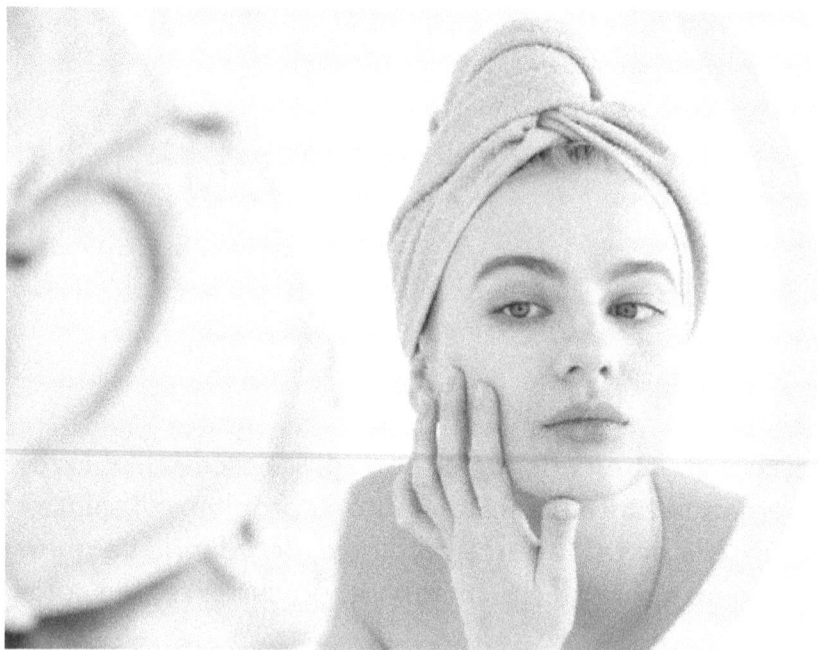

Questi alimenti, ormi lo sappiamo bene, hanno la proprietà di stimolare fortemente la produzione di insulina, che a sua volta risulta stimolare la produzione di ormoni androgeni, il che a sua volta porta ad un aumento nella produzione di sebo. La dieta chetogenica, come sappiamo, limita al minimo la produzione di insulina, a differenza della classica dieta mediterranea, ricca di carboidrati semplici, caratterizzata da frequenti picchi insulinici. Inoltre, la produzione di chetoni ha effetto antinfiammatorio generico e, di conseguenza, effetti benefici anche sui problemi della pelle.

# PREVENZIONE DELLE PATOLOGIE TUMORALI

Si sono avute evidenze anche per quanto riguarda una correlazione tra dieta chetogenica e riduzione di fattori scatenanti dei tumori. Esistono prove scientifiche del fatto che iperinsulinemia, iperglicemia e infiammazione cronica possono favorire il processo neoplastico di formazione di patologie tumorali, dal momento che un eccesso di insulina in circolo può favorire la progressione di svariati tipi di cellule tumorali, di fatto agevolando la diffusione di molti tipi di cancro. In molti pazienti si è evidenziato come le cellule tumorali, in rapida crescita, evidenziassero tassi glicolitici fino a 200 volte superiori rispetto ai loro tessuti sani di origine. Pare dunque che una alimentazione a bassissimo contenuto di carboidrati possa costituire un valido aiuto per, quantomeno, rallentare il progresso di molte forme di tumore. Anche in questo caso, la quantità di studi rilevanti è troppo esigua per poter esprimere delle certezze.

# TRATTAMENTO DELL'OVAIO POLICISTICO

La dieta chetogenica si è dimostrata di aiuto anche nel caso di donne affette da sindrome dell'ovaio policistico, o PCOS, un disturbo di natura endocrina molto comune, dal momento che quasi il 10% della popolazione femminile mondiale ne soffre. Tra i sintomi più diffusi, l'iperandrogenismo, ossia un eccesso di ormoni maschili che può portare all'infertilità, la disfunzione ovulatoria, obesità e resistenza all'insulina. Chi soffre di sindrome dell'ovaio policistico manifesta spesso iperinsulinemia, soprattutto se in sovrappeso. Seguire la dieta chetogenica, oltre che stabilizzare la produzione di insulina, permette di perdere rapidamente peso, di fatto regolando la funzione ovulatoria e ripristinando i problemi di fertilità delle pazienti.

# MALATTIE CARDIOVASCOLARI

Uno dei pregiudizi più diffusi riguardo alla dieta chetogenica è legato alla pericolosità di un eventuale livello eccessivo di trigliceridi e colesterolo nel sangue. In realtà, studi recenti hanno dimostrato che l'organismo umano, quando entra in condizione di chetosi fisiologica, sperimenta effetti benefici proprio a livello di riduzione di tali valori; in particolare, la dieta chetogenica aumenta il livello di HDL, il cosiddetto colesterolo buono, di fatto aiutando a prevenire molti rischi legati a malattie di natura cardiovascolare.

Parliamo in dettaglio di insufficienza cardiaca, una patologia spesso legata a malattie quali diabete e ipertensione; il cuore di chi ne è affetto fatica a pompare la quantità di sangue necessaria per il corretto mantenimento di organi e tessuti. Studi recenti hanno dimostrato che l'insufficienza cardiaca è legata da una assimilazione energetica poco efficiente da parte delle cellule del cuore, a livello mitocondriale (ricordiamo che il mitocondrio è un organello cellulare, tra le cui svariate funzioni troviamo proprio l'estrazione di energia). Il cuore utilizza il piruvato come fonte di energia primaria; si tratta di una molecola che risulta dal metabolismo del glucosio, introdotta nelle cellule tramite una proteina trasportatrice. Chi soffre di insufficienza cardiaca sperimenta una marcata riduzione nella sintesi di detta proteina. Purtroppo, non si tratta di una patologia guaribile in via definitiva, ma è possibile tenerla sotto controllo tramite terapia farmacologica, come anche adottando uno stile di vita sano, a partire dall'alimentazione. La dieta chetogenica sembra essere una soluzione interessante; obbligando l'organismo a utilizzare i grassi come fonte di energia primaria, di fatto si inviteranno i mitocondri cellulari a trarre energia dal metabolismo di acidi grassi e corpi chetonici, liberando le cellule cardiache dalla dipendenza da piruvato e, di conseguenza, migliorandone l'efficienza.

## LONGEVITÀ

Concludiamo con quello che parrebbe essere un altro interessante beneficio legato alla dieta chetogenica, ossia l'aumento della longevità. Dobbiamo peraltro premettere che la maggior parte degli studi è stata condotta su animali, dal momento che la lunghezza della vita umana rende difficile e costoso ricavare dati certi in tempi ragionevoli. Per questo motivo, i risultati ottenuti sono spesso legati a specie animali caratterizzati da vita breve, come vermi, mosche e roditori, con l'eccezione di uno studio condotto sulle scimmie rhesus, che hanno vita media tra i 15 e i 25 anni, che ha chiaramente dimostrato che una dieta ricca di grassi, abbinata a restrizione calorica, migliora la salute e la longevità dei primati. Naturalmente non è assolutamente sensato presumere che invertebrati e vertebrati reagiscano allo stesso modo ad un certo tipo di alimentazione; in particolare, i grassi presenti nell'organismo dei mammiferi sono sostanze notevolmente più complesse rispetto a quelle presenti, ad esempio, nell'organismo degli insetti. Ciò nonostante, anche se i grassi sono sempre stati tradizionalmente considerati dannosi per la salute e frequentemente associati a malattie legate all'avanzare dell'età, numerosi studi più recenti sembrano aver dimostrato che il metabolismo dei lipidi può incidere positivamente sull'invecchiamento e sulla durata della vita. In uno studio sono stati valutati i profili lipidomici plasmatici (valutazione della quantità di acidi grassi presenti nella membrana dei globuli rossi) di 11 specie diverse di mammiferi, con una speranza di vita dai 3,5 a 120 anni: gli studi hanno evidenziato come il profilo lipidomico possa essere utile per stabilire con precisione la vita media di un animale. Sono molte le evidenze empiriche che associano il metabolismo dei lipidi alla longevità: ad esempio, la balenottera, che è particolarmente longeva e può vivere anche più di 200 anni, presenza membrane cristalline particolarmente arricchite di fosfolipidi, e questo permetterebbe all'animale di sviluppare una forte resistenza contro cataratta, malattia del cristallino legata all'età. Un altro esempio è costituito dai ratti talpa nudi, che presentano un'elevata presenza di fosfolipidi nelle membrane cellulari; questo sembrerebbe essere uno dei motivi della particolare longevità di questa specie.

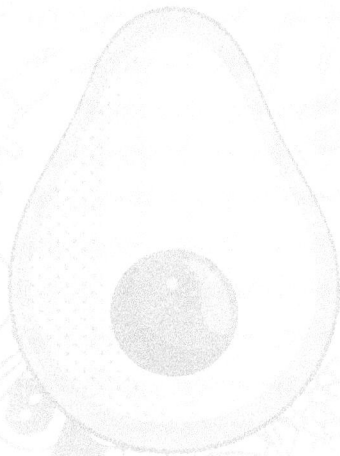

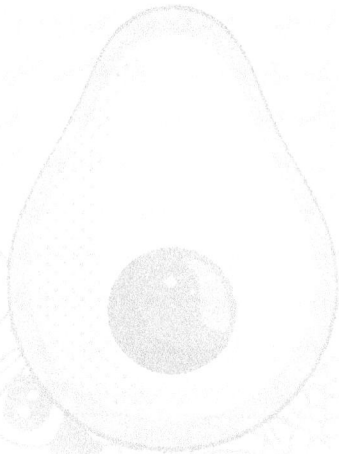

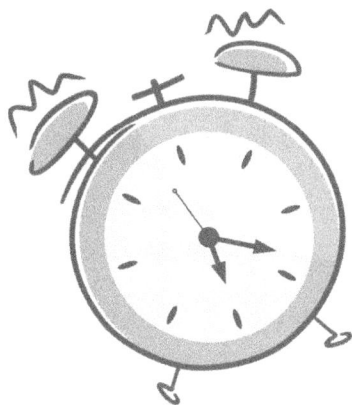

# Capitolo 16
# Carboidrati e Metabolismo

L'effetto di una diversa distribuzione dei macronutrienti sul dispendio energetico giornaliero (il TDEE definito in precedenza) è argomento di grande discussione in ambito nutrizionale, dal momento che diversi studi sembrano aver portato a conclusioni differenti. Scopo di questo capitolo è provare a determinare l'effetto di una variazione della quantità di carboidrati (intesa come percentuale rispetto agli altri macronutrienti) sul fabbisogno calorico giornaliero.

Ripetiamolo per l'ennesima volta: alimentandosi in modo tradizionale, ossia con percentuali rilevanti di carboidrati, il cervello e gli altri organi utilizzano il glucosio come fonte primaria di energia. Quando riduciamo drasticamente la quantità di carboidrati assunti tramite l'alimentazione, che è proprio ciò che impone la dieta chetogenica, il metabolismo si sposta verso l'utilizzo di chetoni e acidi grassi. In realtà, la concentrazione di tali elementi nel sangue necessita di 2 o 3 settimane per stabilizzarsi a livelli ottimali, ed è per questo motivo che l'impatto della dieta chetogenica sul TDEE necessita di tempistiche adeguate. Risulta evidente che un aumento del TDEE sia vantaggioso; aumentando il fabbisogno, è possibile dimagrire mantenendo invariato il quantitativo di calorie assunte o, se preferite, mangiare di più restando magri.

Nel dettaglio, si sono valutati i risultati ottenuti mediante 28 studi scientifici condotti tra il 1982 e il 2020, di durata compresa tra 1 e 140 giorni, con un numero complessivo di 617 partecipanti. Il parametro esaminato in tutti questi studi è la variazione del TDEE confrontando una dieta a basso contenuto di carboidrati con una ad alto contenuto di carboidrati.

Sono stati presi in esame unicamente studi soddisfacenti tutti i seguenti requisiti:

- Quantitativo di carboidrati consumati giornalmente espresso in forma di percentuale rispetto all'apporto calorico totale.

- Apporto calorico fissato e uguale per le diete ad alto e basso contenuto di carboidrati.

- Quantitativo di proteine fissato e uguale per le diete ad alto e basso contenuto di carboidrati.

- Piani alimentari precisi per assicurare la corretta esecuzione delle strategie alimentari.

- TDEE misurato tramite calorimetria (tecnica di misurazione basata sull'assunto che l'organismo umano trasformi il cibo ingerito in energia termica e cinetica).

In particolare, sono stati esclusi studi che prevedevano interventi aggiuntivi oltre al regime alimentare, come ad esempio diversi livelli di attività fisica per i due gruppi di partecipanti.

Dal momento che la durata dei vari studi variava in modo consistente, li si è suddivisi in due gruppi: nel primo gruppo sono stati inclusi gli studi di durata uguale o inferiore a 17 giorni, nel secondo quelli di durata maggiore. Ed ecco i risultati contrastanti.

Gli studi del primo gruppo hanno evidenziato, per le diete povere di carboidrati, una leggera diminuzione del TDEE; al contrario quelli del secondo gruppo, di durata maggiore, ne hanno evidenziato un netto aumento, in accordo a quanto abbiamo detto prima a riguardo della necessità di attendere 2 o 3 settimane per stabilizzare i livelli di chetoni e acidi grassi nel sangue. In particolare, pare che diminuendo del 10% la percentuale di calorie assunte da carboidrati, si verifichi un aumento medio di circa 50 Kcal giornaliere a livello di TDEE. Per fare un esempio pratico, pare che si possa affermare che dimezzare la percentuale di carboidrati della classica dieta mediterranea, pari al 60%, portandola ossia al 30%, sia possibile assumere 150 Kcal in più ogni giorno senza per questo ingrassare.

Prima di entusiasmarsi, è bene però tenere presente tutta una serie di limiti legati al tipo di analisi dei dati effettuate, tra cui:

- Molti di questi studi presentano difficoltà oggettive, il che costringe a ridurre fortemente il numero di partecipanti, rendendo così meno significativi i risultati a livello medio.

- Non vi è mai, in studi di questo tipo, la certezza assoluta dell'aderenza dei partecipanti al protocollo alimentare proposto; in altre parole, non c'è modo di essere sicuri che nessuno abbia assunto alimenti al di fuori di quanto prescritto.

- Non è possibile sapere se, soprattutto per gli studi di durata maggiore, non siano state applicate correzioni durante lo svolgimento, per cui i risultati di questi studi potrebbero, di fatto, essere sottostimati.

- Le quantità di carboidrati assunti sono state misurate in percentuale, e non in valore assoluto, quindi non tenendo conto del fatto che esistono quantità massime di carboidrati giornaliere, oltre le quali si verificano comunque picchi insulinici, e in effetti in questi manuali indichiamo una quantità massima di carboidrati giornalieri di 50g.

Una volta di più, purtroppo, la scarsità di evidenze scientifiche non ci permettono di uscire più tanto dal campo delle supposizioni, nonostante tutto lasci presagire che, in effetti, ridurre il quantitativo di carboidrati possa davvero avere effetti positivi sul metabolismo.

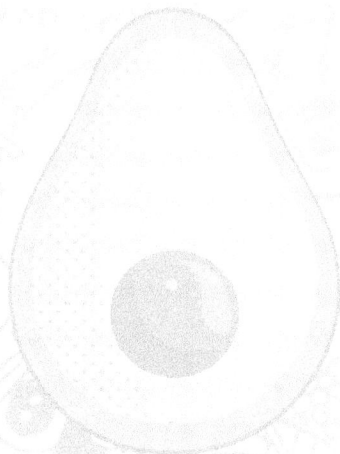

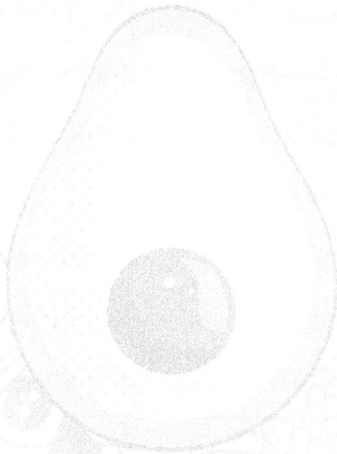

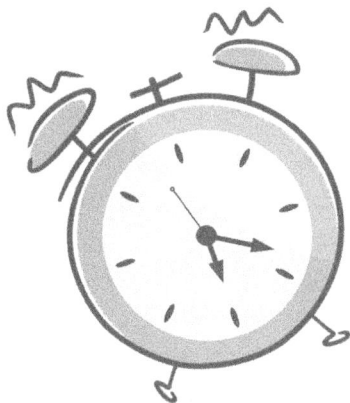

# Capitolo 17
## Dieta Chetogenica e Sport

Quando si parla di sport, l'approccio alla dieta cambia radicalmente. Rispetto a chi deve semplicemente perdere peso, uno sportivo deve considerare che l'alimentazione è, insieme all'allenamento e al riposo, uno dei tre elementi determinanti per ottime prestazioni fisiche.

Non sono pochi gli studi scientifici che sembrano indicare una buona sinergia tra dieta chetogenica e attività sportiva: quando l'organismo di trova in stato di chetosi riesce a utilizzare in modo efficiente i grassi come fonte di energia e, al contempo, un apporto calibrato di proteine preserverà la massa muscolare, anche in caso di perdita di peso corporeo.

Più in dettaglio, come abbiamo visto, alimentandosi in modo tradizionale i carboidrati rappresentano il combustibile preferenziale, e pertanto vengono utilizzati per primi. Secondo questa logica, un atleta che seguisse la dieta chetogenica si potrebbe trovare in difficoltà, dal momento che i pochissimi carboidrati assunti con l'alimentazione di esaurirebbero presto, dando luogo a prestazioni non ottimali, soprattutto se protratte nel tempo. In realtà, soprattutto per chi segue la dieta chetogenica da tempo, l'utilizzo efficiente dei grassi si rivela particolarmente vantaggioso, come vedremo più avanti. La cosa importante è, come abbiamo detto, integrare le proteine in modo più deciso rispetto a chi segue la dieta per dimagrire, dal momento che preservare la massa muscolare è di vitale importanza per un atleta. Detto questo, se l'obbiettivo è quello di accrescere la massa muscolare, la dieta chetogenica non è proprio ideale, dal momento che lo stato metabolico di chi la segue non favorisce l'ipertrofia muscolare; in altre parole, non è lo stile alimentare migliore per i culturisti.

Una applicazione ideale, invece, è rappresentata da quegli sport di combattimento nei quali occorre rientrare necessariamente in una categoria di peso; esistono studi effettuati su atleti di arti marziali hanno evidenziato come, seguendo la dieta chetogenica per alcune settimana, sia possibile rientrare in categorie di peso inferiore, ossia esercitare un controllo ottimale sul peso corporeo, senza per questo andare a intaccare le doti aerobiche dell'atleta e la sua resistenza alla fatica.

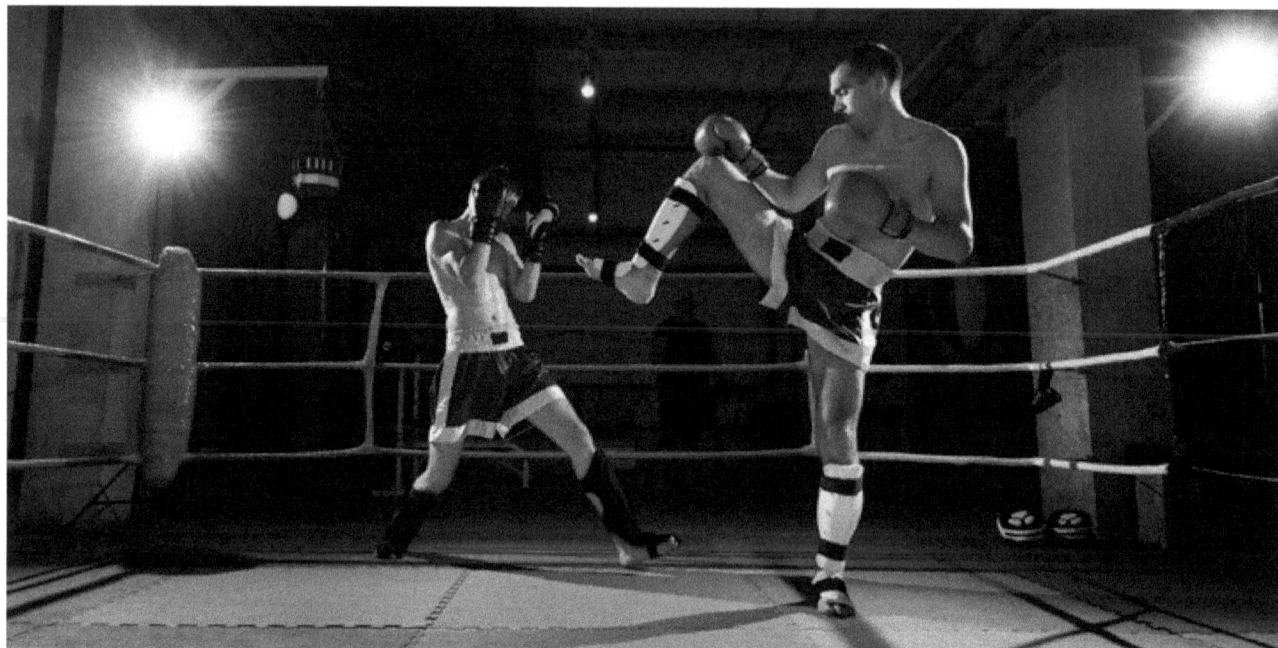

La dieta chetogenica ha provato di poter essere la scelta giusta anche per chi pratica sport di resistenza, quali ciclismo, corsa e nuoto; gli atleti che praticano sport di questo tipo, sostanzialmente aerobico, necessitano di ottima condizione cardiovascolare e possono trarre grandissimi benefici da una ottimizzata capacità di sfruttare al meglio gli acidi grassi per produrre energia, risparmiando le scorte di glicogeno per i momenti in cui è richiesto un aumento dello sforzo.

Tutto quello che abbiamo detto porta ad una conclusione: la scelta di seguire o meno la dieta chetogenica deve essere ponderata in base agli obbiettivi che ci si prefigge di raggiungere. In particolare, la dieta chetogenica può essere una scelta ottimale per chi si pone i seguenti obbiettivi:

• Migliorare la composizione corporea, riducendo la massa grassa senza intaccare la

massa muscolare

- Migliorare le proprie doti di resistenza ottimizzando la capacità di utilizzare gli acidi grassi

La ripartizione dei macronutrienti rispetto al totale calorico giornaliero è stata trattata nei capitoli precedenti, ma chi si allena seriamente deve apportare una leggera modifica, assicurandosi di assumere ogni giorno da 1,5g a 2,5g di proteine per chilogrammo di peso corporeo, per avere la certezza di preservare la massa magra durante la prestazione sportiva. Resta invariato il quantitativo di carboidrati da assumere, sempre inferiore ai 50g giornalieri. Una volta determinata la quantità di carboidrati e proteine da assumere, le calorie da assumere dai grassi si possono ottenere facilmente per sottrazione del totale giornaliero, o TDEE. La corretta idratazione è importante per tutti, ma diventa fondamentale per un atleta che, a causa dell'allenamento, ha una tendenza maggiore a disidratarsi nell'arco della giornata.

In definitiva, nel caso di uno sportivo la dieta chetogenica può essere una ottima strategia alimentare, ma deve essere calibrata con attenzione, rivolgendosi a un professionista per non rischiare di danneggiare la propria prestazione. Infine, anche nel caso di sportivi, non disponiamo ancora di dati sufficienti per determinare con certezza gli effetti a lungo termine della dieta chetogenica; un ulteriore ottimo motivo per intraprenderla solo sotto il controllo di un professionista qualificato.

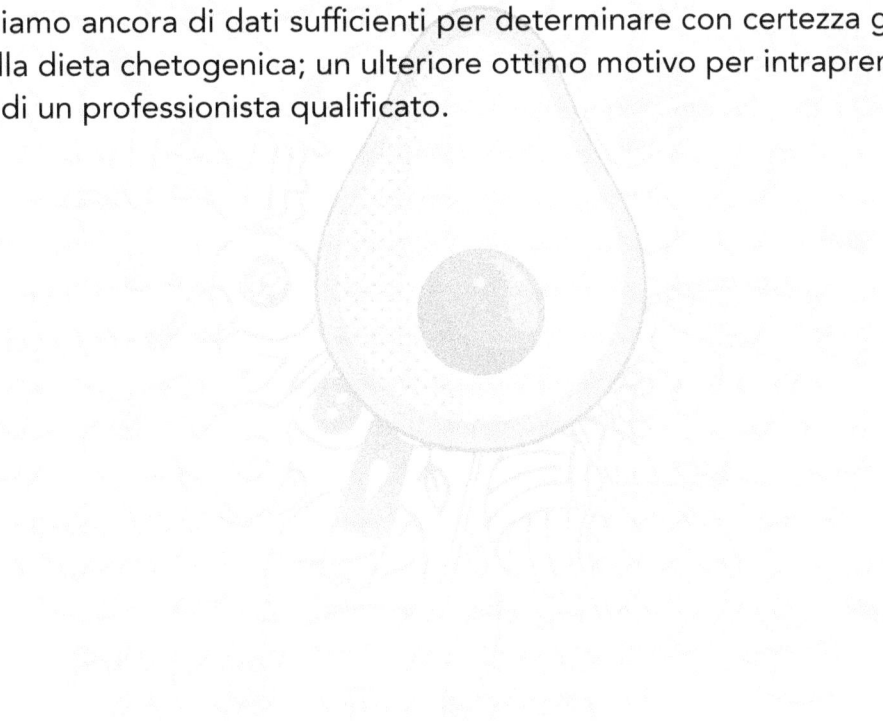

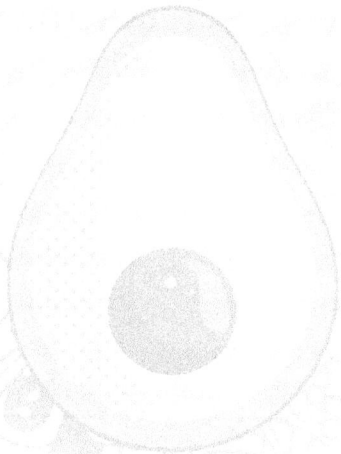

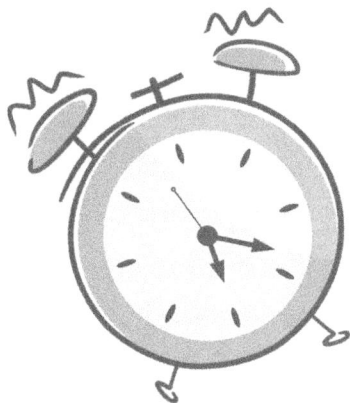

# Capitolo 18
## Dieta Chetogenica e Vita Sociale

È possibile seguire la dieta chetogenica vivendo una vita normale? Questa domanda, apparentemente oziosa, in realtà viene posta da moltissime persone, quando scoprono che per dimagrire dovranno abbandonare alimenti che, per tutto il resto del mondo, sono imperdibili. In realtà, la domanda è più che sensata; la stragrande maggioranza di chi intraprende una dieta, lo fa per piacere e per piacersi; ma che senso ha piacersi, se poi la vita sociale ci è preclusa, e non riusciamo più a uscire con i nostri amici?

In realtà la situazione non è così drammatica, nonostante sia necessario adottare opportuni accorgimenti. Inoltre, un regime alimentare per essere efficace deve essere sostenibile, soprattutto nel medio e lungo periodo; non è concepibile che perdere peso debba necessariamente significare perdere tutte le amicizie. È inevitabile che, prima o poi, ci venga proposto di uscire a cena, di festeggiare un compleanno, di partecipare a un matrimonio, o semplicemente prendere un aperitivo con gli amici.

A differenza di altri regimi low carb, tra cui la dieta metabolica, la dieta chetogenica non prevede giorni di ricarica, durante i quali possiamo assumere maggiori quantità di carboidrati; per questo motivo, dovremo necessariamente astenerci dall'assumere determinati alimenti, anche fuori di casa. Una strategia alternativa potrebbe essere quella di mangiare prima di uscire, in modo da ridurre il senso di fame e non rischiare di sgarrare assumendo un alimento proibito particolarmente appetitoso.

È fondamentale mantenere la concentrazione su quello che è il principio cardine della dieta chetogenica: per continuare a perdere peso, l'organismo deve mantenere lo stato di chetosi. Per questo motivo, chiedete ai vostri amici di non complicarvi la vita scegliendo locali nei quali vengano serviti unicamente pizze, panini o dolci. Ormai ovunque è possibile trovare alimenti a basso contenuto di carboidrati; anche le pizzerie più veraci offrono un servizio di cucina, non dovrebbe essere un problema trovare una bistecca, una grigliata di pesce, un tagliere di formaggi e salumi, un'insalata mista. Non fatevi tentare dai cibi proibiti e non ascoltate chi vi dice che, dopotutto, cosa vuoi che succeda se ti mangi un piatto di spaghetti.

## QUALCHE CONSIGLIO PRATICO

- Scegliere cosa bere potrebbe essere il problema maggiore. L'alcool è proibito ma le bevande analcoliche lo sono altrettanto, a meno che non siano prive di carboidrati.

- Condite liberamente i cibi con olio extravergine d'oliva, ma evitate tassativamente pane, crostini e simili; la vostra quota giornaliera di carboidrati viene raggiunta mangiando verdura.

- Maionese e senape vanno bene, ma guardatevi da salse dolci, quali ketchup e salsa barbecue. Se avete dubbi, puntate sempre all'olio extravergine.

- Le verdure vanno bene, ma attenti al contenuto di carboidrati. Ormai lo sapete: patate e fagioli non fanno per voi.

- Non fatevi scrupolo di chiedere e non vergognatevi di cosa mangiate. Tutti ordinano pizza? Ordinate una grigliata di pesce.

- Cercate di evitare i piatti complessi, che contengono anche alimenti che non dovreste consumare. Una volta che li avrete nel piatto, la tentazione di assaggiare potrebbe essere troppo forte.

Può sembrare difficile, ma vi assicuro che è possibile avere vita sociale seguendo la dieta chetogenica; si tratta solo di essere preparati e di utilizzare qualche piccolo stratagemma. Dopo una prima fase in cui magari vi troverete disorientati di fronte al menu di un ristorante, vi renderete conto che le cose che potete ordinare sono numerosissime, di certo molte di più rispetto a chi decide di seguire una alimentazione povera di grassi, che fuori casa spesso deve limitarsi ad un'insalata scondita o a un piatto di bresaola.

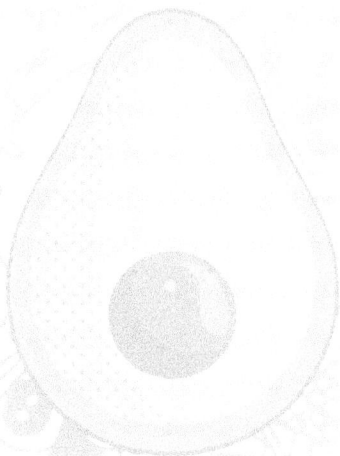

# 2

# Il Digiuno Intermittente

# INTRODUZIONE

Non è un mistero che, negli ultimi tempi, si sia risvegliato un grande interesse, sia a livello scientifico che popolare, nei confronti della pratica del digiuno, un'usanza antichissima, presente da sempre in moltissime culture. Nato come pratica religiosa, legata al concetto di purificazione attraverso la privazione, il digiuno è diventato ormai una terapia medica, presa in considerazione soprattutto nel caso di patologie poco note e altrettanto poco sensibili alla medicina tradizionale. A questo punto, è stato del tutto naturale ripensare al digiuno dal punto di vista della sua più elementare applicazione: la perdita di peso.

In effetti, spesso il digiuno viene intrapreso con l'obiettivo di dimagrire ma, come vedremo più avanti, i benefici effetti sulla salute umana sembrano andare ben oltre. Gli studi scientifici più recenti, in effetti, si stanno concentrando sulla correlazione tra digiuno e riduzione dei trigliceridi e del colesterolo, abbassamento dei livelli insulinici nel sangue e migliore reattività del corpo. Sono stati riscontrati inoltre migliore risposta immunitaria dell'organismo e ridotta possibilità di incorrere in determinate patologie, soprattutto di carattere cardiocircolatorio.

Sembra tutto troppo bello, e in effetti esistono anche dei rischi, ma questo non è un problema specifico del digiuno; qualsiasi regime alimentare implementato in autonomia, senza un consulto medica, comporta dei rischi, soprattutto quando il soggetto soffre di patologie pregresse potenzialmente incompatibili il percorso che sta per intraprendere. Vedremo più avanti quali siano le controindicazioni specifiche.

Detto questo, in questo manuale si è cercato di illustrare con sufficiente rigore scientifico quali siano i processi metabolici che vengono attivati o stimolati tramite la pratica del digiuno, con l'obiettivo di informare e rendere ogni lettore maggiormente consapevole, e quindi libero di scegliere il proprio stile alimentare secondo le proprie esigenze e ambizioni.

Non siamo tutti uguali; la maggior parte delle persone che decidono di variare la propria alimentazione lo fa con scopi estetici, ossia per tonificare il proprio corpo, perdere peso, o magari desidera contrastare qualche fastidioso sintomo digestivo; c'è però anche chi, praticando sport a livello avanzato, approfondisce le tematiche nutrizionali per acquisire la capacità di regolare l'assunzione dei nutrienti in funzione degli obiettivi sportivi che si è prefissato.

Salute, bellezza e funzionalità del corpo sono concetti che vanno di pari passo e si muovono in sinergia; puntare a una di queste finalità non deve necessariamente escludere il raggiungimento delle altre. Puntando sempre all'obiettivo di un corpo sano e in salute, ci auguriamo che questa guida possa rappresentare una mappa affidabile per navigare sicuri all'interno della nicchia del digiuno, parte di una tematica assai ampia sempre più discussa, quella della nutrizione.

Possiate gioire ogni giorno di più del vostro corpo e, si conseguenza, del vostro spirito. Andiamo?

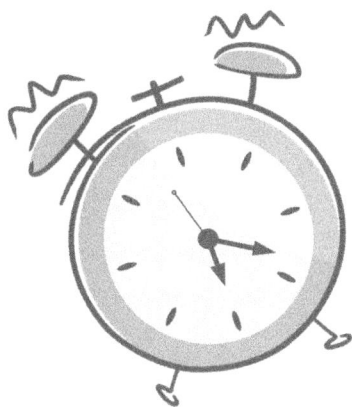

# Capitolo 1
## Un Po' di Storia

Il digiuno ha radici antichissime, preistoriche. Da sempre, l'astinenza dal cibo è stata strettamente correlata a pratiche religiose tendenti alla purificazione, alla penitenza, alla meditazione. Nelle culture primitive, digiunare era parte del rituale di passaggio verso l'età adulta; si praticava prima di andare in guerra per propiziare le sorti del combattimento, o ancora per placare divinità infuriate, o infine, preventivamente, per scongiurate catastrofi e carestie.

Sono moltissime le religioni che raccomandano la pratica del digiuno; l'Ebraismo prevede diversi giorni di digiuno durante il corso dell'anno, tra cui lo Yom Kippur, il giorno delle espiazioni; nell'Islam è previsto il Ramadan per tutto il nono mese dell'anno; i cattolici osservanti e gli ortodossi, infine, praticano il digiuno durante la Quaresima, fino alla Pasqua. Più laicamente parlando, Pitagora imponeva un digiuno agli studenti come condizione per essere accettati nella sua scuola. Probabilmente aveva intuito che digiunare rende la mente agile e pronta.

Nel Medioevo, diversi mistici e Santi, tra i quali Caterina da Siena, ricorrevano al digiuno come parte di una pratica meditativa; mentre Paracelso, il noto naturalista e medico, lo definì addirittura il più grande rimedio del dottore interiore. Quando a digiunare erano le donne, si parlava di anorexia mirabilis, ossia di ammirevole mancanza di appetito che permetteva loro di sopravvivere per periodi anche lunghi senza nutrimento, in segno di castità e santità.

La stessa pratica è utilizzata nel Buddismo, con l'intento di purificare il corpo per accedere a un livello di verità superiore e potersi mettere in contatto con il divino. Il digiuno diventa la porta per la rivelazione, o Nirvana. Rifiutare il cibo equivale ad allontanarci dalla terra e da ciò che ad essa ci lega, ossia il bisogno nutrimento e sostentamento. Digiunare equivale ad allentare i fili che ci tengono collegati alla materia.

Al di là del significato religioso, il digiuno è stato anche usato a lungo come gesto di protesta politica. In Italia abbiamo avuto il notissimo esempio di Marco Pannella, ma ci sono esempi più remoti. In Inghilterra, nei primi Anni '20, le Suffragette praticarono il digiuno per rivendicare la parità di diritti tra uomini e donne; Mahatma Gandhi nel 1943 arrivò a digiunare per ventuno giorni in carcere per far cessare le violenze durante l'insurrezione indiana contro la dominazione inglese.

Finalmente, agli inizi del Novecento, si inizia a utilizzare il digiuno anche in ambito medico, come terapia alternativa per il trattamento di svariate patologie. L'apice della popolarità dei centri di digiuno arriva negli Anni '20, con l'applicazione nella cura di malattie cardiache, ipertensione, obesità, problemi digestivi, allergie ed emicrania. Si tratta indubbiamente del maldestro tentativo di colmare le lacune della medicina tradizionale, ancora incapace di gestire con efficacia parecchie patologie.

Con l'evoluzione della medicina, la pratica del digiuno come panacea contro tutti i mali è naturalmente caduta in disuso. Nel tempo, se ne è abbandonata la pratica quasi ovunque, con l'eccezione probabilmente della Germania, grazie al dottor Otto Buchinger che ne ha preservato la popolarità offrendola nelle sue cliniche come complemento ad altre terapie. In effetti, ancora oggi in Germania molti ospedali propongono settimane di astinenza alimentare finanziate dalle assicurazioni sanitarie statali per affrontare il problema dell'obesità. La pratica del digiuno, in realtà, è rimasta in vita anche in Austria, Repubblica Ceca, Ungheria e anche Italia; in questi paesi si offrono terapie basate sul digiuno in esclusivi centri benessere e termali.

Possiamo affermare che il digiuno, nato come rituale mistico, si è ormai innestato stabilmente nella pratica medica. Senza voler sostituire la medicina tradizionale, si è rivelato una preziosa integrazione.

Attualmente, il digiuno in ambito dietetico è particolarmente popolare in una particolare forma, che prevede fasi di astinenza alternate a fasi di normale alimentazione, ben definite nella loro componente temporale. I regimi che prevedono questo tipo di alternanza vengono raggruppati nella famiglia del digiuno intermittente, o Intermittent Fasting, che è precisamente ciò di cui ci occuperemo.

In effetti, il digiuno intermittente non possiede un'unica declinazione. Sono infatti possibili diverse modalità di applicazione, che hanno in comune unicamente il fatto di dover assumere i nutrienti all'interno di fasce orarie ben definite e costanti, di fatto alternando digiuno a normale alimentazione. Elenchiamo brevemente le più note tipologie di digiuno intermittente:

- Lo schema 16/8, o lean gains, seguendo il quale si digiuna per 16 ore al giorno e si consumano i pasti nelle 8 ore restanti.

- Lo schema 5:2, detto anche fast diet, che prevede l'assunzione una quantità molto bassa di calorie (circa 500-600 al giorno) per 2 giorni della settimana, alimentandosi normalmente nei rimanenti 5 giorni.

- Lo schema Eat-Stop-Eat che propone un digiuno per 24 ore consecutive una o due volte alla settimana

- Lo schema OMAD (one meal a day) che prevede, appunto, un unico pasto al giorno.

- Lo schema ADF (alternate day fasting) che prevede il digiuno a giorni alterni.

- Lo schema Warrior Diet, o dieta del guerriero, che alterna periodi di ristrettezza calorica ad altri di sovralimentazione.

Descriveremo in dettaglio questi schemi nel corso della trattazione.

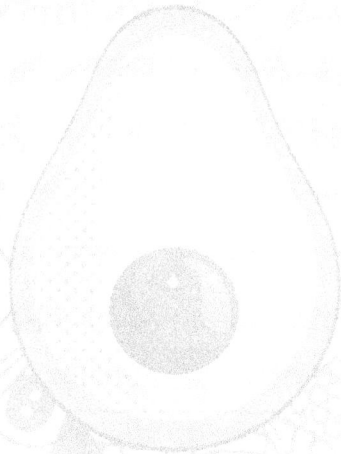

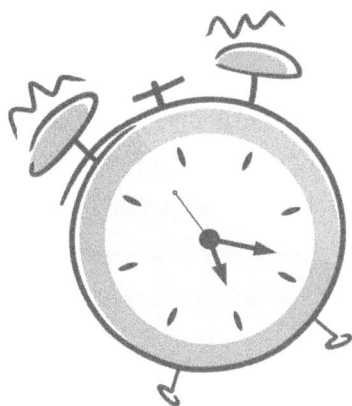

# Capitolo 2
## Dietetica Tradizionale e Digiuno Intermittente

L'approccio classico al regime di restrizione alimentare (in effetti, in francese la parola dieta si traduce proprio con regime) si basa sulla termogenesi indotta dagli alimenti.

La termogenesi è un particolare processo metabolico che consiste nella produzione di calore da parte dell'organismo, soprattutto nel tessuto adiposo e muscolare. Le diete tradizionali spesso sfruttano la spesa energetica che deriva dal processo digestivo, di assorbimento e più in generale del metabolismo, per consumare più calorie di quelle che vengono introdotte nel corpo. Non vedrete mai una dieta tradizionale proporre di saltare un pasto; al contrario, si mangerà sempre, ma poco.

Chiariamo questa logica con un esempio; supponiamo di dover spedire dieci lettere; potremmo recarci all'ufficio postale una o due volte e sbrigare agevolmente il tutto. Però, se facciamo il tragitto per dieci volte, ossia spedendo una lettera per volta, ci avvantaggeremo dall'aver camminato molto di più. Allo stesso modo, la dietetica tradizionale consiglia di assumere i nutrienti in tre pasti giornalieri distinti, per avvantaggiarsi della spesa calorica di tre digestioni giornaliere, al posto che una sola.

Questo tipo di approccio, tra i vantaggi, dovrebbe scongiurare i momenti di fame e la sensazione di stomaco vuoto, preservando al contempo l'efficienza del metabolismo. In effetti, è convinzione comune il fatto che le diete tradizionali favoriscano il contenimento del cortisolo, comunemente definito ormone dello stress, e il mantenimento della funzionalità tiroidea.

Un capitolo a parte andrebbe aperto per chi fa dell'aumento muscolare la propria professione. Era, e ancora è, almeno in parte, opinione diffusa tra i culturisti che la crescita muscolare necessiti di un continuo nutrimento, lungo tutta la giornata. Non è scopo di questi manuali approfondire l'argomento, ma vedremo come, in realtà, questo mito possa considerarsi sfatato; in effetti, il digiuno intermittente sta guadagnando seguito sempre maggiore anche tra gli atleti professionisti.

Dall'altra parte, abbiamo il digiuno intermittente.

È doveroso premettere che il digiuno intermittente è una proposta di recente creazione e diffusione, e per questo motivo la quantità di studi scientifici ai quali attingere è sicuramente ridotta rispetto alla dietetica tradizionale. Questo fattore deve essere tenuto a mente da chi voglia intraprendere questo percorso; ciascuno valuti, ovviamente con l'aiuto di un professionista qualificato, se il digiuno sia la soluzione più adatta, oppure se sia meglio intraprendere altre strategie nutrizionali. Non esistono due persone uguali, ciascuno di noi risponde in modo diverso ad ogni regime alimentare, senza contare le diverse esigenze pratiche e sociali; il digiuno intermittente non è necessariamente la soluzione ottimale per tutti.

Passiamo a una descrizione più dettagliata della filosofia del digiuno intermittente; abbiamo già spiegato che in sostanza, si tratta di alternare periodi di alimentazione a periodi di astinenza, in modo cadenzato e ripetitivo. Rispetto ad altri tipi di dieta, non è tanto importante quali alimenti dovremmo mangiare, ma piuttosto quando mangiarli.

Se la pratica di saltare un pasto vi sembrasse bizzarra, vorrei farvi notare che, di fatto, la maggior parte delle persone si nutre unicamente durante le ore del giorno; raramente si consumano alimenti nell'intervallo temporale che decorre tra cena e colazione. In effetti, senza nemmeno saperlo, tutti noi seguiamo il digiuno intermittente, fin dal giorno della nostra nascita. La novità sta nel fatto di regolare in modo ferreo quante e quali ore vengono destinate all'alimentazione, e quali al digiuno. In effetti, chi pratica il digiuno intermittente si limita a estendere il periodo temporale durante il quale non è possibile mangiare. Con la strategia 16:8, ad esempio, per 16 ore ci si astiene dal consumo di alimenti solidi (permessi i liquidi); nelle restanti 8 ore invece ci si alimenta normalmente. Si può decidere se utilizzare il digiuno intermittente in sinergia con altre diete (vedremo più avanti come risulti particolarmente vantaggioso l'abbinamento alla dieta chetogenica) oppure seguire la propria normale alimentazione, limitandosi a concentrare i pasti in un arco temporale di 8 ore.

Astenersi dal cibo per così tante ore potrebbe essere difficile, soprattutto all'inizio, ma si tratta di una questione di abitudine. Saranno sufficienti poche settimane per abituarsi a questi ritmi, e il digiuno verrà tranquillamente accettato dall'organismo.

In realtà, la propensione al digiuno è qualcosa di personale; per alcuni è semplice, per altri saltare un pasto è qualcosa di improponibile, anche solo a livello psicologico. Io, personalmente, non sono un amante della colazione, e la salto tranquillamente nella maggior parte dei casi; ci sono persone per cui questa rinuncia sarebbe a dir poco traumatica; è un fatto soggettivo.

Proprio per questo fatto, sono state sviluppate parecchie tipologie di digiuno intermittente, più o meno drastiche. L'obiettivo comune, in ogni caso, rimane quello di distogliere l'attenzione del corpo dalla digestione del cibo. Abbiamo già parlato del metodo più comune, proprio perché ritenuto più semplice da implementare, ossia la dieta 16:8, che prevede di non assumere alimenti per sedici ore al giorno, destinando all'alimentazione le rimanenti otto. Tipicamente, in questo caso, si sceglie di alimentarsi nel corso di mattina e pomeriggio, oppure pomeriggio o sera. La prima soluzione potrebbe essere maggiormente vantaggiosa, dal momento che difficilmente dopo cena avremo la possibilità di smaltire le calorie assunte, ma potrebbe risultare più ostica per diverse persone, soprattutto a livello sociale.

La dieta 5:2, per fare un altro esempio, potrebbe risultare più problematica, dal momento che prevede due giorni a settimana a basso consumo calorico; la dieta Eat-Stop-Eat si limita a prescrivere il digiuno totale per un giorno a settimana, e la dieta del guerriero arriva a estremizzare questo concetto, permettendo di mangiare a volontà (con le dovute limitazioni), a patto di digiunare, successivamente, per ben due giorni. È evidente che alcune persone preferiscono la regolarità, mentre altre preferiscono astenersi totalmente dal cibo, pur di potersi rifare in seguito. Ci sono strategie per tutti i gusti.

La filosofia del digiuno intermittente in quanto tale non prevede indicazioni sulla quantità o tipologia degli alimenti da consumare; questo però non significa che, saltando un pasto, siamo autorizzati ad abbuffarci per il resto della giornata. Semplicemente, si tratta di distribuire il fabbisogno calorico giornaliero in un arco temporale più breve.

Ad ognuno non resta che provare, e vedere quale tipologia di digiuno intermittente si adatti maggiormente alle proprie esigenze personali.

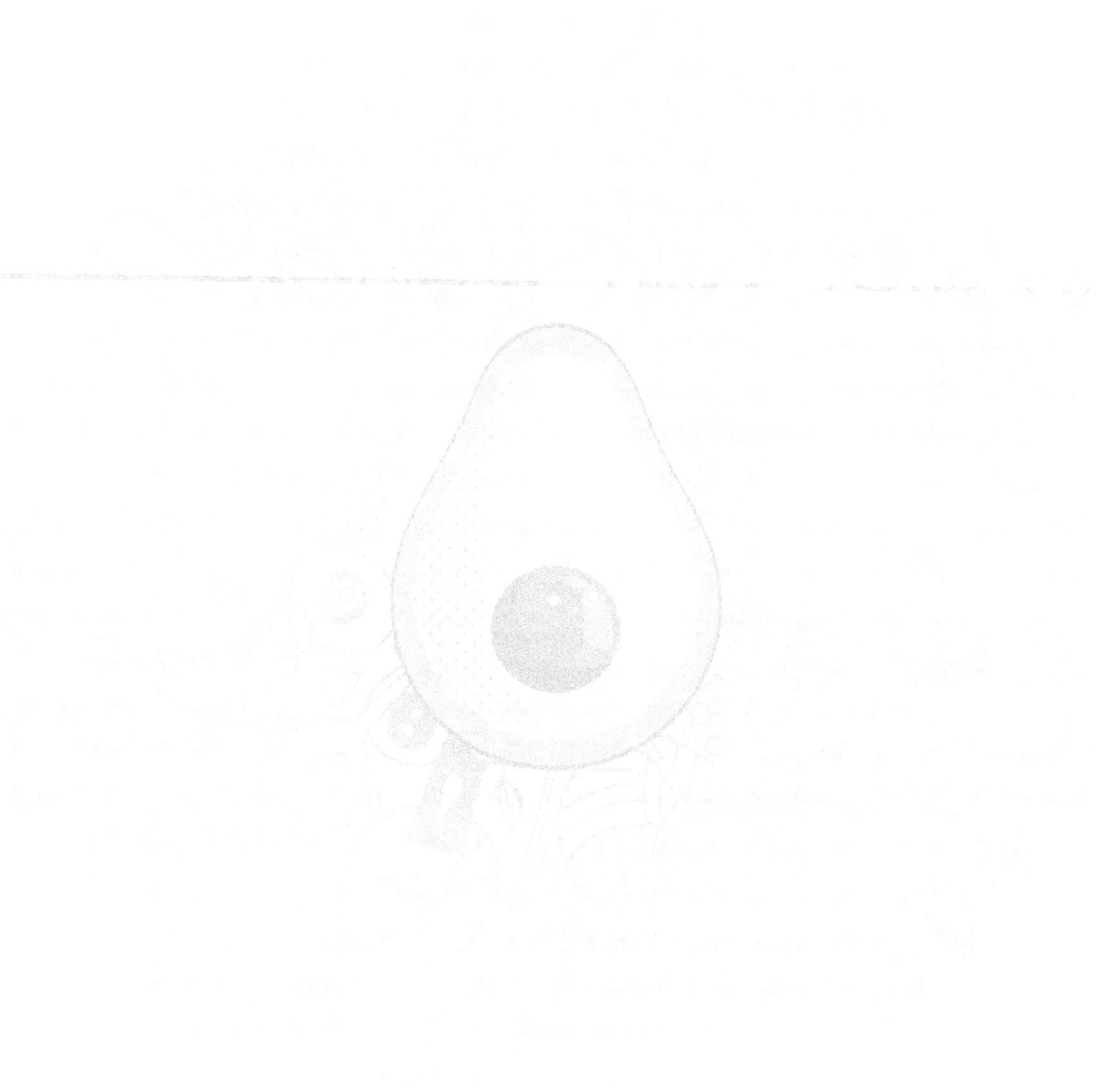

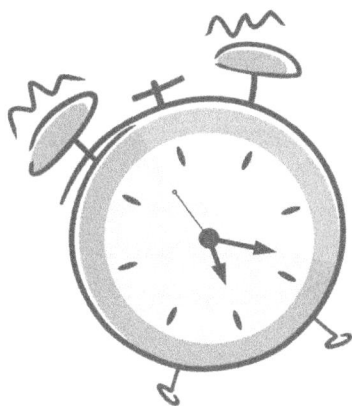

# Capitolo 3
# La Fisiologia del Digiuno

**P**rima di addentrarsi nell'esposizione delle diverse forme di digiuno intermittente, e delle modalità per praticarle, ritengo fondamentale esporre quali siano, a livello fisiologico, gli effetti del digiuno sull'organismo umano.

Come probabilmente molti sanno il nostro corpo trae l'energia necessaria per il proprio sostentamento da due fonti principali: gli zuccheri, ossia il glucosio, e i grassi. In assenza di zuccheri e grassi, l'organismo inizierà a nutrirsi di proteine, ma non si tratta di una situazione auspicabile, perché tende a deteriorare lo stato di salute dell'organismo che, di fatto, imparerà a nutrirsi di sé stesso. Gli zuccheri costituiscono il carburante preferenziale, e sono i primi ad essere metabolizzati, perché più facilmente scomponibili. Tuttavia, in assenza di questi, il metabolismo si adatta a consumare le riserve accumulate di grassi. Il corpo umano ha sviluppato durante l'evoluzione una serie di meccanismi efficaci per affrontare periodi di scarsa disponibilità di cibo, e ingrassare, ossia depositare riserve di carburante per i momenti difficili, è uno di questi.

Così come l'organismo è in grado di depositare i nutrienti in eccesso sotto forma di adipe, è altrettanto capace, all'occorrenza, di modificare il proprio metabolismo, trasformandosi da macchina brucia-zuccheri a macchina brucia-grassi. In altre parole, in caso di scarsa disponibilità di cibo, le riserve lipidiche precedentemente immagazzinate vengono naturalmente rilasciate per fornire il necessario apporto calorico.

Il metabolismo dei grassi è un fenomeno che si riscontra in tutte le specie animali; gli orsi e, in generale, tutti gli animali che vanno in letargo, accumulano riserve di grasso, che verranno utilizzate durante tutto l'inverno. Un meccanismo analogo vale per le specie migratorie, che immagazzinano riserve in vista di un lungo periodo di fatica e privazione. Non si tratta di una trovata commerciale; al contrario, è un processo assolutamente naturale.

Dal punto di vista metabolico, risulta interessante suddividere il processo in cinque fasi successive, allo scopo di farsi una idea precisa di come l'organismo umano reagisca al digiuno e quali azioni intraprenda di conseguenza.

## FASE 1: IL PASTO

Durante i pasti, i livelli di glucosio nel sangue aumentano e, conseguentemente, il pancreas secerne insulina per riequilibrarli. I carboidrati vengono scomposti e le molecole di glucosio vengono assorbite nei vari organi e tessuti. Il cervello è uno tra i primi a nutrirsene, e in effetti molte persone istintivamente ricercano uno snack dolce quando sono mentalmente affaticate. Il glucosio in eccesso viene poi conservato sotto forma di glicogeno nel fegato.

## FASE 2: IL POST-ASSORBIMENTO

Cosa succede se iniziamo a digiunare? Da 6 a 24 ore dopo l'inizio del digiuno, l'insulina non è più necessaria, e il suo livello cala in modo evidente. In mancanza di altro nutrimento, l'organismo utilizza il glicogeno immagazzinato nel fegato, scindendolo sotto forma di glucosio.

La produzione di insulina cala ma, al contrario, aumenta la produzione di un altro ormone fondamentale, denominato IGF-1o somatomedina. La somatomedina è un ormone proteico con una struttura simile all'insulina, e sembra esista una correlazione tra il deficit di questo ormone e diabete, ipotiroidismo, distrofia e nanismo. La presenza di somatomedina è essenziale durante la crescita, in quanto promuove lo sviluppo muscolo-scheletrico del soggetto; nondimeno, in età adulta, la produzione in buone quantità di questo ormone ha conseguenze sull'aumento del metabolismo.

## FASE 3: LA GLUCONEOGENESI

Dalle 24 ore ai 2 giorni dall'ultima ingestione di cibo. Il fegato produce nuovo glucosio a partire dagli amminoacidi tramite un processo chimico denominato gluconeogenesi. In un soggetto sano, ossia non diabetico, i livelli di glucosio nel sangue diminuiscono entro limiti accettabili. I soggetti diabetici, al contrario, vedranno precipitare i livelli di glucosio, e per questo motivo un dietista suggerirà sempre al paziente diabetico di assumere alimenti con maggiore frequenza e in minore quantità, prediligendo tutti quelli che non causino picchi glicemici. In questa fase anche le proteine vengono utilizzate per produrre zuccheri, motivo per cui alcuni hanno erroneamente visto una correlazione tra gluconeogenesi e perdita di tono muscolare, quasi a suggerire che il corpo si nutra dei nostri stessi muscoli. Le cose non stanno esattamente così: ci sono molte parti del corpo che possono essere tranquillamente smaltite per produrre energia, come le vecchie cellule epiteliali, le cellule morte e via dicendo. Di fatto, finché è possibile, l'organismo è in grado di smaltire le cellule non necessarie, preservando la massa magra.

## FASE 4: LA CHETOSI

All'incirca dopo 2 o 3 giorni dall'inizio del digiuno, i bassi livelli di insulina iniziano a stimolare la lipolisi, ovvero il metabolismo del grasso accumulato, per produrre energia. I lipidi immagazzinati, noti come trigliceridi, vengono spezzati in glicerolo e in tre catene di acidi grassi, che successivamente vengono ulteriormente convertiti in chetoni. Il glicerolo viene utilizzato per portare avanti la gluconeogenesi di cui abbiamo già parlato, mentre gli acidi grassi vengono utilizzati direttamente per fornire energia ad altri tessuti. Il cervello, invece, utilizza direttamente i chetoni. In effetti, dopo 4 giorni di digiuno, circa tre quarti dell'energia utilizzata dal cervello è fornita da chetoni, la cui concentrazione nel sangue può aumentare di oltre 70 volte.

## FASE 5: LA CONSERVAZIONE DELLE PROTEINE

Dopo 5 giorni, i livelli elevati di GH, o somatotropina, o ancora ormone della crescita, aiutano a mantenere la massa muscolare e i tessuti magri. A differenza dell'insulina il GH, pur aumentando l'ipertrofia, favorisce la scissione dei grassi, il tutto a favore del dimagrimento. Da sempre, il mondo del body-building ha riservato grande attenzione all'ormone della crescita, essendo il bilanciamento tra dimagrimento e ipertrofia muscolare fondamentale per ogni culturista. Grazie al GH, il corpo ricava l'energia necessaria per il suo sostentamento, ossia per quello che viene comunemente definito metabolismo basale, nonché quella necessaria per l'allenamento, dall'utilizzo degli acidi grassi e dei chetoni liberi, che sono il prodotto della scissione del grasso corporeo. In questa fase, inoltre, Il corpo tende a produrre quantità maggiori di adrenalina, mantenendo costante il proprio metabolismo.

Ci tengo a precisare che scopo di questo capitolo non è assolutamente quello di invogliare il lettore a digiunare per lunghi periodi, tantopiù che, come vedremo più avanti, le tipologie di digiuno presentate in questo manuale sono molto meno drastiche. Al contrario, rendersi conto di come l'organismo umano sia perfettamente in grado di gestire una astinenza dal cibo di diversi giorni può aiutare a considerare con maggiore tranquillità le tecniche che verranno successivamente presentate.

In questo senso, il digiuno intermittente non rappresenta una forma di astinenza particolarmente drastica; il suo principio cardine, come abbiamo detto, è proprio quello di creare due situazioni temporalmente distinte e ripetute con regolarità; la situazione in cui ci si alimenta, e quella in cui si digiuna; è in questa seconda fase che beneficeremo degli effetti del digiuno sul nostro metabolismo.

Nella fase di astinenza dal cibo avvengono nell'organismo una serie di cambiamenti metabolici e, dl momento che nello stomaco non è rimasto cibo da digerire, il corpo si può concentrare sui processi di recupero e mantenimento. Da un lato, quindi, si trova sgravato dall'affaticamento dell'attività digestiva; dall'altro è posto di fronte alla necessità di dover reperire energia per il funzionamento, in primis del cervello, e questo lo spinge a consumare le sue riserve accumulate, ossia i grassi di cui vorremmo disfarci.

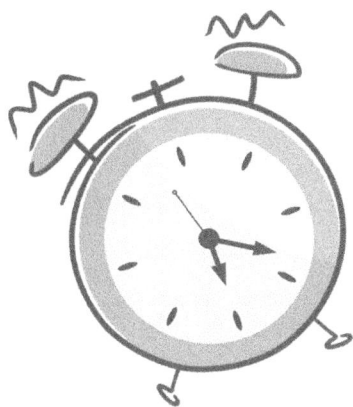

# Capitolo 4

# Macronutrienti e Micronutrienti

Prima di iniziare a digiunare, sarebbe buona idea conoscere più a fondo gli alimenti dai quali, se pur per brevi periodi, ci accingiamo ad astenerci.

Tutto il cibo di cui ci nutriamo può essere scomposto in molecole; definiamo tali molecole macronutrienti o micronutrienti in base alla quantità assunta dal nostro organismo. Conoscere queste sostanze e sapere quali alimenti le contengono è assolutamente indispensabile per costruire un piano alimentare in modo corretto. In effetti, per quanto la quantità di ciò che mangiamo sia importante, la qualità non lo è di meno. Una patatina fritta intinta nella maionese e uno spicchio di mela hanno magari le stesse calorie, ma di certo gli effetti sul nostro organismo sono diversi.

Dividiamo i macronutrienti in tre categorie: carboidrati, grassi e proteine. Invece dividiamo i micronutrienti in sole de categorie: vitamine e minerali.

# I CARBOIDRATI

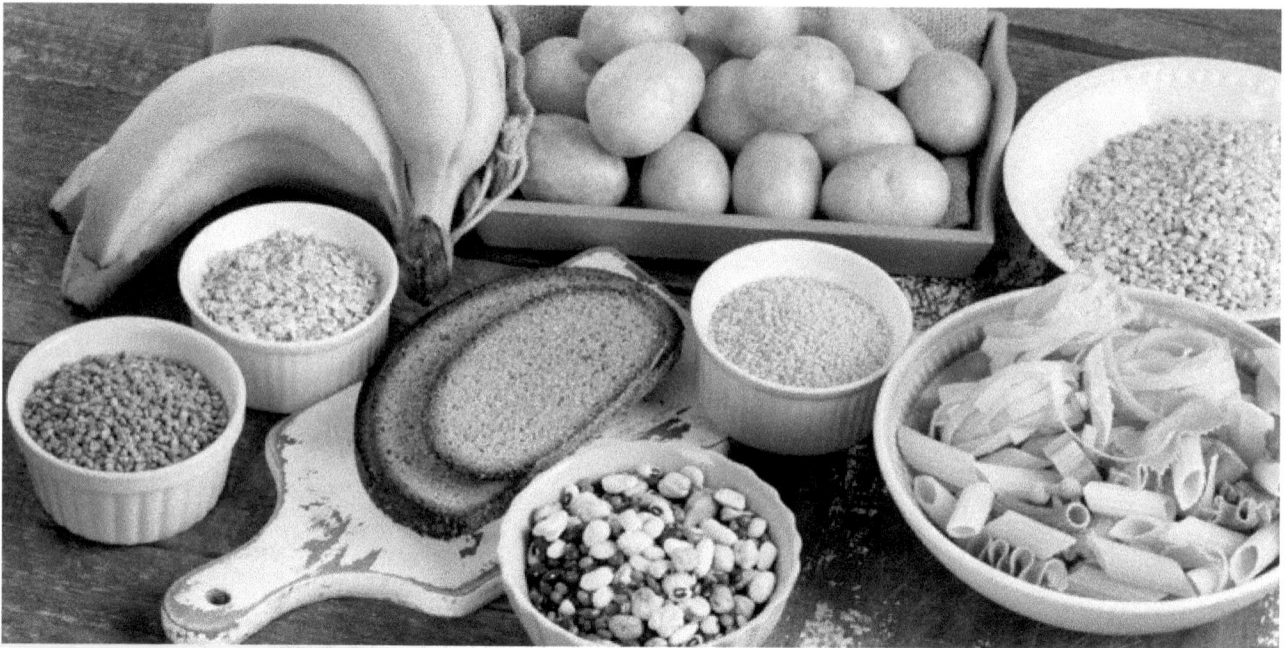

Ultimamente assistiamo a una stigmatizzazione dei carboidrati, indicati come origine di ogni male. Anche se in realtà non è proprio così, in effetti molte delle diete più recenti sono costruite attorno al principio comune della riduzione del consumo di carboidrati.

I carboidrati forniscono all'organismo circa 4 kcal per ogni grammo. Quando disponibili, sono la risorsa energetica preferita, e vengono metabolizzati per primi.

I principali elementi che contengono carboidrati sono:

• Cereali e derivati

• Patate

• Frutta e verdura

• Legumi.

A seconda della loro complessità, dividiamo a loro volta i carboidrati in tre categorie:

• Monosaccaridi, cioè zuccheri semplici formati da una molecola (ad esempio il glucosio o il fruttosio).

• Disaccaridi, formati da due molecole, come per il lattosio o il saccarosio. Li troviamo ad esempio nello zucchero da cucina, nel miele o nel latte.

- Polisaccaridi, zuccheri complessi formati da oltre due molecole, come l'amido. Li troviamo nel pane, nella pasta, nel riso e dei derivati dei cereali in generale.

## I GRASSI

I grassi, o lipidi, forniscono un apporto di circa 9 kcal per ogni grammo e svolgono una funzione strutturale, consentendo al corpo di creare una riserva di energia. Contribuiscono inoltre alla corretta regolazione degli ormoni e al buon funzionamento del sistema immunitario.

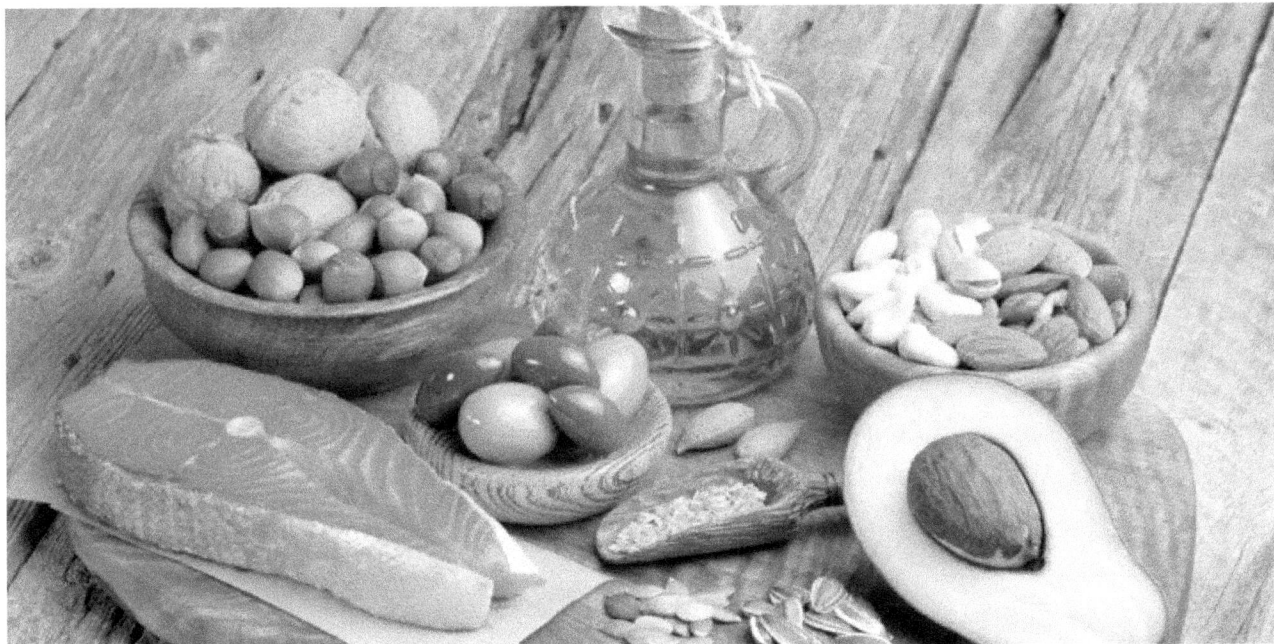

I principali alimenti che contengono grassi sono:

- Carne e pesce

- Uova

- Latte e derivati

- Olii

- Frutta secca

Anche qui possiamo fare una distinzione, dividendo i grassi tra:

- Saturi, derivanti da fonti animali come la carne e dai latticini, i principali responsabili dell'innalzamento del colesterolo.

- Monoinsaturi, presenti nell'olio di oliva, in alcuni vegetali come l'avocado e nell'uovo

- Polinsaturi, si trovano nel pesce e negli animali erbivori, ma anche nei vegetali come la frutta secca.

- Trans, hanno origine chimica dalla lavorazione delle margarine. Si trovano nei prodotti da forno industriali e vanno sempre evitati il più possibile.

## LE PROTEINE

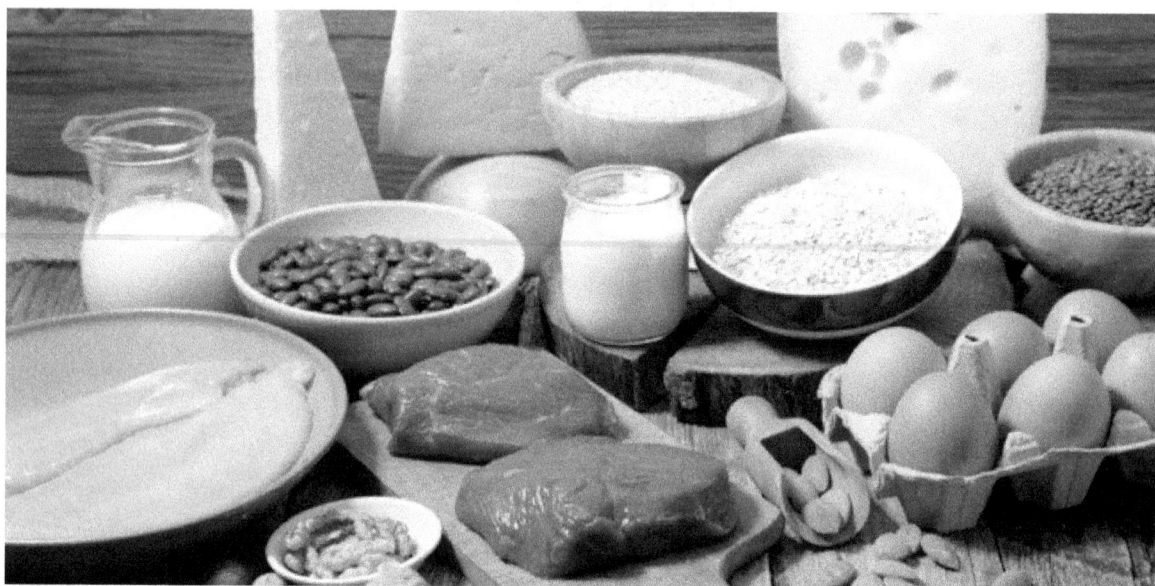

Le proteine infine forniscono circa 4 kcal per ogni grammo. Sono composte da amminoacidi e hanno, tra le altre, funzione strutturale, essendo presenti in grandi quantità in tutti i tessuti dell'organismo umano. Hanno inoltre funzione regolatrice degli enzimi, permettono il movimento, sono importanti per le difese immunitarie e, all'occorrenza, costituiscono una fonte energetica.

Le proteine si trovano soprattutto all'interno di:

• Carne e pesce

• Legumi

• Frutta secca

• Prodotti derivati dagli animali (uova, latte e latticini).

Quasi sempre, gli alimenti contengono tutti e tre i macronutrienti, anche se in percentuali profondamente diverse. Tradizionalmente, si è sempre ritenuto che un'alimentazione equilibrata debba prevedere all'incirca un 50-60% del fabbisogno calorico giornaliero derivante da carboidrati, e il restante 40-50% fornito in quote circa equivalenti da grassi e proteine. All'estremo opposto, le diete low carb raccomandano di assumere circa il 50-60% del fabbisogno calorico dai grassi, il 40/50% dalle proteine, e una percentuale trascurabile dai carboidrati.

Come regola generale, chi decide di intraprendere un percorso di digiuno intermittente, in assenza di diverse indicazioni, assumerà alimenti che rispettino a grandi linee la ripartizione dei macronutrienti relativa alla dieta preferita, o che comunque ha deciso di seguire, il tutto all'interno delle finestre temporali previste.

Chi invece sostanzialmente non segue alcun regime particolare, potrà limitarsi a variare la propria alimentazione, ricavando i nutrienti di cui si ha bisogno da fonti diverse. Resta sempre valida la regola di consumare pochi alimenti lavorati o industriali, preferendo cibi freschi e di stagione.

Se l'obiettivo è quello di perdere peso, la soluzione imprescindibile, al di là della dieta scelta, è quella di prevedere un deficit calorico costante nel tempo. In parole povere: mangiare un po' di meno e muoversi un po' di più, fosse anche solo camminando. So perfettamente che ci sono guru televisivi che promettono il dimagrimento mangiando a volontà; sinceramente non ci credo.

Indipendentemente dalla scuola di pensiero, bene o male tutti concordano su un altro punto importante: la necessità di mantenere costante il quantitativo di proteine assunto. La restrizione calorica, infatti, predispone l'organismo a considerare le proteine come combustibile alternativo, ed è per questo che non possiamo ridurle. L'assunzione di proteine, infatti, oltre a stimolare il senso di sazietà, preserva il tessuto muscolare, giovando anche alla salute del sistema immunitario. Tra carboidrati e grassi si può prediligere uno o l'altro approccio, ma eliminare le proteine alla lunga porta all'impoverimento della massa magra, il che è un risultato del tutto indesiderabile. Solitamente, si sceglie di optare per il taglio dei carboidrati, privilegiando l'assunzione di grassi, per i soggetti con resistenza insulinica maggiore, ma qui sconfiniamo nel campo delle patologie, di cui al momento non ci stiamo occupando.

Passiamo all'argomento dei micronutrienti che, come abbiamo detto, vengono definiti tali in quanto il fabbisogno umano ne prevede l'assunzione in quantitativi molto ridotti, nell'ordine di milligrammi o microgrammi al giorno. Si parla meno di questa categoria di nutrienti, è un dato di fatto; questo non perché siano meno importanti, bensì perché sono meno legati a concetti di dieta e dimagrimento, e pertanto se ne parla principalmente a livello patologico o comunque specialistico (vedi le diete renali, in cui l'apporto di sodio, potassio e fosforo deve essere rigidamente controllato). In effetti, i micronutrienti non forniscono energia, ma svolgono una funzione essenziale, intervenendo nella maggior parte dei processi biochimici.

I micronutrienti si dividono in due grandi famiglie: le vitamine e i minerali. Le sostanze di entrambe le categorie sono reperibili soprattutto tramite il consumo frutta e verdura. Mentre con i macronutrienti è più facile eccedere, e da qui nasce l'esigenza delle diete, nel caso dei micronutrienti si verifica più frequentemente il caso opposto, ovvero quello di una carenza. Non per questo l'assunzione di integratori è sempre una buona idea; se assunti in quantità eccessive e fuori dal controllo medico gli integratori possono causare disturbi anche gravi, per cui, a meno di esigenze particolari si consiglia sempre di prediligere fonti naturali, rispetto all'integrazione.

## LE VITAMINE

Le vitamine sono, per definizione, composti che l'organismo umano non è in grado di sintetizzare in quantità sufficiente e che, pertanto, necessitano di essere assunte tramite alimentazione o, in caso di carenze, integrazione.

Si tratta di una famiglia piuttosto numerosa, i cui membri possono essere classificati a seconda della solubilità; distinguiamo tra vitamine liposolubili (solubili nel grasso), come la A, D, E e K, e vitamine idrosolubili (solubili in acqua), come le vitamine C, H, PP e tutto il gruppo B. Le vitamine liposolubili possono essere immagazzinate in piccole quantità dall'organismo, venendo assorbite nell'intestino; questo non è vero per le vitamine idrosolubili, che vengono facilmente espulse tramite la diuresi.

Vediamo una rapida descrizione delle vitamine e dei loro effetti sull'organismo umano, partendo dalle vitamine liposolubili.

## VITAMINA A

Il termine vitamina A si riferisce a diversi composti presenti in natura, ossia il retinolo, il retinale e l'acido retinico, i cui precursori (sostanze necessarie per la sintesi) sono i carotenoidi, tra cui il beta-carotene. La vitamina A è fondamentale per lo sviluppo del feto, la differenziazione cellulare, il sistema immunitario, la pelle e la vista. La troviamo principalmente nei vegetali colorati (che contengono beta-carotene), nel latte, burro e in generale nei derivati del latte e nelle uova.

## VITAMINA D

La vitamina D comprende le vitamine D2, cioè l'ergocalciferolo, e D3, ossia il colecalciferolo. La D3 viene sintetizzata dall'organismo nello strato cutaneo attraverso l'esposizione di luce solare, mentre la D2 si assume tramite l'alimentazione. Entrambe vengono attivate da reni e fegato, che le rendono utilizzabili dal corpo, con la funzione di assorbire il calcio ed eliminare il fosforo in eccesso. Alla carenza di vitamina D si ricollegano le patologie ossee, gli stati depressivi e altri sintomi psichici e neurologici. L'esposizione al sole rimane determinante.

## VITAMINA E

Come nel caso della vitamina A, anche qui abbiamo una famiglia di composti, i tocoferoli e i tocotrienoli; otto in tutto. Queste sostanze, la cui funzione è principalmente antiossidante, sono presenti principalmente negli olii vegetali e nei frutti e semi oleosi. È molto raro soffrire di carenza di queste vitamine.

## VITAMINA K

La vitamina K comprende due famiglie di sostanze; la K1 presente nei vegetali, soprattutto nelle verdure verdi a foglia larga, e la K2 prodotta nell'intestino dalla flora batterica. La vitamina K è indispensabile per la funzione di coagulazione e per il metabolismo del tessuto osseo. La carenza di vitamina K può portare a fenomeni di osteoporosi e calcificazione delle arterie, ma è sufficiente alimentarsi in modo corretto per prevenire questo tipo di problemi.

Passiamo ora alla descrizione delle vitamine idrosolubili.

## VITAMINA B1

La vitamina B1 è fondamentale per il metabolismo dei carboidrati e degli amminoacidi, permettendo di scomporre il glucosio, che altrimenti andrebbe a formare acido lattico. Quantitativi non sufficienti di vitamina B1 possono causare malattie nervose, cardiache e disturbi alla memoria, nonché danni celebrali. Deficit di entità minori invece causano sensazione di stanchezza e debolezza, perdita di appetito e sbalzi di umore. In determinate situazioni, come lo stato di gravidanza, l'esercizio fisico pedante o alcune patologie, nelle quali l'organismo avverte la necessità di maggiori quantitativi di vitamina B1, risulta sufficiente consumare un quantitativo maggiore di legumi, cereali integrali, lievito o alimenti di origine animale, ad esempio molluschi.

## VITAMINA B2

La vitamina B2 è presente in molti alimenti, primi tra tutti le uova, legumi, cereali integrali, verdure, fegato e latticini. Questa vitamina possiede un ruolo antidermatitico, e in effetti la sua carenza si evidenzia con lesioni agli angoli delle labbra e dermatite seborroica.

## VITAMINA PP

Nota anche come niacina o vitamina B3 è coinvolta nel metabolismo energetico e po' essere sintetizzata dal nostro organismo a partire dal triptofano, un aminoacido essenziale. Il deficit di niacina causa la pellagra e, in effetti, il nome PP deriva infatti proprio dall'acronimo inglese Pellagra Preventing. Una carenza di vitamina PP si manifesta con disturbi della pelle, diarrea e, nei casi più gravi, demenza. Si può assumere vitamina PP consumando latticini, uova, carne, cereali integrali e lievito.

## VITAMINA B6

La vitamina B6 è implicata nel metabolismo degli amminoacidi, a parte questo, come le vitamine B2 e PP, ha funzioni antidermatitiche e, in effetti, è presente nei medesimi alimenti.

## VITAMINA B9

La vitamina B9, o acido folico, ha sostanzialmente proprietà antianemiche, come la vitamina B12, di cui parliamo dubito sotto. A differenza di questa però, è contenuta in diversi vegetali verdi e legumi. È inoltre importante per la sintesi del DNA e in caso di gravidanza, in quanto favorisce lo sviluppo dell'embrione.

## VITAMINA B12

La vitamina B12 è presente esclusivamente nelle fonti animali, inclusi uova e latticini. Per questo motivo è spesso oggetto di controversie quando si parla di alimentazione vegana. Unica tra le vitamine idrosolubili, la vitamina B12 può essere assorbita dall'intestino, depositandosi successivamente nel fegato. Alcune patologie gastriche possono causarne carenza, proprio per il suo mancato assorbimento. La conseguenza principale della carenza di vitamina B12 è l'anemia, e in generale i sintomi sono stanchezza e debolezza.

## VITAMINA H

La vitamina H o vitamina B8 è una delle sostanze più importanti dal punto di vista del metabolismo. È difficile riscontrarne una carenza, che può tuttavia condurre all'alopecia o determinare congiuntivite. Si trova in molti alimenti, tra cui vegetali verdi, carne e uova.

## VITAMINA C

Terminiamo con la vitamina C, che da sempre associamo agli agrumi e alla prevenzione dell'influenza. In realtà le funzioni svolte da questa sostanza non si limitano a quella immunitaria: la vitamina C partecipa alla sintesi del collagene, alla riparazione dei tessuti danneggiati e possiede importanti funzioni antiossidanti. La carenza di vitamina C è all'origine dello scorbuto, malattia tipicamente riscontrata nei marinai che erano costretti a lunghi periodi per mare, in assenza di frutta e verdura fresche. Una sua carenza determina quindi fragilità vascolare, sanguinamento delle gengive, emorragie, debolezza, apatia e predisposizione ad altre malattie. La troviamo in grandi quantità nelle verdure fresche, negli agrumi e nei kiwi.

## MINERALI E OLIGOELEMENTI

I minerali, altrimenti detti oligoelementi, sono composti inorganici delle quali l'organismo umano ha bisogno in minime quantità; per questo motivo vengono anche definiti elementi traccia. In realtà, minerale e oligoelemento sono due concetti diversi, dal momento che i primi sono presenti in quantità molto maggiore rispetto ai secondi. Tra i minerali maggiormente studiati annoveriamo calcio, magnesio, potassio, e sodio. Per quanto riguarda invece gli oligoelementi, ci occuperemo di ferro, rame, selenio, iodio e zinco. È importante fare presente che lo studio di queste categorie di micronutrienti è qualcosa di relativamente recente; non tutte le loro proprietà sono state scoperte, e non tutti gli scienziati concordano sulla loro reale utilità. In compenso, si tratta spesso di sostanze tossiche che possono generare accumuli nell'organismo umano, e pertanto la loro integrazione va valutata con grande attenzione.

### ZINCO

Lo zinco svolge tre funzioni principali: catalitica, strutturale e regolatoria. Come catalizzatore, è responsabile dell'attivazione di moltissimi enzimi responsabili della sintesi di proteine e acidi nucleici. Per questo motivo lo zinco è particolarmente importante per la crescita e la riparazione dei tessuti. Lo troviamo soprattutto nelle uova, nei legumi e latticini, nelle noci e nei cereali integrali, oltre che nella carne. Alcuni farmaci diuretici o a base di cortisone, oltre agli antidepressivi, possono causare carenza di zinco.

### RAME

Il rame è anch'esso un catalizzatore e contribuisce al metabolismo energetico, oltre che al metabolismo del ferro e al corretto funzionamento del sistema nervoso. Lo troviamo nel fegato, nella carne, nei frutti di mare, nelle noci, legumi e cereali integrali. La carenza di rame provoca anemia e malfunzionamento del midollo spinale. Alcune malattie genetiche, al contrario, possono causarne l'accumulo nel nostro organismo, con conseguente tossicità.

## FERRO

Il ferro è indispensabile per il trasporto dell'ossigeno nel sangue e per la funzionalità muscolare. Inoltre, come il rame, si tratta di un oligoelemento essenziale per il corretto funzionamento del sistema nervoso, e in effetti si tratta del minerale maggiormente presente all'interno del cervello. Il suo assorbimento nell'intestino tenue viene agevolato dalla vitamina C. Una volta assorbito, viene accumulato nel fegato e nel midollo osseo sotto forma di ferritina. La carenza di ferro porta all'anemia, ma una quantità eccessiva rischia di essere altrettanto dannosa, in quando provoca la formazione radicali liberi e favorisce lo sviluppo di tumori. Gli alimenti più ricchi di ferro sono le carni. La più ricca è quella di rana, seguita poi dal cavallo, lo struzzo, quella bovina, suina, dal pollame e dal pesce.

## IODIO

Lo iodio è responsabile del corretto funzionamento della tiroide, che a sua volta regola diverse funzioni dell'organismo tra cui il dispendio energetico. Una tiroide attiva in effetti aiuta a mantenere una buona forma fisica. Durante la gravidanza il malfunzionamento della tiroide può compromettere lo sviluppo del feto, mentre nell'adulto una carenza di iodio può causare il gozzo e ipotiroidismo. La carenza può dipendere da un reale deficit di assunzione negli alimenti e nell'acqua, oppure dall'assunzione eccessiva di sostanze che ne impediscono l'assorbimento, come i cavoli crudi. Le principali fonti di iodio sono il pesce e le verdure coltivate in terreni ricchi di questo minerale. Può essere assunto anche attraverso il sale iodato, che si trova in qualsiasi supermercato.

## SELENIO

Il selenio è uno degli oligoelementi di studio più recente, per cui i suoi effetti non sono ancora totalmente chiari. Ad oggi sappiamo che la seleniocisteina, molecola incorporata in talune proteine, agisce a difesa dell'ossidazione dei tessuti. Il selenio ha inoltre proprietà immunizzanti e partecipa alla sintesi del DNA e al metabolismo degli ormoni tiroidei. Il selenio viene assorbito nell'intestino e una sua carenza si ricollega a diverse patologie scheletriche e cardiache. Le fonti principali di selenio sono i cereali integrali, il pesce e la carne, oltre a frutta e verdura coltivati in terreni ricchi di selenio.

## MAGNESIO

Il magnesio è un elemento fondamentale per un buon funzionamento del sistema nervoso, avendo un effetto distensivo e calmante sui nervi e muscoli. Per questo motivo è un alleato prezioso per ridurre l'eccitabilità e modulare l'umore. Il magnesio aiuta, ad esempio, a sciogliere i crampi, ridurre il mal di testa, la tachicardia, il mal di stomaco e attenuare la sindrome dell'intestino irritabile. Interviene anche nel processo di coagulazione del sangue e nel metabolismo dei grassi, delle proteine e dei carboidrati. Una carenza di magnesio, quindi, può comportare malattie cardiocircolatorie, gastrointestinali e disturbi neuromuscolari. Un sovradosaggio in genere non comporta particolari problemi, salvo che per individui affetti da insufficienza renale, che avranno problemi ad espellerlo e pertanto devono limitarne il consumo. Gli alimenti più ricchi di magnesio sono le verdure a foglia verde come bietole, carciofi e spinaci, le banane, la frutta secca e il cacao, oltre ai cereali integrali.

## POTASSIO

Il potassio partecipa alla contrazione muscolare, contribuisce a regolare la pressione riducendo gli effetti del sodio e riduce il rischio di calcoli renali. Lo troviamo principalmente nella frutta, nella verdura a foglia verde, in pomodori, cetrioli, zucchine, zucca, carote e nei legumi, oltre che nella frutta secca. Una carenza di potassio è molto improbabile, ma può determinare debolezza muscolare, cambiamenti dell'umore, irregolarità del battito cardiaco e un senso di nausea. Alcuni farmaci possono interferire con il corretto smaltimento del potassio da parte del corpo, causando pericolose aritmie. Sembra che livelli più alti di potassio siano correlati anche ad una minore pressione sanguigna. Come per il sodio, di cui parliamo qui sotto, il magnesio va limitato nel caso di insufficienza renale, che ne rende problematico lo smaltimento.

## SODIO

Il sodio è un minerale molto abbondante nell'organismo. Regola il passaggio di fluidi e nutrienti e partecipa alla trasmissione dei segnali neurali. Viene immagazzinato nelle ossa, e l'organismo se ne serve per regolare il pH del sangue. Il sodio è presente nel sale da cucina, nei formaggi, salumi, e in generale negli alimenti di origine animale. L'eccesso di sodio è un rischio concreto per tutti; in questo caso aumentano la ritenzione idrica e la pressione sanguigna, fino ad arrivare all'ipertensione, che può determinare danni a cuore e arterie. I medici nutrizionisti consigliano di tenere sempre sotto controllo l'apporto di sodio.

## CALCIO

Il calcio è fondamentale per il corretto sviluppo di ossa e denti, e in effetti è il minerale maggiormente presente nel nostro organismo. Inoltre, il calcio è determinante per la contrazione muscolare e la trasmissione degli impulsi nervosi. Carenze di calcio possono comportare crampi muscolari, sonnolenza, scarso appetito e nei casi più gravi osteoporosi, oltre al rachitismo, che si verifica in fase di crescita. Un eccesso di calcio al contrario affatica i reni e compromette i vasi sanguigni, calcificandoli, con il rischio di sviluppare anche calcoli renali. Gli alimenti più ricchi di calcio sono i latticini, il sesamo, la salvia, il rosmarino, la frutta secca, i legumi.

Esistono altri minerali e oligoelementi che non trattiamo, in quanto meno noti o presenti in quantità minori; per una trattazione completa vi rimando a testi specializzati.

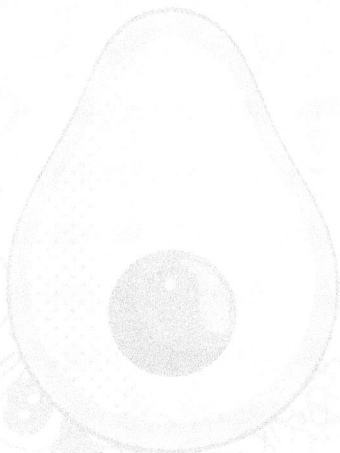

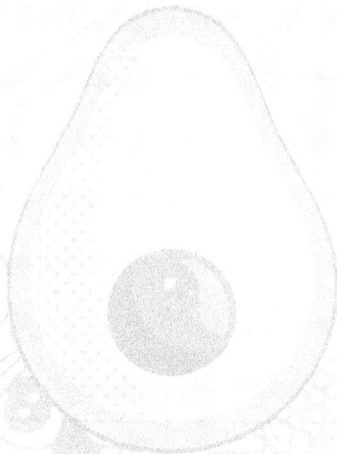

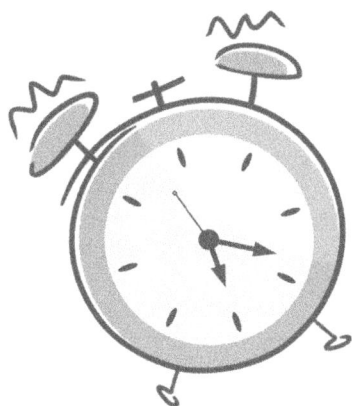

# Capitolo 5
# Le Tipologie di Digiuno Intermittente

In questo capitolo finalmente esponiamo le principali tipologie di regime alimentare che possono essere incluse nella categoria generale del digiuno intermittente. Per ogni dieta esponiamo le caratteristiche principali e, riferendoci alla singola settimana, il numero di ore di alimentazione, il numero di ore di alimentazione, e il numero di ore di digiuno parziale, o alimentazione ridotta, ove presenti. Nei capitoli successivi ci concentreremo sul modello 16:8, il più diffuso, e sulla sua possibile sinergia in abbinamento alla dieta chetogenica.

## 16:8 O LEAN GAINS

| | |
|---|---|
| Ore digiuno settimanali | 112 |
| Ore digiuno parziale settimanali | 0 |
| Ore alimentazione settimanali | 56 |

Il metodo 16:8 è il più diffuso e sicuramente il più facile da applicare, perché basta avvicinare tra loro i pasti, ad esempio anticipando la cena e ritardando la colazione. La scelta è del tutto personale, e lo schema 16:8 non impone vincoli a chi la applica. Alcune persone preferiscono saltare la cena, lasciando passare del tempo tra l'ultimo pasto e il momento del risposo, mentre altre si sentono più a loro agio rinunciando alla colazione o, ancora, trasformando il pranzo in una colazione arricchita. Vediamo due esempi pratici di questo approccio.

| Colazione | Spuntino | Pranzo | Spuntino |
|-----------|----------|--------|----------|
| Ore 7:30 | Ore 10 | Ore 13 | Ore 15:30 |

| Pranzo | Spuntino | Cena |
|--------|----------|------|
| Ore 13 | Ore 17 | Ore 20 |

Al di fuori di questi orari possono essere consumati solo liquidi privi di calorie, ovverosia acqua, tè o tisane senza zuccheri aggiunti, caffè amaro, anche se la cosa migliore è sempre limitarsi a bere acqua.

È fondamentale mantenere un ritmo regolare, e scegliere degli orari che possono essere rispettati in modo costante durante tutto l'arco della settimana, senza variare in continuazione. L'organismo deve abituarsi, non possiamo continuare a variare gli orari.

Una precisazione importante: questa dieta, come qualsiasi altra, non fa miracoli. Non vanificate i vostri sforzi alimentandovi con cibo spazzatura, o sfogandovi con abbuffate insensate. Il digiuno intermittente migliora il metabolismo, ma se mangiate male non otterrete niente.

## 5:2 O FAST DIET

| Ore digiuno settimanali | 0 |
|-------------------------|---|
| Ore digiuno parziale settimanali | 48 |
| Ore alimentazione settimanali | 120 |

Resa famosa dal medico e giornalista britannico Michael Mosley, la dieta 5:2 è molto nota e applicata. Si chiama dieta 5:2 perché durante cinque giorni a settimana si può mangiare regolarmente, mentre negli altri due le calorie assunte non possono superare le 500 nel caso delle donne, e 600 per gli uomini.

I giorni di digiuno non devono essere consecutivi; un'opzione classica è quella del lunedì e del giovedì di riduzione calorica, mangiando invece regolarmente durante gli altri giorni della settimana.

Anche in questo caso, quando dico "mangiare normalmente" non significa che si è autorizzati a mangiare qualsiasi cosa, in qualsiasi quantità. Resta inteso che chi desidera tenersi in forma deve sforzarsi di mangiare in modo equilibrato e bilanciato. Il dimagrimento implica sempre una riduzione calorica, non c'è via di scampo, e abbinare la dieta all'attività fisica si rivela sempre una scelta vincente.

| Ore digiuno settimanali | 24-48 |
|---|---|
| Ore digiuno parziale settimanali | 0 |
| Ore alimentazione settimanali | 120-144 |

La dieta Eat Stop Eat è stata creata da Brad Pilon, a seguito di studi sugli effetti del digiuno a breve termine da lui svolti presso l'Università di Guelph in Ontario, Canada. Stando a quanto afferma sul suo sito, Brad Pilon è arrivato a questo piano alimentare mentre stava svolgendo delle ricerche sul digiuno breve proprio presso la suddetta università. La dieta viene illustrata dettagliatamente sul libro scritto da Pilon che, non a caso, si intitola proprio Eat Stop Eat.

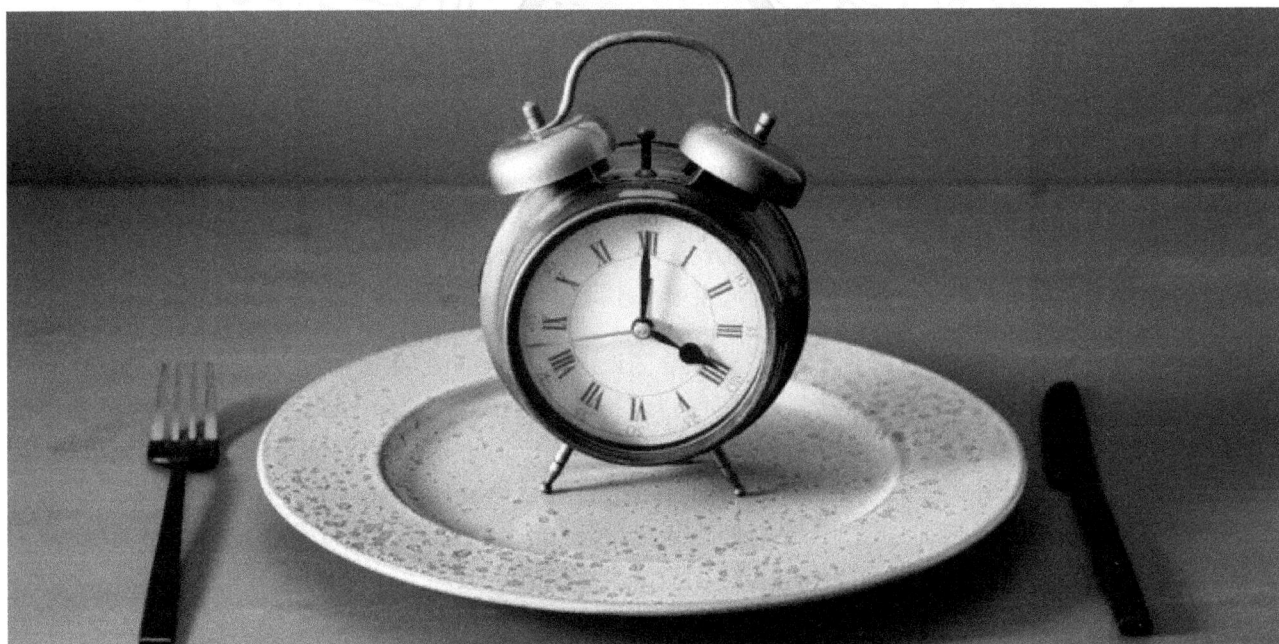

Il regime alimentare consiste, in questo caso, nel digiunare totalmente per 24 ore consecutive per 1 o 2 giorni a settimana, mangiando invece normalmente i restanti giorni. Si tratta insomma di una versione più aggressiva della dieta 5:2. Lasciatemelo ripetere: digiunare un giorno e abbuffarsi il successivo non porta a niente di buono.

## WARRIOR DIET

| Ore digiuno settimanali | 0 |
|---|---|
| Ore digiuno parziale settimanali | 140 |
| Ore alimentazione settimanali | 28 |

La Warrior Diet, o dieta del guerriero, è un regime che alterna ciclicamente periodi di basso apporto calorico con delle brevi finestre di sovra-alimentazione. Si tratta di una dieta ispirata alle abitudini alimentari di ipotetici antichi guerrieri, che mangiavano poco durante l'arco del giorno e invece si cibavano abbondantemente durante la notte.

Ori Hofmekler, un ex-membro delle Forze Speciali Israeliane da sempre affascinato dal fitness e dalla dietetica, è diventato un noto nutrizionista e scrittore. Tra le varie attività che ha svolto, spicca la creazione della Warrior Diet, il cui successo commerciale non sempre ha rispecchiato le opinioni degli esperti, diversi dei quali lo ritengono un regime estremo e non necessario.

A detta del suo fondatore, questa dieta è rivolta a migliorare il modo in cui mangiamo, ci sentiamo, performiamo e appariamo, e questo avviene mettendo il corpo sotto stress attraverso un apporto calorico ridotto, che attiva i meccanismi di sopravvivenza metabolici. Lo stesso Ori Hofmekler, tuttavia, riconosce che questo regime si basa sulle sue convinzioni e osservazioni, ma prescinde da una analisi scientifica rigorosa.

Nel dettaglio, si tratta di digiunare (o quasi) 20 ore al giorno, e consumare cibo durante 4 ore notturne. Durante le 20 ore di digiuno, si incoraggia l'assunzione di piccole quantità di latticini, uova sode e frutta e verdura cruda, così come liquidi non calorici. Dopo le 20 ore, invece, è possibile assumere qualunque alimento in una finestra temporale ridotta. Si dà naturalmente preferenza al cibo salutare, biologico e non industriale, ma a dire il vero la dieta non prevede regole rigide al riguardo.

## ADF O ALTERNATE DAY FASTING

| Ore digiuno settimanali | 0-96 |
|---|---|
| Ore digiuno parziale settimanali | 0-96 |
| Ore alimentazione settimanali | 72-96 |

Si tratta di un'altra del digiuno intermittente, il cui principio cardine sta nel digiunare un giorno e mangiare ciò che si desidera il giorno successivo. In questo modo si è costretti a restringere ciò che si mangia per la metà del tempo. Durante i giorni di digiuno, si è autorizzati a bere solamente bevande non-caloriche, come acqua, caffè e tè senza zucchero.

Esiste una versione modificata ed edulcorata dell'ADF che concede l'assunzione di 500 calorie al giorno durante i giorni di digiuno. Commercialmente, questa dieta è nota come Every Other Day Diet, ed è stata creata dalla Dr.ssa Krista Varady, professore associato all'Università dell'Illinois, Chicago.

A livello di dimagrimento, i risultati sembrano essere gli stessi a prescindere dal fatto che le calorie durante il giorno di riduzione siano consumate durante il pranzo, o la cena, o piuttosto attraverso piccoli pasti durante il giorno.

Alcune persone possono trovare più facile digiunare un giorno sì e uno no, piuttosto che seguire una dieta tradizionale. In realtà, tuttavia, uno studio condotto durante il corso di un anno ha indicato che l'aderenza dei partecipanti alla dieta alternata non è stata superiore a quanto avviene per le diete tradizionali.

La maggior parte degli studi sul digiuno alternato utilizzano la versione modificata, che prevede l'assunzione di 500 calorie al giorno, essendo questa ritenuta maggiormente sostenibile del digiuno totale, ma altrettanto efficace.

## OMAD O ONE MEAL A DAY

| Ore digiuno settimanali | 161 |
|---|---|
| Ore digiuno parziale settimanali | 0 |
| Ore alimentazione settimanali | 7 |

OMAD è l'acronimo inglese che sta per One Meal A Day, ovvero un pasto al giorno. Come è evidente fin dal titolo, si tratta un regime alimentare che prevede di consumare un solo pasto durante l'arco della giornata. Da un certo punto di vista, potremmo dire che si tratta della forma più estrema di digiuno intermittente, un equivalente di una formula 23:1. In realtà, per alcune persone risulta più facile mangiare tutti i giorni, anche se per una sola volta, piuttosto che digiunare per un giorno intero. Si tratta, comunque, di una scelta impegnativa.

Contrariamente a quanto si può pensare, questo regime alimentare è piuttosto diffuso, probabilmente come fenomeno di moda, più che per i miglioramenti fisici scientificamente provati.

L'OMAD prevede poche regole, che ricordano quelle della formula 16:8. È consigliabile mangiare più o meno allo stesso orario ogni giorno, con uno sfasamento di qualche ora al massimo. Si possono bere bevande senza contenuto calorico durante le restanti 23 ore. Anche in questo caso, si può mangiare ciò che si vuole; come sempre, sta al buon senso di ciascuno regolarsi, cercando di non trasformare l'unico pasto in una abbuffata quotidiana.

È una dieta sicuramente semplice, che non costringe a calcolare le calorie o pesare gli alimenti, o ancora valutare il profilo nutrizionale esatto del cibo, ma ci sono evidenti controindicazioni legate alla nascita di desideri alimentari probabilmente poco sani, al senso di fame, alle variazioni glicemiche consistenti. I rischi sono quelli di vanificare lo sforzo, perdere il controllo, sentirsi spesso stanchi e affaticati e soffrire per la difficoltà di ottenere abbastanza nutrienti di cui il corpo ha bisogno ogni giorno.

## WATER FASTING O DIGIUNO ININTERROTTO

| Ore digiuno settimanali | 168 |
|---|---|
| Ore digiuno parziale settimanali | 0 |
| Ore alimentazione settimanali | 0 |

Digiunare totalmente, ossia astenersi da qualsiasi alimento per periodi anche prolungati di tempo è, come già detto in precedenza, una pratica vecchia di decine di migliaia di anni, spesso intesa come momento meditativo all'interno di una pratica religiosa.

Negli ultimi anni, l'idea è stata riproposta sotto forma di Water Fasting, o Digiuno d'Acqua recuperando rapidamente popolarità come strategia rapida per la perdita del peso in eccesso. Anche qui il nome dice tutto: si tratta di eliminare tutti gli alimenti, assumendo unicamente acqua.

Di fatto, diversi studi clinici hanno dimostrato che il digiuno a base di acqua può avere davvero dei benefici sulla salute, abbassando il rischio di alcune malattie croniche e stimolando l'autofagia, ossia il consumo del grasso depositato. Purtroppo, se è vero che esistono dei benefici, è altrettanto vero che sappiamo poco sui rischi connessi a questo tipo di digiuno, che sicuramente non è adatto a tutti.

La maggior parte dei digiuni di questo tipo durano tra le 24 e le 72 ore. Ci sono molte varianti, tra le quali la Lemon Detox Diet è particolarmente popolare. L'idea sarebbe quella di purificare l'organismo e regolare il pH assumendo unicamente un mix di succo di limone, acqua, sciroppo d'acero e pepe di cayenna, per un massimo di 7 giorni.

Visto il carattere estremamente drastico di questo digiuno, è opportuno iniziarlo solamente sotto supervisione medica, se si è in ottima salute e, abbastanza ovviamente, non durante la crescita o la gravidanza.

La scienza non fornice indicazioni precise su come approcciare regimi di digiuno così impegnativi. Una precauzione sensata può essere quella di trascorrere 3 o 4 giorni preparando il proprio corpo al digiuno, tramite una progressiva riduzione dell'apporto calorico, oppure digiunando per parte del giorno, come nel caso delle diete 16:8 o OMAD.

Una volta cominciato il digiuno, non si dovrebbe bere nulla tranne che acqua, o la mistura di limone se seguiamo la Lemon Detox. Bisogna aspettarsi di consumare circa 2-3 litri di acqua al giorno. Dopo un tempo che va da 1 a 3 giorni, si inizia a reintegrare lentamente gli alimenti. Un'abbuffata incontrollata può essere infatti molto pericolosa, determinando un rapido cambiamento nei fluidi e nel livello di elettroliti presenti nell'organismo. La regola di massima è quella di prendersi un tempo pari a quello del digiuno per reintegrare gli alimenti nella propria dieta, partendo da quelli più digeribili, come frutta e verdura, per aggiungere poi quelli più complessi con gradualità.

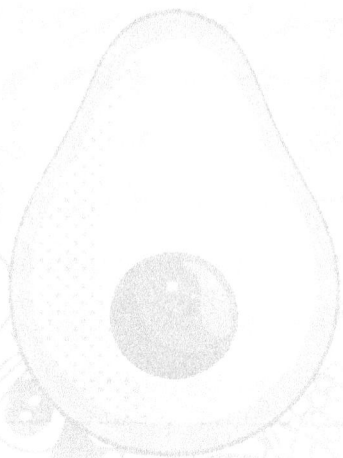

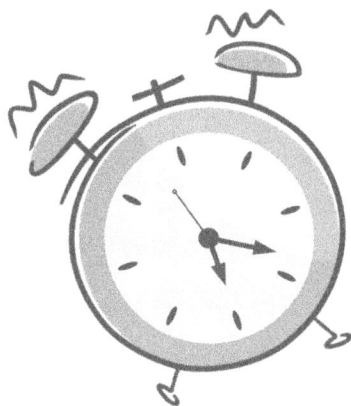

# Capitolo 6
# I Pro e i Contro

Rispetto ad altri approcci dietetici, la maggior parte delle persone trova il digiuno intermittente relativamente più semplice da seguire, dal momento che non vieta nessun alimento in particolare. Molte persone ritengono preferibile astenersi dal cibo per qualche ora in più, piuttosto che doversi privare per mesi dei loro cibi preferiti.

I body-builder, addirittura, sostengano che digiunare in modo intermittente permetta di aumentare il volume della massa muscolare senza correre il rischio di un aumento parallelo della massa grassa.

Per questi e altri motivi il digiuno intermittente ha guadagnato in quest'ultimo periodo una sempre crescente attenzione e popolarità. Agli studi scientifici toccherà il compito di confermarne la validità a lungo termine. Per ora ci limitiamo a riportare i dati a nostra disposizione.

Facciamo riferimento all'articolo Effects of Intermittent Fasting on Health, Aging, and Disease dei dottori Rafael De Cabo del National Institute of Aging di Baltimora e Mark Mattson della Johns Hopkins University, entrambi di Baltimora, negli Stati Uniti. Mark Mattson, in particolare, segue il digiuno intermittente da circa vent'anni, e afferma che alimentarsi in maniera intermittente è una scelta che può far parte di uno stile di vita sano; in questo caso, quindi, non si tratta di una dieta per perdere peso, ma di un vero e proprio stile di vita.

Mattson sostiene che l'esaurimento delle riserve di glucosio e il ricorso al grasso come fonte energetica, aiuterebbero a regolare la glicemia e migliorerebbero la resistenza allo stress. Altri benefici indotti dal digiuno si estenderebbero a una riduzione della pressione sanguigna, dei livelli di trigliceridi nel sangue e del battito cardiaco a riposo.

Ma l'autore si spinge oltre. Anche se ci sarà bisogno di approfondire con altre ricerche, secondo Mattson non si deve escludere che in futuro la dieta del digiuno intermittente possa diventare una delle possibilità per prevenire o quanto meno ritardare l'inizio di un processo neurodegenerativo.

Alcuni degli studi citati da De Cabo e Mattson affermano che:

- Il digiuno intermittente, attivando determinati ormoni (che, come la noradrenalina, influenzano la combustione dei grassi), contribuisce innalzare il metabolismo basale (ossia il dispendio energetico di una persona a totale riposo) in modo evidente, con incrementi che vanno dal 3% al 14%.

- Il digiuno intermittente può di per sé, a parità di calorie assunte, determinare una perdita di peso del 3-8% nell'arco di 3-24 settimane. Secondo lo stesso studio, le persone coinvolte avrebbero perso anche tra il 4% e il 7% del girovita, evidenziando in modo inequivocabile una perdita significativa di grasso addominale che, accumulandosi attorno agli organi, è causa di molti disturbi.

- Il digiuno intermittente causerebbe minore perdita di tono muscolare rispetto alla restrizione calorica continua delle diete tradizionali

Alcuni detrattori di questo approccio alimentare sostengono che la sua efficacia è sostanzialmente dovuta alla maggiore facilità di ridurre le calorie limitando il numero di pasti giornalieri, piuttosto che a reali effetti fisiologici. In ogni caso, veri o presunti che siano, procediamo con una breve esposizione di benefici e rischi connessi all'adozione di questo regime di restrizione alimentare, qui riassunti in una tabella comparativa.

| Effetti positivi del digiuno | Effetti negativi del digiuno |
| --- | --- |
| Stimolo Ormeico | Difficile gestione dell'appetito |
| Autofagia (per digiuni prolungati) | Spossatezza fisica |
| Ottimizzazione profilo ormonale | Spossatezza mentale |
| Incremento GH | Irritabilità |
| Migliore sensibilità insulinica | Eccesso di chetosi (per soggetti diabetici) |
| Effetto antinvecchiamento | |
| Rafforzamento sistema immunitario Prevenzione di malattie | |

## BENEFICI DEL DIGIUNO INTERMITTENTE

Sembra che il digiuno intermittente, oltre a favorire la perdita di grasso corporeo, sia in grado di attivare una serie di reazioni benefiche, tra cui:

- Stimolo ormeico, inteso come uno stress a cui in corpo reagisce rinforzandosi. Se eseguito correttamente, il digiuno intermittente produce una risposta riparativa e rinforzante da parte dell'organismo, come succede quando ci si sottopone ad un allenamento fisico. Questo contribuirebbe alla riduzione delle infiammazioni, alla salute del cuore e del cervello e alla riduzione dei fattori di rischio legati al cancro.

- Autofagia, ossia il nutrirsi di sé stessi. Il deficit calorico spinge il corpo a cannibalizzarsi, nutrendosi delle parti vecchie o danneggiate, velocizzando in questo modo il meccanismo di rigenerazione cellulare. In realtà, l'autofagia è stata osservata soprattutto nei casi di digiuno prolungato. Esula dunque dalla nostra trattazione in senso stretto, perché questo non è il caso del digiuno intermittente, che invece vede in primo piano il meccanismo della lipolisi, ossia della scissione dei grassi.

- Ottimizzazione del profilo ormonale. L'organismo umano modula la produzione di ormoni in base all'alimentazione; quando è sottoposto a digiuno, regola la produzione di cortisolo, testosterone e glucagone, di fatto accelerando il metabolismo dei lipidi.

La rivista americana Healthline, che si occupa di scienza della nutrizione, ha più volte elogiato il digiuno intermittente, evidenziandone altri effetti positivi:

- Incremento della produzione di GH, o ormone della crescita, fino a cinque volte, con effetti notevoli sul dimagrimento e sulla crescita muscolare.

- Miglioramento della sensibilità insulinica; abbassando il livello di insulina nel sangue, l'organismo è costretto ad attingere al grasso corporeo, che di fatto viene reso maggiormente accessibile.

- Potenziamento dei processi di rigenerazione cellulare (che spinti al limite portano all'autofagia, di cui già si è parlato).

- Potenziamento della funzionalità dei geni correlati alla longevità e alla protezione dalle malattie. In particolare, test di laboratorio effettuati sui topi hanno provato un allungamento della vita media di questi animali di un fattore che varia dal 36% all' 83%.

- Prevenzione da alcune malattie: sembra che la pratica del digiuno intermittente aiuti a combattere la predisposizione a diverse patologie, tra cui diabete e ipertensione.

## CONTROINDICAZIONI DEL DIGIUNO INTERMITTENTE

Abbiamo detto più volte che gli studi scientifici relativi alla pratica del digiuno intermittente sono ancora pochi, e questo vale soprattutto per il discorso degli effetti collaterali o comunque negativi.

Abbiamo anche già detto che, come per qualsiasi variazione alla propria dieta, prima di intraprendere questo tipo di percorso sia opportuno consultare uno specialista allo scopo di valutare il proprio stato di salute generale, e che le donne in stato interessante o che allattano, le persone anziane, i bambini e, in generale, le persone affette da patologie incompatibili dovrebbero evitare di praticarlo. Vediamo rapidamente i più diffusi effetti indesiderati.

- La gestione dell'appetito è un fatto soggettivo, ma una cosa è certa: almeno all'inizio, digiunare per 16 o più ore non è semplice. Ci sono persone che hanno bisogno di mangiare, magari poco, ma più volte al giorno. Ci sono persone che se saltano un pasto letteralmente non stanno in piedi. Questo porta a trasgredire, magari di nascosto, giustificandosi con la stanchezza della giornata, con il momento stressante, o altre scuse più o meno plausibili, che però portano al fallimento della dieta, con conseguenze sgradevoli a livello psicologico e fisico, perché come per qualsiasi altra dieta dimagrante, se digiunerete per finta è molto probabile che vi ritroverete, alla fine, più grassi di come avete cominciato.

- I problemi di spossatezza fisica e mentale, nonché di irritabilità, sono comuni a cui intraprende la pratica del digiuno intermittente. Saltare un pasto non piace a nessuno, siamo onesti. Astenersi dal cibo causa ipoglicemia, che poi è proprio quello che vogliamo ottenere, perché la mancanza di zuccheri nel sangue innesca la gluconeogenesi e quindi, come abbiamo visto, l'utilizzo del grasso corporeo per il sostentamento, il che porta a dimagrire; ciò nonostante, almeno nelle fasi iniziali, in genere per il primo mese, si è soggetti a sintomi quali stanchezza, sudori freddi, difficoltà di prendere sonno, cattivo umore. Naturalmente tutto ciò è legato ad una fase di adattamento, durante la quale il nostro organismo è disorientato, il che lo porta successivamente a decidere di ricavare l'energia necessaria dal grasso corporeo, per cui si tratta di una condizione sostanzialmente passeggera, fermo restando che non tutti siamo adatti a questo tipo di alimentazione. Per completezza, devo riportare che ci sono studi che sostengono il contrario, affermando che il digiuno intermittente favorirebbe la produzione di serotonina, con conseguente senso di pace, soddisfazione e relax. Purtroppo, la carenza di evidenze scientifiche rende difficile esprimere certezze.

- Una chetosi incontrollata può sfociare in un eccesso di chetoni nel sangue, detto chetoacidosi, che sarebbe l'acetone di cui alcuni di noi soffrivano da piccoli. In realtà, questo non succede praticamente mai nel caso del digiuno intermittente, salvo nei casi di persone affette da diabete di tipo I, che dovrebbero comunque modificare la propria alimentazione sono sotto stretto controllo medico. La difficoltà a produrre insulina potrebbe portare a livelli incontrollati di zuccheri e chetoni nel sangue, con gravi conseguenze su fegato e reni che possono portare addirittura al coma e alla morte. Lo ribadisco, questo non vale praticamente mai per le persone sane.

È doveroso aggiungere che il digiuno intermittente pare prevenire con efficacia il diabete di tipo II, quello dovuto all'eccesso di alimentazione, andando ad alleviare i sintomi dei pazienti che ne sono affetti. Una volta di più: ne sappiamo ancora troppo poco.

In definitiva, con le dovute premesse, un soggetto sano che desideri perdere peso può avvicinarsi tranquillamente alla pratica del digiuno intermittente, sperimentandone i molteplici benefici.

A livello di efficacia, il rischio è che questa pratica diventi il rifugio di tutte le persone che, incapaci di controllare la propria alimentazione nella quotidianità, preferiscono concentrare i loro sforzi in qualche giorno di digiuno, sperando in un risultato rapido. Purtroppo, i miracoli non esistono, quantomeno in campo dietetico: i risultati rapidi, altrettanto rapidamente svaniscono, lasciando l'organismo in uno stato di stress che innesca una spirale di propositi impossibili da mantenere, abbuffate, senso di colpevolezza, frustrazione e depressione dalla quale poi diventa difficile uscire.

La salute del corpo passa attraverso delle buone e semplici regole ripetute nel tempo, e seguendo una dieta equilibrata ogni giorno per lunghi periodi sarete comunque in grado di ottenere la forma fisica desiderata. Questo significa migliorare in modo costante e sistematico la qualità della propria vita.

Il successo sta dalla parte di chi ha il coraggio di modificare le proprie abitudini giorno dopo giorno, senza affidarsi a soluzioni lampo, cercando di trovare il modo di regolare la propria quotidianità secondo uno schema sano, da portare avanti tutta la vita.

Pertanto, oltre a consultare uno specialista, prima di avvicinarsi alla pratica del digiuno sarebbe opportuno consultare anche sé stessi, chiedendosi quali siano i propri obbiettivi a breve e lungo termine, quale sia la propria motivazione, e quanto siamo disposti a impegnarci per raggiungere l'obbiettivo che ci siamo prefissati.

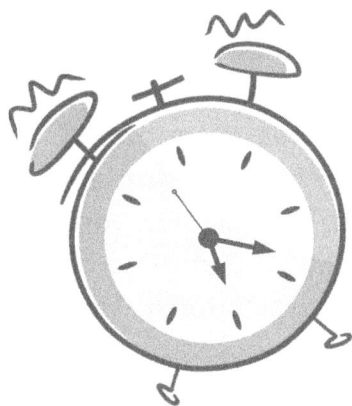

# Capitolo 7
# La Dieta Chetogenica

Avrete notato che, molto spesso, i concetti di digiuno intermittente e dieta chetogenica vengono accoppiati. Un po' per moda, un po' perché effettivamente le due strategie lavorano bene insieme.

Quando abbiamo esposto le varie tipologie di digiuno intermittente, è sempre stata fatta una importante precisazione: digiunare per poi abbuffarsi non porta a niente. Anzi, lasciatemi essere più preciso: porta a ingrassare. L'organismo, messo in allarme dai periodi di ristrettezza, immagazzina tutto quello che può, per mettersi al riparo da eventuali altri digiuni futuri. Che fare allora?

La cosa migliore è, senza alcun dubbio, abbinare al digiuno un regime controllato. Qualsiasi dieta è meglio che nessuna dieta ma, come vedremo poi, ci sono ragioni per le quali la dieta chetogenica si abbina in modo particolare efficace al digiuno intermittente.

## COSA È LA DIETA CHETOGENICA?

La dieta chetogenica nasce negli Anni '20 per aiutare i bambini soggetti ad attacchi epilettici, nei confronti dei quali i farmaci in uso all'epoca non riuscivano a costituire una cura efficace. Con l'avvento di nuovi farmaci, non tantissimi anni dopo, questo regime alimentare cade in disuso.

Il revival arriva negli Anni '60 e '70, in seguito al benessere economico della società occidentale che, inevitabilmente, ha portato ad un forte aumento del numero di persone in sovrappeso, con conseguente ritorno all'interesse nei riguardi di diete alternative. Risalgono a quel periodo il controverso PSMF (Protein Sparing Modified Fast, o digiuno modificato a risparmio di proteine), dieta che prevedeva un basso apporto di grassi e carboidrati, con l'intento di preservare le proteine dell'organismo e di sfruttare il grasso corporeo come fonte di sostentamento. Da quel momento in poi, si è verificata una fioritura di regimi alimentari a basso contenuto di carboidrati, o diete low carb, di cui abbiamo già parlato in un altro volume. Al di là delle differenze procedurali, il meccanismo di base rimane lo stesso: limitare al massimo l'assunzione di carboidrati, per effettuare uno spostamento metabolico in favore del consumo del grasso corporeo, e assumere la quantità di proteine strettamente necessaria alla preservazione della massa magra. I grassi forniscono la maggior parte dell'introito calorico giornaliero, che comunque deve rimanere controllato, a seconda degli obbiettivi di chi intende seguire la dieta.

Si torna a parlare esplicitamente di dieta chetogenica a seguito degli effetti miracolosi di questo regime alimentari sul figlio del produttore hollywoodiano Jim Abrahams, affetto da grave epilessia. Da qui in poi, la dieta torna alla ribalta, e tutt'ora è una tra le diete più popolari in assoluto.

Allo stato attuale, la dieta chetogenica ha tre applicazioni principali:

• Il rapido dimagrimento

• La cura di patologie metaboliche, tra cui eccesso di glicemia, di trigliceridi o ipertensione

• La gestione dei sintomi associati all'epilessia infantile

## COME FUNZIONA LA DIETA CHETOGENICA?

Come abbiamo già detto, la regola principale consiste nell'assunzione di medi quantitativi di proteine e alte quantità di grassi a discapito dei carboidrati, che vengono severamente penalizzati. Rispetto ad altre popolari diete low-carb, in primis la dieta Atkins, La dieta chetogenica mantiene un controllo sul quantitativo di cibo consumato e sulla qualità degli ingredienti scelti. Le abbuffate nel weekend sono da dimenticare.

Ricapitolando, i principi cardine della dieta chetogenica sono due:

1. Il controllo dell'apporto calorico giornaliero

2. La ripartizione dei nutrienti secondo regole ben precise, con forte penalizzazione per i

carboidrati

Per una trattazione del primo punto vi rimandiamo al primo volume della serie, La Dieta Chetogenica. Resta inteso che una quantità di nutrienti inferiore al fabbisogno giornaliero porta a perdita di peso, ma è il secondo punto che caratterizza questo tipo di alimentazione perché, se è vero che si può perdere peso con qualunque dieta, è altrettanto vero che molte diete non si pongono il problema di cosa stiamo perdendo. La dieta chetogenica, al contrario, è fortemente focalizzata sulla perdita di massa grasso, preservando al contempo la massa magra e quindi, in definitiva, la buona funzionalità dell'organismo.

Nel dettaglio, la ripartizione dell'apporto calorico va a determinare le quantità di nutrienti assunti come spieghiamo di seguito.

La dieta chetogenica prevede una ripartizione secondo lo schema seguente: 10% carboidrati, 20% proteine, 70% grassi. I carboidrati vanno comunque limitati a 50g giornalieri. Prestate attenzione: queste percentuali sono riferite all'apporto calorico giornaliero, non al peso dei singoli nutrienti. facciamo un esempio per chiarire.

Supponiamo che si decida di assumere 2000 Kcal giornaliere; in base a quanto detto, dovremo assumere 200 Kcal dai carboidrati, 400 Kcal dalle proteine e 1400 Kcal dai grassi. Ricordando che, con buona approssimazione, proteine e carboidrati sviluppano 4 Kcal per grammo, e che i grassi sviluppano 9 Kcal per grammo, assumeremo quindi ogni giorno 50g di carboidrati, 100g di proteine e corca 155g di grassi.

Ci sono numerosi siti web e app per smartphone che rendono semplicissimi questi calcoli.

A livello biochimico, come abbiamo già visto, quando l'organismo esaurisce energie derivanti dai carboidrati, cerca di reperire le risorse energetiche di cui ha bisogno utilizzando le riserve di grasso accumulato che ha a disposizione. Di fatto, quasi tutte le cellule del nostro organismo hanno la possibilità di sfruttare l'energia derivante dal metabolismo dei carboidrati come da quello dei grassi; anche le proteine possono essere utilizzate come combustibile, ma questo non è auspicabile, perché rischia di portare ad utilizzare la massa magra, che invece vogliamo preservare. Nel momento in cui viene meno il glucosio, la combustione dei grassi fa sì che il fegato produca i corpi chetonici tramite una reazione di gluconeogenesi, ed entriamo nella cosiddetta chetosi. In questo stato i corpi chetonici, che hanno una velocità di assimilazione paragonabile a quella degli zuccheri, di fatto diventano il combustibile dei muscoli, del cuore e del cervello; se i grassi introdotti nella dieta non sono sufficienti, a causa di un apporto calorico giornaliero controllato, ecco che andremo ad intaccare le riserve adipose, ossia, in una parola, dimagriremo. La massa magra corporea non verrà intaccata, dal momento che la quantità di proteine assunte con la dieta sarà sufficiente a metterla al sicuro.

Insomma, la chetosi è la condizione auspicabile per chi desidera dimagrire tramite la dieta chetogenica, ma come capiamo di essere in stato di chetosi? I metodi sono due: o tramite le analisi del sangue o, più comodamente, tramite l'analisi delle urine, che può essere tranquillamente eseguita a casa, utilizzando cartine di test facilmente reperibili in farmacia. Nelle fasi iniziali della dieta, la chetosi è accompagnata da tipici sintomi, tra i quali presenza di bocca asciutta, sensazione di sete, aumento della diuresi, presenza di alito o sudore acetonico, riduzione dell'appetito, e spossatezza. Tutti questi sintomi vanno a scomparire non appena l'organismo di abitua ad attingere l'energia necessaria dal metabolismo del grasso corporeo.

In realtà la presenza di chetoni nel sangue è qualcosa di normale, parliamo di chetosi quando la concentrazione di chetoni supera gli 1,5 mmol/l. Da 1,5 a 3 mmol/l siamo nella situazione ideale per il dimagrimento; valori di molto superiori, pur non essendo in sé pericolosi, andrebbero evitati se non per periodi brevi. In effetti i detrattori di questo tipo di alimentazione sostengono che a lungo andare la chetosi sovraccarichi il fegato e i reni, con conseguenze anche gravi. Diciamo che tutto ciò è molto soggettivo, ma in ogni caso le raccomandazioni sono due: usate le cartine per tenere sotto controllo il livello di chetoni e, comunque, prima di intraprendere questo percorso alimentare consultate un professionista specializzato, per valutare se il vostro stato generale di salute lo renda praticabile.

Quindi cosa possiamo mangiare quando seguiamo la dieta chetogenica?

Abbiamo già spiegato a grandi linee come suddividere i diversi nutrienti, e l'idea di base rimane quella di assumere una quantità molto limitata di carboidrati.

Gli alimenti consigliati per entrare in stato di chetosi quindi sono:

• Carne e pesce

• Uova

• Latticini

• Grassi e oli

• Verdure povere di carboidrati

Al contrario, quelli sconsigliati sono:

• Cereali, pane, pasta

- Patate

- Frutta

- Legumi

- Bibite dolci, birra, alcolici in generale

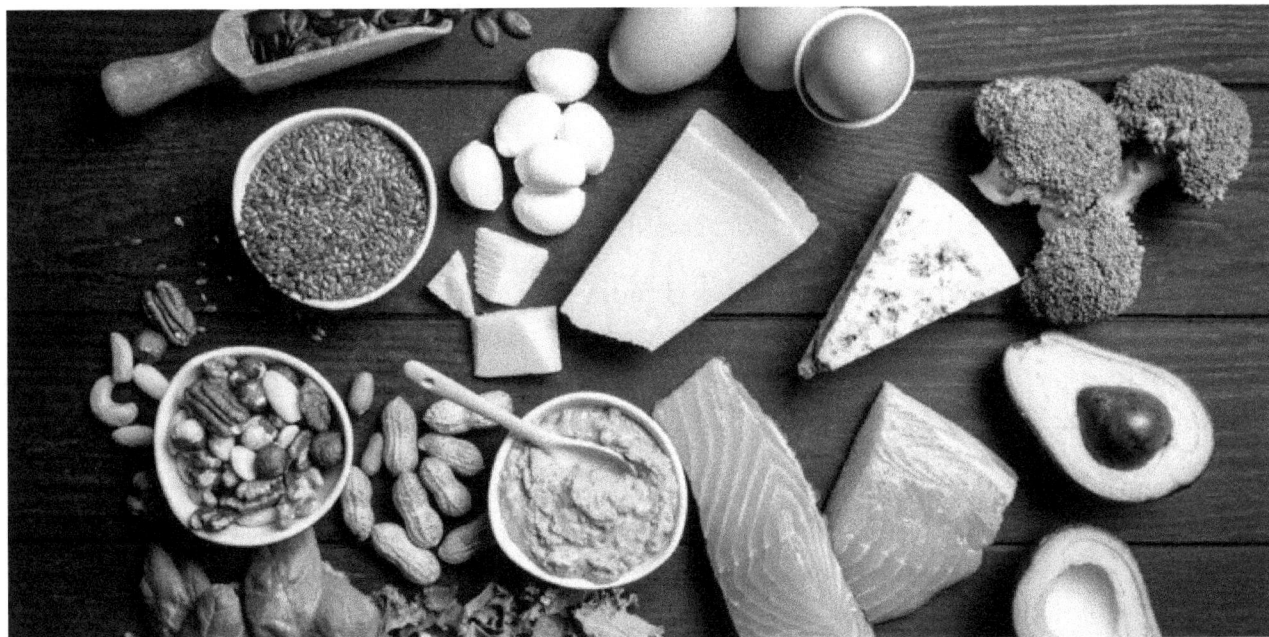

È bene precisare che, quando parlo di alimenti sconsigliati, non sto dicendo che i carboidrati facciano male. Al contrario. È noto a tutti che la frutta, i legumi, i cereali, siano alimenti sanissimi. Qui parliamo di persone che desiderano perdere peso, e per le quali un'assunzione di carboidrati oltre i 50g giornalieri può costituire un ostacolo invalicabile. Le persone in forma, che vivono in modo attivo, possono assumere tutti i carboidrati che desiderano, compatibilmente con la propria tendenza a ingrassare. Potremmo affermare che ciascuno di noi ha la sua quantità giornaliera ideale di carboidrati, e per questo motivo anche chi segue una dieta chetogenica è liberissimo di sperimentare con quantità superiori ai 50g, a patto di continuare a dimagrire. Adattare la dieta alle proprie caratteristiche non solo è possibile, ma addirittura consigliato.

## SINERGIA CON IL DIGIUNO INTERMITTENTE

Come già anticipato, abbinare digiuno intermittente e dieta chetogenica è molto frequente, e a questo punto probabilmente avrete già capito il perché: I due metodi sono accomunati dal fatto che entrambi attivano la produzione di chetoni, le molecole risultanti dalla scomposizione del grasso e che vengono utilizzate al posto dei glucidi.

Ricorderete, quando abbiamo descritto le varie tipologie di digiuno intermittente, che abbiamo precisato che alternare digiuno ad alimentazione indiscriminata sia una pratica sconsigliata, che non porta a risultato alcuno. Anche nelle fasi di alimentazione è opportuno prestare attenzione a come ci si alimenta, si si desidera avere successo. E allora cosa ci può essere di più efficace che abbinare il digiuno ad una alimentazione che rafforza l'utilizzo del grasso corporeo come combustibile?

In effetti, la dieta chetogenica associata al digiuno intermittente può aiutare a raggiungere più rapidamente lo stato di chetosi; questo perché, durante il digiuno, il corpo preserva il suo bilancio energetico cambiando la fonte di sostentamento dai carboidrati ai grassi, e questa è esattamente la premessa della dieta chetogenica.

Dal momento che durante il digiuno i livelli di insulina e il glicogeno immagazzinato decrescono, portando il corpo a bruciare il grasso in modo naturale, chi fatica a raggiungere la chetosi durante una dieta chetogenica può integrarla con il digiuno intermittente per raggiungere il risultato desiderato.

Il digiuno e la dieta chetogenica sono quindi potenti alleati per la perdita di grasso, e questo dipende dal processo di termogenesi (o produzione di calore), che viene rafforzato dal digiuno intermittente.

In effetti, diversi studi hanno dimostrato come l'abbinamento di queste due filosofie alimentari costituisca uno strumento efficacissimo per eliminare il grasso in eccesso; in uno di questi studi, in particolare, della durata di otto settimane, 34 uomini sottoposti ad allenamenti di resistenza, abbinando dieta chetogenica e digiuno intermittente con modalità 16:8, hanno riportato una perdita di grasso corporeo superiore di circa il 14% rispetto al gruppo di controllo, che ha praticato la medesima attività fisica, seguendo unicamente una dieta chetogenica con il medesimo apporto calorico giornaliero, alimentandosi con i tre pasti classici.

Si è notato inoltre che il digiuno intermittente aiuta a preservare la massa muscolare nei periodi di perdita di peso, aumentando anche il rendimento energetico. Questo fatto può risultare particolarmente utile a chi sta seguendo una dieta chetogenica e vuole migliorare la performance atletica riducendo la massa grassa.

Riassumendo: combinare il digiuno intermittente con una dieta chetogenica può aiutare a raggiungere la chetosi più rapidamente e perdere più grasso rispetto a chi si limita a seguire la dieta chetogenica. Combinare i due non pone di fronte a pericoli per la salute nella maggior parte dei casi.

Valgono sempre le dovute precisazioni: il digiuno intermittente deve essere intrapreso solo previa consulto medico e, in particolare donne incinte, o che allattano, o bambini nell'età della crescita, persone diabetiche o soggette a problemi cardiovascolari non dovrebbero avvicinarsi alla pratica del digiuno, se non sotto stretto controllo medito.

Inoltre, anche se molte persone trovano utile combinare le due pratiche, è importante notare che questo non vale per tutti. Per taluni il regime chetogenico unito al digiuno può risultare troppo faticoso, o si possono sperimentare effetti controproducenti, come il desiderio irresistibile di abbuffarsi nei giorni di non digiuno, la stanchezza fisica o l'irritabilità.

Infine, nonostante il digiuno intermittente possa favorire la chetosi, se praticato da solo non la genera automaticamente, non per tutti quantomeno. Per diverse persone gli intervalli tra un pasto e l'altro sono troppo brevi per innescare la gluconeogenesi e la produzione di corpi chetonici.

La scelta di combinare i due regimi dipenderà dai propri obiettivi e dalla responsività del singolo individuo. È possibile sperimentare per qualche tempo, e verificare in prima persona se la combinazione dei due approcci funzioni meglio o peggio della pratica di uno dei due, in modo da poter seguire a strada che risulta più efficace.

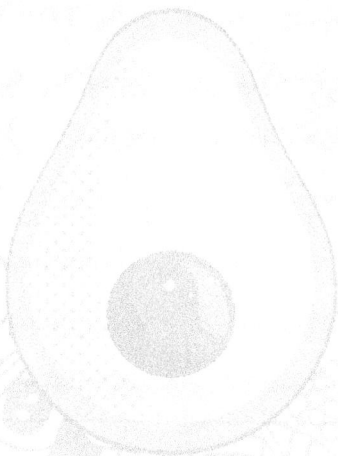

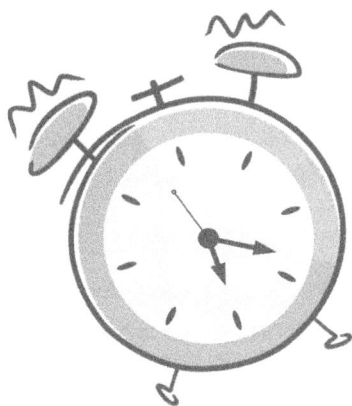

# Capitolo 8
# Digiuno e Sport

**C**hi adotta un approccio evoluzionistico, andando a ripercorrere la storia dell'uomo dalle sue origini, sostiene che una dieta in cui si alternano periodi privi di cibo a momenti in cui invece ci si alimenta liberamente, somigli molto alle nostre condizioni naturali da un punto di vista evolutivo.

Cosa significa? Beh, se paragoniamo il lasso di tempo in cui abbiamo avuto a disposizione cibo derivante dalla coltivazione e dall'allevamento con l'intera durata evolutiva della specie umana, oltre un milione di anni, ci rendiamo conto che il nostro DNA è stato in gran parte plasmato dalla condizione di cacciatore/raccoglitore dell'uomo preistorico, che non disponeva certo di supermarket e frigoriferi, e mangiava quando poteva.

In effetti il corpo umano si è da sempre adattato a brevi periodi di digiuno; la maggior parte delle persone digiuna, nel senso di astenersi dall'assunzione di alimenti, per una dozzina di ore durante l'arco della giornata, cioè il tempo compreso tra il momento della cena e quello della successiva prima colazione. La teoria evoluzionistica, spingendo oltre queste considerazioni, ritiene che la presenza di digiuni, anche più consistenti, facciano parte di uno stile alimentare in grado di assecondare al meglio i meccanismi fisiologici propri della nostra evoluzione come specie.

Nei capitoli precedenti abbiamo diffusamente illustrato come l'organismo umano gestisca senza alcun problema digiuni brevi. In tempi brevi, infatti, sarà il fegato a occuparsi di produrre glucosio a partire dal glicogeno epatico. La situazione però cambia radicalmente quando si digiuna dalle 12 alle 48 ore, perché durante quel periodo vengono utilizzati i grassi e gli amminoacidi; digiuni ancora più prolungati portano alla formazione dei corpi chetonici e alla riduzione drastica nel consumo delle proteine, che vengono invece preservate. Il corpo intraprende il processo di autofagia e il dispendio energetico per crescita e riproduzione cellulare viene interrotto. Capirete immediatamente che questo è poco compatibile con il processo di allenamento sportivo.

La privazione alimentare per un breve periodo, come vedremo, può essere ottimizzata durante specifiche sessioni di allenamento, mentre è vero in ogni caso che un digiuno prolungato è assolutamente controindicato per chi fa sport. Il fatto di arrestare la riproduzione cellulare è incompatibile con il concetto di allenamento, si a livello di riparazione delle cellule danneggiate, che a livello di creazione di nuova massa muscolare. Insistendo a prolungare il digiuno, non solo l'attività sportiva è compromessa, ma per fare fronte al fabbisogno energetico l'organismo inizierà a utilizzare le proteine presenti nei tessuti e negli organi, con il rischio di causare diverse disfunzionalità.

Diverso il discorso nel caso di digiuno intermittente e, in effetti, negli ultimi anni se ne è parlato parecchio in ambito sportivo. Tipicamente, chi abbina il digiuno intermittente all'attività sportiva lo fa con l'obiettivo di migliorare la composizione corporea, in particolar modo ridurre la massa grassa preservando, al contempo, muscoli e massa magra in generale. Questo non toglie che ci siano atleti che sostengono di utilizzare con profitto il digiuno intermittente per favorire l'aumento della massa muscolare.

L'attività motoria influisce sulla chetosi in modo diverso, a seconda dell'intensità dell'attività stessa. Fermo il fatto che un regime alimentare basato su diete chetogeniche e/o digiuno mette il fisico in una situazione di stress, sopportabile nel breve termine ma da evitare per periodi lunghi, vediamo questa differenza fondamentale: un esercizio fisico moderato, ossia dove sforzo e intensità si collocano a livelli medio-bassi, favorisce lo smaltimento dei chetoni prodotti dall'organismo. Al contrario, un livello di attività fisica elevato aumenta le richieste energetiche di glucosio e per questo motivo spinge in corpo a produrre, e accumulare, chetoni in eccesso.

Una cosa è certa: l'idea di allenarsi a digiuno, soprattutto al mattino, non è nuova. Si tratta normalmente di allenamenti aerobici.

Definiamo brevemente i concetti di allenamento aerobico e anaerobico; sostanzialmente stiamo parlando della modalità tramite la quale l'organismo produce l'ATP, molecola fondamentale per l'attività muscolare. Nel caso di allenamento aerobico l'ATP viene prodotto in presenza di ossigeno, nel caso anaerobico in assenza di ossigeno. Un esempio tipico di attività aerobica è la corsa a bassa intensità, mentre un caso tipico di attività anaerobica potrebbe essere l'allenamento con i pesi.

In effetti, correre a bassa intensità per un periodo prolungato, anche per più di un'ora, senza aver assunto nulla a colazione, secondo alcuni nutrizionisti abituerebbe l'organismo ad assimilare meglio i grassi. Sarebbe quindi raccomandabile per determinate categorie di sportivi, ossia quelli che praticano sport di resistenza.

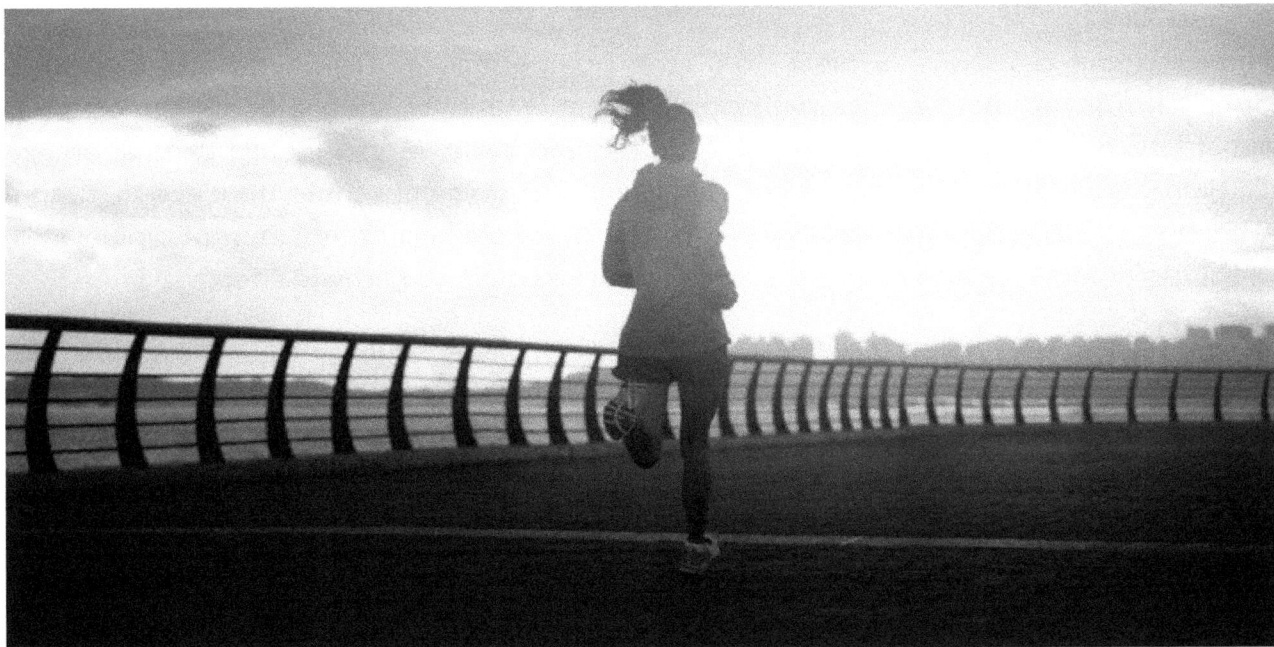

Esistono però tecnici e atleti, supportati da parte della letteratura scientifica, che non sono d'accordo con questa metodologia. Il tema è ancora dibattuto e sicuramente attuale, alla luce di quella che sta diventando una moda sempre più diffusa.

Analizziamo in maggiore dettaglio come dieta chetogenica e digiuno intermittente si rapportino con il concetto di attività sportiva.

## ALLENARSI DURANTE IL DIGIUNO

Si tratta di un argomento piuttosto popolare. Ormai moltissime persone praticano sport a livello amatoriale, che si tratti della corsetta occasionale per mantenere la forma fisica, o della partita a calcetto con gli amici, o ancora della passeggiata in montagna con la bella stagione. Sono attività che oramai sono entrate a far parte, nell'immaginario discorso, del concetto di prendersi cura di sé stessi, che spopola sui media.

Sappiamo che chi segue la dieta 16:8 (che prenderemo in considerazione in quanto forma di digiuno intermittente più popolare) generalmente sceglie come periodo per alimentarsi quello che va dalle 12 alle 20. Il digiuno avviene quindi dalla cena al pranzo del giorno successivo. Ricordiamo che durante il digiuno è consentito bere acqua, tisane, tè o caffè; se mantenere il corpo correttamente idratato è importante mentre digiuniamo, lo è doppiamente de abbiamo deciso di abbinare al digiuno l'attività sportiva.

Tipicamente, chi si allena a digiuno lo fa nelle prime ore della mattina, prima di andare a lavoro o comunque di iniziare la giornata. Questo va bene, anche se idealmente sarebbe meglio ancora farlo in tarda mattinata, prima del pranzo, cosicché poco dopo il corpo possa recuperare e rigenerarsi in modo più efficiente. Sembra infatti che le riserve di glicogeno vengano ripristinate più rapidamente quando mangiamo entro le due ore dalla fine dell'allenamento. Questa strategia potrebbe non essere adatta a tutti, a meno di non avere la fortuna di potersi allenare e poca distanza dall'ufficio o dal luogo in cui svolgiamo le nostre attività quotidiane. Naturalmente, se stiamo abbinando la dieta chetogenica al digiuno intermittente, dovremo alimentarci di conseguenza, ossia rispettando la ripartizione di carboidrati, proteine e grassi che abbiamo già visto in precedenza.

I vantaggi normalmente associati alla pratica dell'attività sportiva in concomitanza con il digiuno intermittente sono la diminuzione del proprio peso, una riduzione della massa grassa ma non della massa magra e il miglioramento dei processi che portano all'utilizzazione dei grassi di riserva, oltre ad altri benefici legati all'attività metabolica in generale.

Bisogna a questo punto chiarire che siamo entrati nel campo delle ipotesi, perché se è vero che alcuni dati possono essere misurati facilmente, per i benefici metabolici invece ci si affida spesso a studi che non direttamente correlati con lo sport e l'attività fisica.

La domanda che sorge spontanea a questo punto è: quanto è efficace l'allenamento a digiuno? Più o meno di un allenamento normale?

Non è facile dare una risposta definitiva. Ci sono in gioco diversi fattori che potrebbero fare la differenza, quanto so tratta di fornire una valutazione complessiva.

Gli elementi da considerare sono essenzialmente:

• La tipologia di allenamento, aerobico o anaerobico

• L'orario dell'allenamento, nonché la sua durata

• Il numero di ore trascorse dall'ultimo pasto.

È noto che per sostenere uno sforzo fisico il corpo abbia bisogno di energia, ossia di nutrimento. In via generale, tanto maggiore è l'intensità di uno sforzo, tanto più sarà necessario avere a disposizione carburante per l'organismo, ossia zuccheri (assunti direttamente o ricavati dai grassi tramite gluconeogenesi), e quindi in via generale uno sforzo prolungato e di una certa intensità sostenuto a digiuno ci fa andare incontro a un calo drammatico della performance e anche ad alcuni rischi. Nessun maratoneta, sia professionista che amatore, si sognerebbe mai di partire per una 42 km a digiuno. Lo stesso per un ciclista o un nuotatore.

Ma allora, quando ha senso allenarsi a digiuno? Le condizioni possono essere essenzialmente due:

• Se si sta seguendo un preciso programma di allenamento all'interno del quale compaiono sessioni specifiche a digiuno che sono generalmente a intensità medio bassa, e hanno lo scopo di forzare l'organismo a utilizzare in maniera molto efficiente i grassi accumulati;

• Se si esegue l'attività aerobica di intensità medio bassa come allenamento in autonomia, ad esempio facendo jogging, il mattino e senza prima avere assunto nulla. Al termine dell'attività deve poi seguire una normale colazione.

Stiamo parlando di due situazioni che si differenziano per il livello di professionalità e per l'alternatività degli allenamenti, ma sono identiche nella sostanza. Sia che siate seguiti da un personal trainer, sia che agiate in autonomia, è importante arrivare a capire e interpretare i segnali inviati dal nostro organismo; quando ci troviamo in una situazione di stress, è sempre bene ascoltarli rendersi conto di quali siano le nostre reazioni fisiologiche, cercando sempre e comunque di procedere in modo graduale. Tenete presente che, in ogni caso, resta sconsigliato svolgere diverse ore di attività fisica a digiuno.

## L'ALLENAMENTO A DIGIUNO FA DIMAGRIRE?

Molte persone che praticano sport, anche solo amatorialmente, sono convinte che l'allenamento a digiuno favorisca il dimagrimento. Questa teoria si basa sul fatto che, dopo il digiuno notturno, le riserve di glicogeno nel fegato sono più scarse, e questo indurrebbe l'organismo a bruciare più massa grassa.

Studi condotti su soggetti di religione islamica che praticavano il Ramadan hanno effettivamente evidenziato come chi si era allenato a stomaco vuoto aveva consumato una quantità maggiore di massa grassa rispetto a chi aveva svolto l'allenamento a stomaco pieno.

La letteratura scientifica, peraltro, non si esprime univocamente sul punto, e questo dipende da diversi fattori, come il numero ridotto di studi a riguardo e la varietà di fattori che incidono sulla valutazione. È importante quindi chiarire che non c'è una correlazione evidente tra un maggiore consumo di calorie e il digiuno; quello che però risulta interessante è che, a parità di calorie utilizzate, nel caso di allenamento a digiuno queste saranno principalmente prelevate dal grasso corporeo, e non dal glucosio in circolazione, non disponibile.

Finché non ci saranno maggiori e più decisive evidenze sperimentali a riguardo di questa teoria, è bene lasciare la questione aperta. Chi pratica il digiuno intermittente, per scelta personale o religiosa, farebbe bene ad allenarsi con prudenza, controllando attentamente il ritmo dell'allenamento, per non incorrere nel rischio di subire un abbassamento glicemico troppo drastico, che potrebbe risultare pericoloso per la salute.

## CONSEGUENZE NEGATIVE DELL'ALLENAMENTO A DIGIUNO

Come ormai sappiamo, durante un allenamento, il corpo fa affidamento su tre fonti di energia principali, ossia i tre macronutrienti: carboidrati, grassi e proteine.

I carboidrati vengono consumati per primi, e il glucosio derivante dalla digestione, come abbiamo visto, viene immagazzinato nel fegato e nei muscoli sotto forma di glicogeno. È una riserva fondamentale per l'organismo soprattutto durante gli allenamenti ad alta intensità, dove il dispendio energetico è concentrato in un breve tempo e l'organismo si deve affidare alle sostanze già immagazzinate.

Anche per questo motivo, ossia per una più difficile reperibilità del glucosio, durante l'allenamento a digiuno si possono avvertire improvvisa stanchezza e perdita di energia, che sono dovute proprio alla riduzione delle riserve di glicogeno. La quantità di glicogeno presente nel fegato diminuisce molto rapidamente ed è quasi inesistente dopo una notte a digiuno o una sessione di esercizio fisico ad alta intensità.

Certo, noi sappiamo che possiamo ricavare il glicogeno dal grasso corporeo tramite la gluconeogenesi, ma questo limita la capacità di svolgere esercizio fisico ad alta intensità perché il processo di scomposizione del grasso richiede tempi più lunghi rispetto al metabolismo degli zuccheri. Il risultato è che, in condizione di digiuno, non si riesce a sostenere allenamenti troppo intensi. L'organismo ad un certo punto si autolimita.

Avvengono insomma due processi tra loro contrastanti; da un lato, infatti, l'allenamento a digiuno velocizza lo smaltimento del grasso corporeo; dall'altro, però, vengono consumate meno calorie, perché ad un certo punto non ce la facciamo più. Un recente studio pubblicato sul British Journal of Nutrition ha dimostrato che, presi due gruppi di persone di cui le prime tenute a digiuno e le seconde nutrite normalmente, nel corso di un allenamento della durata di 60 minuti, il gruppo che aveva fatto colazione ha bruciato 156 calorie in più rispetto al gruppo a stomaco vuoto. Naturalmente, come per molti altri aspetti di queste teorie, si tratta di un discorso soggettivo. Ci sono persone che utilizzano più agevolmente i grassi, altre che senza carboidrati proprio non si alzano dalla sedia. Sta a voi valutare la risposta del vostro organismo.

Faccio presente, di nuovo, che gli studi sul tema sono pochi e condotti soprattutto facendo riferimento a situazioni particolari, ad esempio il caso di atleti professionisti islamici durante il mese di Ramadan. I pochi studi riguardanti le altre categorie di persone hanno mostrato risultati tutto sommato contrastanti, il che ci insegna, ancora una volta, la necessità di un approccio prudente.

Le diete prolungate, di qualsiasi tipo, possono mettere a rischio il sistema immunitario, indebolendolo. Questo può a sua volta indurre malattie all'apparato respiratorio, soprattutto se ci si allena all'esterno nei mesi freddi. Un altro fatto da tenere in considerazione è la propensione del soggetto a sviluppare disturbi comportamentali legati all'alimentazione; abbiamo già visto che il digiuno comporta questi rischi. Potrete anche essere in splendida forma fisica, ma se tratterete male le persone che avete vicino, non ne guadagnerete in popolarità.

Una cosa è certa: possiamo discutere dell'opportunità di abbinare l'allenamento a un digiuno di tipologia 16:8 o similari, ma digiuni più prolungati, dalle 24 ore in su, possono pregiudicare il recupero della condizione fisica, soprattutto nel caso di carichi elevati di lavoro, incidendo negativamente sulla prestazione e sull'efficacia dell'allenamento.

Concludo dicendo che chi vuole intraprendere un digiuno dovrebbe innanzitutto chiedersi quale sia la sua motivazione: migliorare la composizione corporea, il metabolismo, perdere grasso, calare di peso, guadagnare disciplina nell'alimentazione, migliorare la prestazione sportiva? Obiettivi diversi comportano scelte diverse e i modi e i tempi devono armonizzarsi con il carattere e il bioritmo della persona.

Anche se magari non ce ne rendiamo conto, siamo abituati a mangiare con grande frequenza, senza lasciare spazio al corpo per riposarsi. Se già riuscissimo ad arrivare alle 12 ore continuative di digiuno, sarebbe un bel passo avanti, e probabilmente un compromesso accettabile per molti di noi. Cerchiamo poi di valutare la qualità dei cibi: certo, i valori nutrizionali sono importanti, ma il grasso del pesce azzurro e quello delle merendine preconfezionate sono la stessa cosa?

Allungare il digiuno certo amplifica alcuni effetti ma va fatto rispettando, per quanto possibile, i nostri tempi. Per evitare rischi e disagi inutili, impariamo a prestare maggiore ascolto al nostro corpo. Accettiamo lo stress e allentiamo la pressione quando il fisico manifesta sofferenza. Quando ci sentiamo stanchi, fermiamoci a riconsiderare le nostre scelte. Esistono molti modi per intervenire su dieta e allenamento, e si tratta solo di trovare quello più adatto a ciascuno di noi.

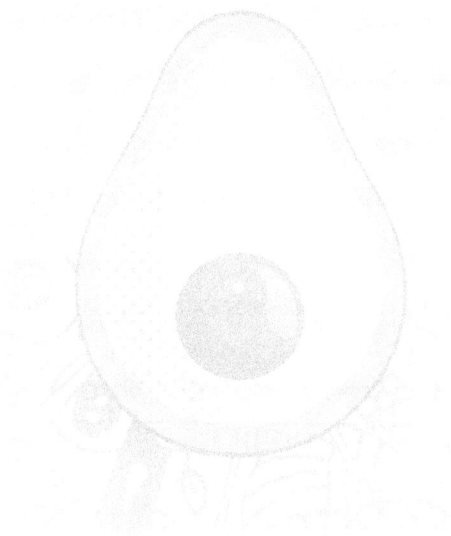

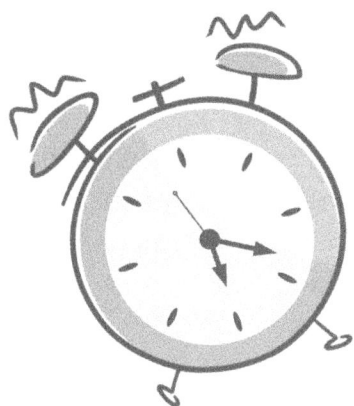

# Capitolo 9
# Piano Alimentare per Una Settimana

Abbiamo discusso in precedenza dell'abbinamento tra digiuno intermittente e dieta chetogenica, evidenziando come sia possibile, in questo modo, potenziare gli effetti prodotti da entrambe le strategie. Riassumiamo brevemente gli aspetti pratici di questo regime combinato.

La dieta chetogenica, grazie alla riduzione dei carboidrati a favore delle proteine e, soprattutto, dei grassi, costringe l'organismo a creare nuove strategie metaboliche, non potendo più disporre di glucidi, che sono la nostra fonte energetica preferita. Questo porta all'utilizzo del grasso corporeo, che dà origine ai corpi chetonici.

Il digiuno intermittente, dal canto suo, velocizza lo stato di chetosi, riducendo ancor più i glucidi che, non solo saranno assunti in quantità minori per via del regime chetogenico, ma anche soltanto durante specifiche finestre temporali, ossia le 8 ore al giorno durante le quali è consentito assumere gli alimenti.

Per combinare dieta chetogenica e digiuno 16:8 quindi occorre:

- Scegliere 8 ore consecutive del giorno durante le quali assumere alimenti. L'orario prescelto deve essere costante nel tempo, mentre durante le restanti 16 ore si dovranno assumere solamente bevande senza contenuto calorico, come acqua, tè o caffè.

- Alimentarsi secondo un piano chetogenico, ossia studiare piatti che abbiano un alto contenuto di grassi (soprattutto) e proteine, tenendo basso l'apporto di carboidrati.

Gli alimenti principe della dieta chetogenica sono sicuramente la carne, il pesce, i latticini e le uova, mentre non compaiono cereali e loro derivati; frutta e verdura sono consentite (e incoraggiate!) ma solo se a bassissimi carboidrati, controllando sempre di non sforare il limite giornaliero che, ricordiamo, non deve superare i 50g.

Chi già è abituato a tracciare la propria alimentazione, potrà crearsi un calendario settimanale verificando la quantità dei diversi macronutrienti nei singoli pasti e nella giornata. Per chi ha meno esperienza, non è difficile reperire in rete moltissime ricette chetogeniche pronte, e ci sono ottime app per smartphone che calcolano in tempo reale i valori nutrizionali di un pasto completo.

Ora che sapete tutto anche sui micronutrienti, avrete ancora più chiari i motivi per cui una dieta variata è così importante. Al di là della distribuzione tra grassi, proteine e carboidrati, una buona dieta ci permette di assumere tutte le vitamine e i minerali di cui il nostro corpo ha bisogno quotidianamente, non potendo sintetizzarli autonomamente in gran parte dei casi.

In questo capitolo presento un piano alimentare di esempio per una settimana, le cui ricette sono dettagliatamente descritte nel capitolo successivo. L'apporto calorico medio giornaliero è di 1350 Kcal, ma più attenti si accorgeranno subito che le calorie variano da giorno a giorno. Non si tratta di un errore, al contrario è stato fatto intenzionalmente per due motivi:

• Non tutti abbiamo le stesse esigenze, non tutti necessitiamo dello stesso apporto calorico giornaliero. Le diverse giornate rappresentano utili esempi di come varie quantità caloriche si possano inserire in due pasti giornalieri

• Secondo una interessante teoria, variare il quantitativo giornaliero di calorie, mantenendo ovviamente la media desiderata, aiuta a tenere sveglio il metabolismo, così da evitare il temuto effetto plateau, che consiste nell'arresto della perdita di peso nonostante le direttive dietetiche vengano correttamente seguite.

| Giorno | Pranzo | Cena |
|---|---|---|
| Lunedì<br>1265 Kcal<br>34g carboidrati | Cime di rapa con salsiccia<br>695 Kcal<br>4g carboidrati | Pollo panna e speck<br>570 Kcal<br>30g carboidrati |
| Martedì<br>1197 Kcal<br>19g carboidrati | Spaghetti di zucchine ai gamberi<br>402 Kcal<br>8g carboidrati | Keto chili<br>795 Kcal<br>11g carboidrati |
| Mercoledì<br>1410 Kcal<br>19g carboidrati | Cheeseburger con insalata<br>607 Kcal<br>9g carboidrati | Insalata di uova<br>803 Kcal<br>10g carboidrati |
| Giovedì<br>1511 Kcal<br>26g carboidrati | Crostoni di gamberi al bacon<br>761 Kcal<br>22g carboidrati | Caesar salad<br>750<br>4g carboidrati |
| Venerdì<br>1641 Kcal<br>24g carboidrati | Keto pizza<br>1235 Kcal<br>13g carboidrati | Insalata di broccoli<br>406 Kcal<br>11g carboidrati |
| Sabato<br>1165 Kcal<br>19g carboidrati | Muffin al bacon<br>462 Kcal<br>6g carboidrati | Salmone con guacamole<br>703 Kcal<br>13g carboidrati |
| Domenica<br>1191 Kcal<br>29g carboidrati | Spiedini di maiale al limone<br>857 Kcal<br>21g carboidrati | Zuppa di pollo allo zenzero<br>334 Kcal<br>8g carboidrati |

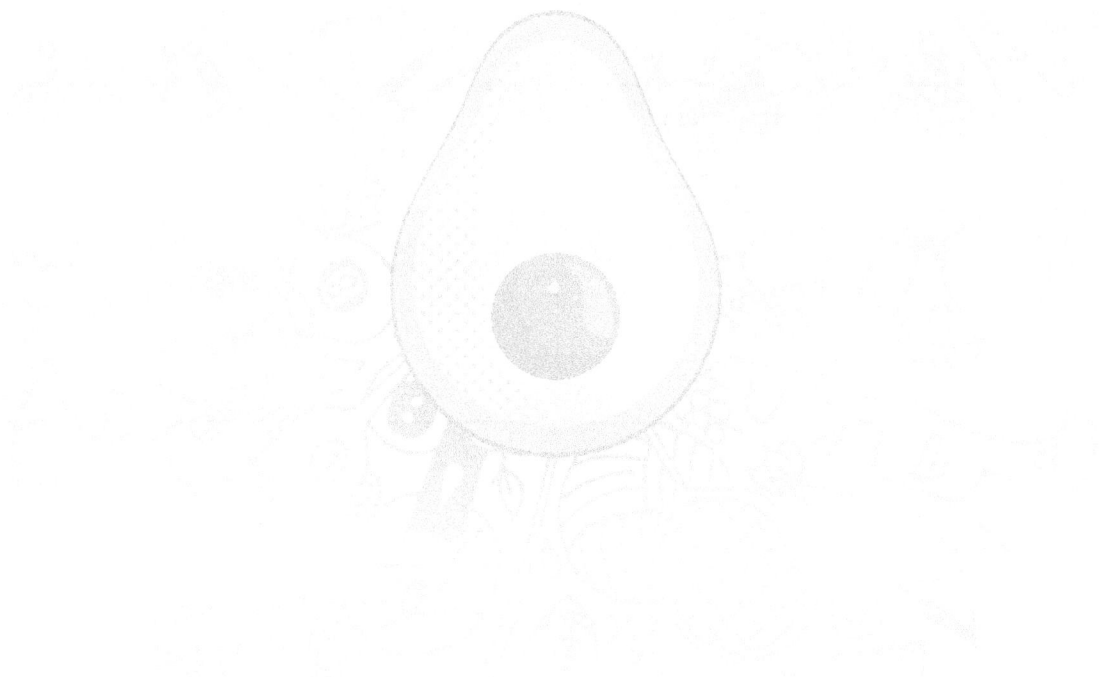

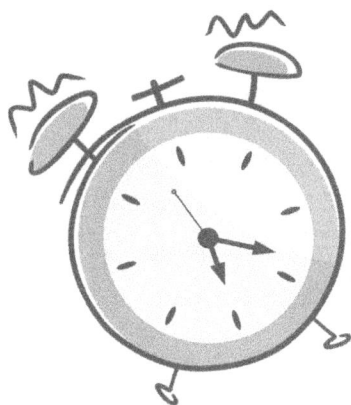

# Capitolo 10
# Ricette Chetogeniche

## CIME DI RAPA CON SALSICCIA

4 porzioni - preparazione 25 minuti

**VALORI NUTRIZIONALI PER PORZIONE:**

- Energia: 695 Kcal

- Proteine: 39g

- Grassi: 57g

- Carboidrati: 5g

**INGREDIENTI:**

- 1,2 Kg di cime di rapa

- 800g di salsiccia

- 1 spicchio di aglio

- 1 peperoncino piccante (a piacere)

- 1 cucchiaio di olio extravergine

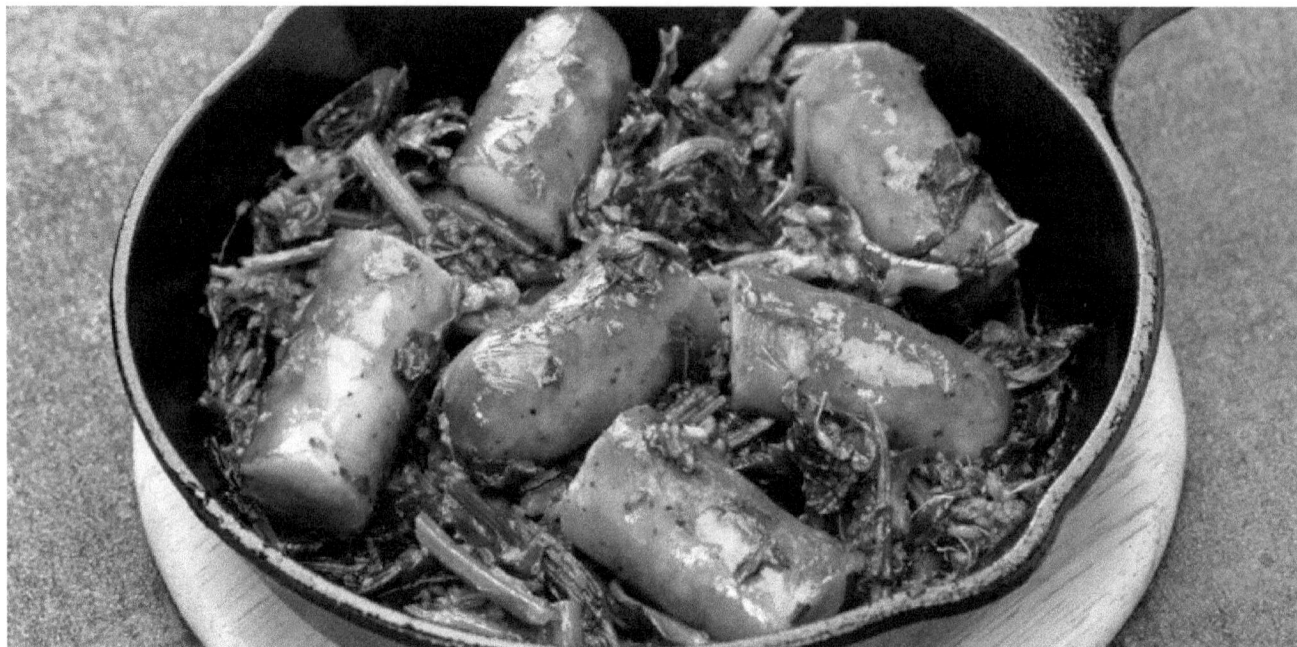

**Procedimento:**

- Sbollentare le cime di rapa in acqua bollente salata, scolare, lasciar raffreddare e tagliare grossolanamente.

- In una padella, scaldare l'olio e soffriggere l'aglio e il peperoncino, prestando attenzione a non bruciarli.

- Tagliare la salsiccia a pezzi e aggiungerla in padella, rosolando fino a cottura.

- Aggiungere anche le cime di rapa e saltare il tutto fino a cottura desiderata.

- Regolare di sale e servire.

# POLLO PANNA E SPECK

4 porzioni - preparazione 20 minuti

## VALORI NUTRIZIONALI PER PORZIONE:

- Energia: 570 Kcal
- Proteine: 62g
- Grassi: 22g
- Carboidrati: 30g

## INGREDIENTI:

- 800g di petto di pollo
- 200g di speck, due fette spesse
- 2 cucchiai di olio extravergine
- 4 cucchiai di passata di pomodoro
- 2 cucchiai di panna da cucina
- 200g di pane tostato (4 fette)

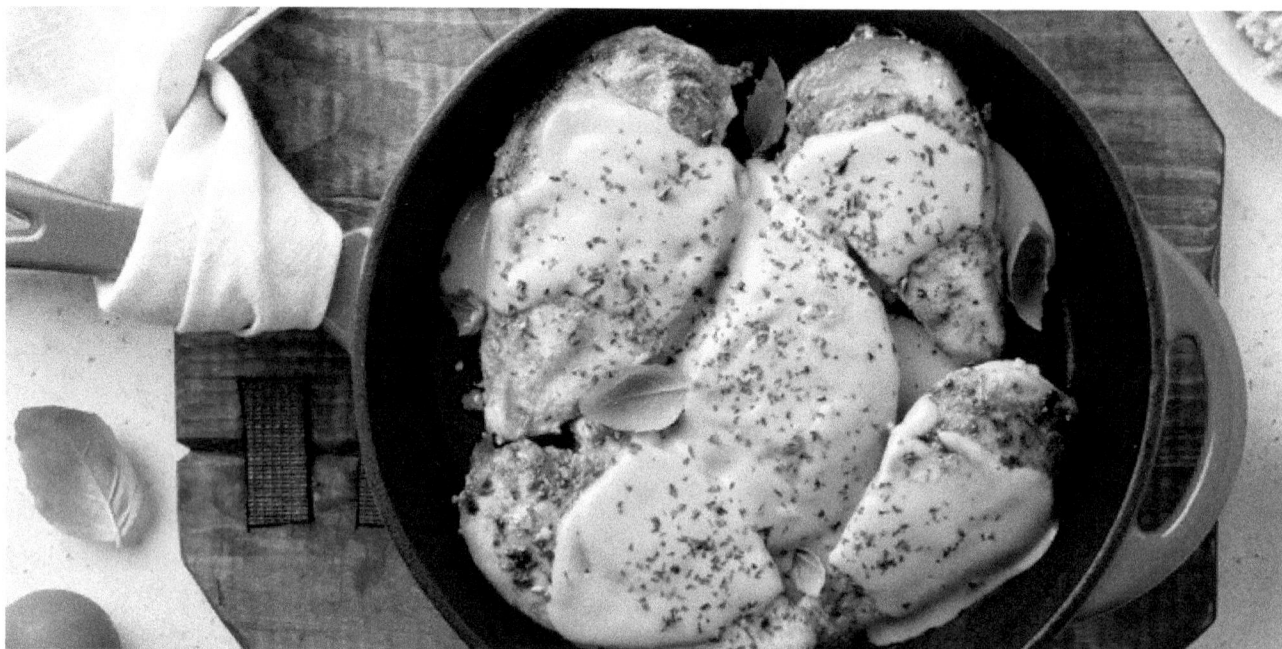

**PROCEDIMENTO:**

- Scaldare in una padella l'olio, aggiungere lo speck tagliato a striscioline e soffriggere.

- Aggiungere i petti di pollo e rosolare da entrambi i lati. Salare a piacere

- Aggiungere la passata di pomodoro, mezzo bicchiere di acqua e portare il pollo a cottura.

- Quando il pollo è cotto, aggiungere la panna, amalgamare la salsa e servire con il pane tostato.

# SPAGHETTI DI ZUCCHINE AI GAMBERI

4 porzioni - preparazione 25 minuti

## VALORI NUTRIZIONALI PER PORZIONE:

- Energia: 402 Kcal
- Proteine: 28g
- Grassi: 29g
- Carboidrati: 8g

## INGREDIENTI:

- 4 zucchine (circa 300g)
- 600g di gamberi sgusciati
- 300g di pomodorini
- 6 cucchiai di olio extravergine
- 250g di panna da cucina
- 1 spicchio di aglio
- 4 cucchiai di prezzemolo tritato

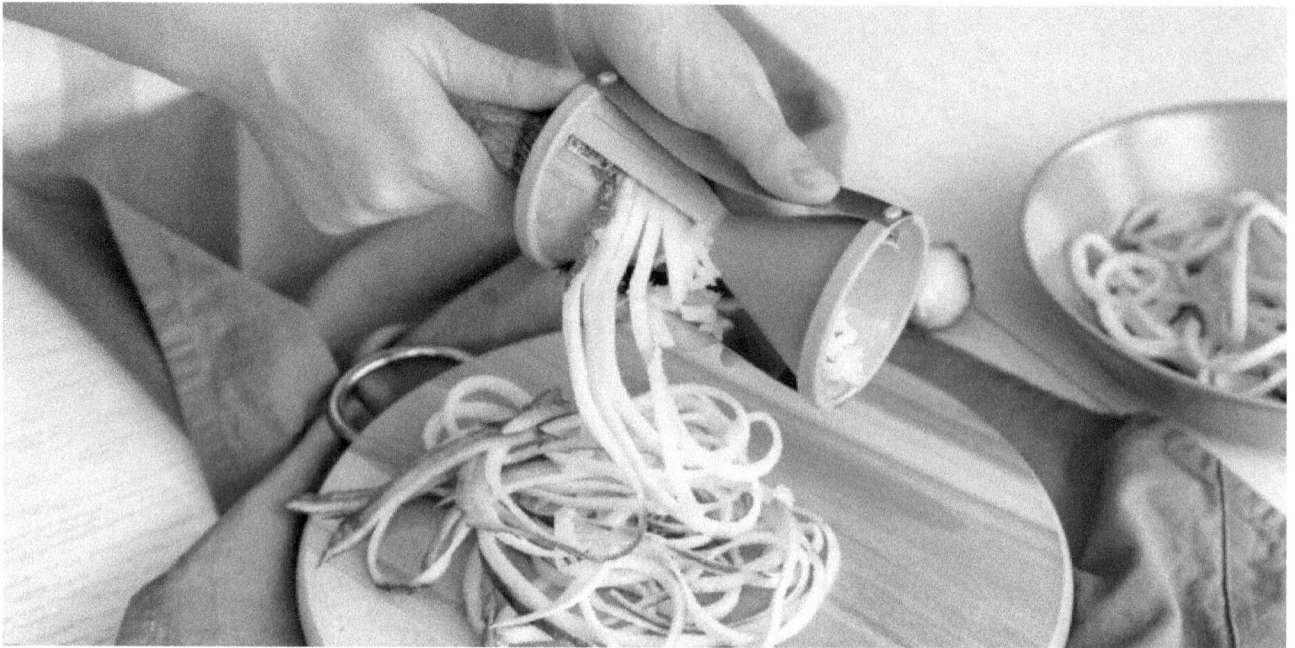

**PROCEDIMENTO:**

- Ricavare dalle zucchine gli spaghetti con l'apposito utensile. In alternativa, tagliare le zucchine a rondelle sottili.

- Scaldare molto bene una grande padella. Quando è molto calda, aggiungere 2 cucchiai di olio e saltare rapidamente metà delle zucchine. Se avete le zucchine a rondelle occorrerà più tempo.

- Mettere le zucchine da parte, pulire la padella con carta assorbente e ripetere l'operazione.

- Pulire nuovamente la padella, scaldare gli ultimi 2 cucchiai di olio e saltare rapidamente i gamberi con l'aglio, senza cuocerli eccessivamente.

- Togliere i gamberi dalla padella senza pulirla, aggiungere i pomodorini e la panna e cuocere per qualche minuto.

- Quando la salsa è densa a sufficienza, rimettere in padella i gamberi e le zucchine. Regolare di sale

- Saltare per qualche istante, cospargere di prezzemolo tritato e servire.

## KETO CHILI

4 porzioni - preparazione 1 ora

**Valori nutrizionali per porzione:**

- Energia: 795 Kcal

- Proteine: 63g

- Grassi: 67g

- Carboidrati: 11g

**INGREDIENTI:**

- 1 Kg di carne di manzo macinata

- 200g di pancetta tagliata spessa

- 1 avocado

- 1/2 cipolla tritata

- 2 coste di sedano affettate

- 1 peperone verde

- 150g di funghi champignon affettati

- 1/2 litro di brodo di carne

- 4 fette di cheddar (o altro formaggio stagionato)

- 4 cucchiai di panna acida

- 2 spicchi d'aglio tritati

- 2 cucchiaini di origano secco

- 2 cucchiai di paprika affumicata

- 2 cucchiai di olio extravergine

- Peperoncino in polvere a piacere

- Pepe nero

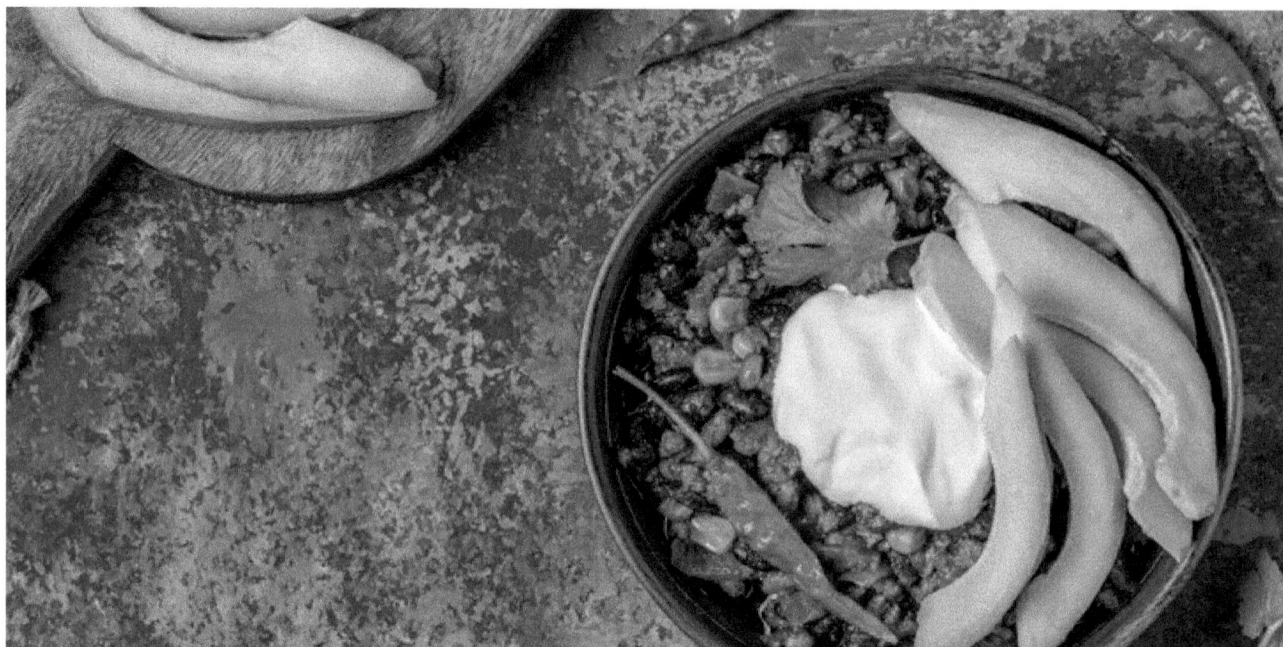

**PROCEDIMENTO:**

- In una pentola larga, soffriggere lentamente la pancetta finché non ha rilasciato tutto il suo grasso, diventando croccante. Rimuovere la pancetta dalla pentola lasciando il grasso.

- Nel grasso della pancetta soffriggere cipolla, sedano, peperone e funghi fino a che non saranno ammorbiditi. Rimuovere dalla pentola lasciando eventuale liquido.

- Aggiungere nella pentola 2 cucchiai di olio extravergine e la carne di manzo. Rosolare fono a coloritura uniforme.

- Aggiungere le spezie: origano, paprika affumicata e peperoncino. Salare.

- Aggiungere il brodo, portare a ebollizione e aggiungere le verdure. Portare a cottura aggiungendo eventualmente poca acqua.

- Quando il chili è quasi cotto, tagliare in due l'avocado, eliminare il nocciolo e tagliare la polpa a cubetti.

- Servire il chili in ciotole individuali, decorando con la panna acida, i cubetti di avocado, il cheddar tagliuzzato e pepe nero grattugiato al momento.

## CHEESEBURGER CON INSALATA

4 porzioni - preparazione 25 minuti

**VALORI NUTRIZIONALI PER PORZIONE:**

- Energia: 607 kcal
- Proteine: 46g
- Grassi: 54g
- Carboidrati: 9g

**INGREDIENTI:**

- 800g di carne macinata
- 4 fette di cheddar (o altro formaggio stagionato)
- 2 pomodori grandi
- 1 avocado
- 600g di lattuga
- 5 cucchiai di olio extravergine
- Aceto
- Spezie a piacere

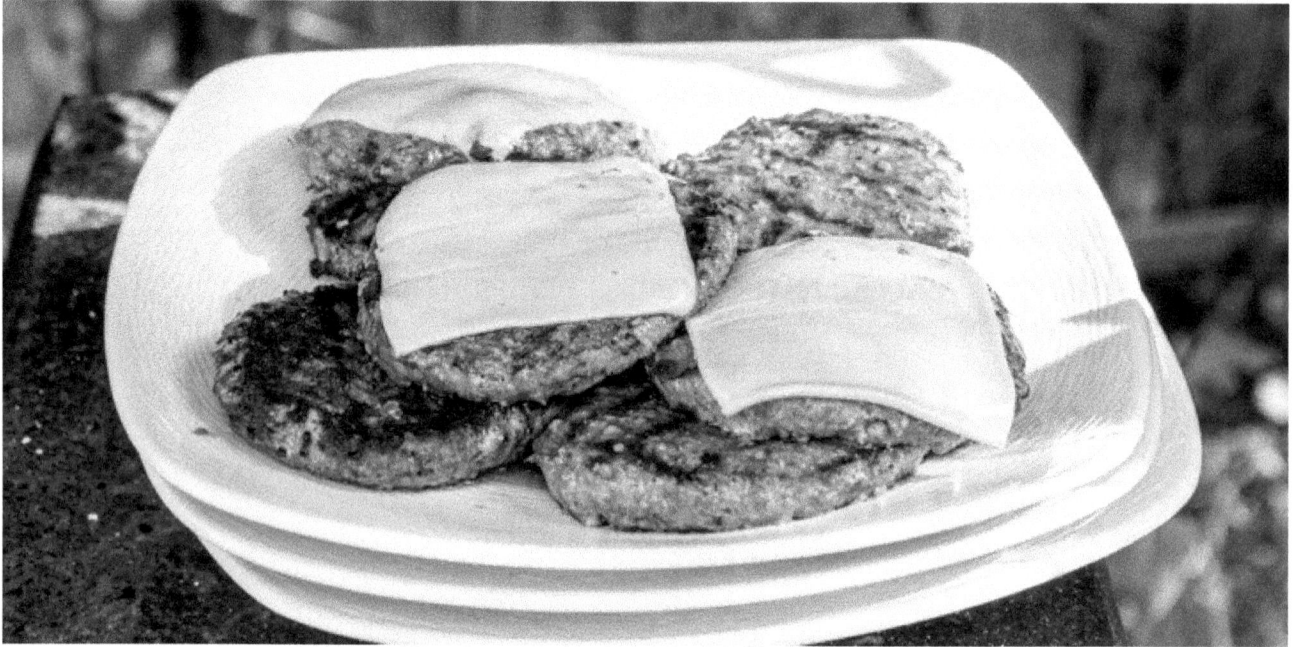

**PROCEDIMENTO:**

- Preparare l'insalata: dividere in due, snocciolare e tagliare l'avocado a cubetti; tagliare i pomodori a fette, tagliare la lattuga a striscioline. Disporre il tutto in una ciotola capiente.

- Insaporire la carne trita con spezie, se lo desiderate; formare 4 polpette di uguali dimensioni, e schiacciarle su un tagliere formando i 4 hamburger.

- Scaldare 1 cucchiaio di olio in una padella e cuocere gli hamburger da un lato.

- Girare gli hamburger, salare e portare a cottura a piacere.

- Un minuto prima di spegnere il fuoco, appoggiare una fetta di cheddar su ogni hamburger e coprire la padella, per permettere che il calore della cottura sciolga il formaggio.

- Quando gli hamburger sono pronti, condire l'insalata con 4 cucchiai di olio, sale e aceto. Mescolare e servire.

# INSALATA DI UOVA

4 porzioni - preparazione 20 minuti

## VALORI NUTRIZIONALI PER PORZIONE:

- Energia: 803 Kcal

- Proteine 45g

- Grassi: 65g

- Carboidrati: 10g

## INGREDIENTI:

- 8 uova sode

- 8 fette di bacon

- 250g di mozzarella di bufala

- 1 avocado

- 400g di pomodorini

- 8 alici sott'olio

- 250g di yogurt greco

- 4 cucchiai di maionese

- Aceto

- Basilico fresco

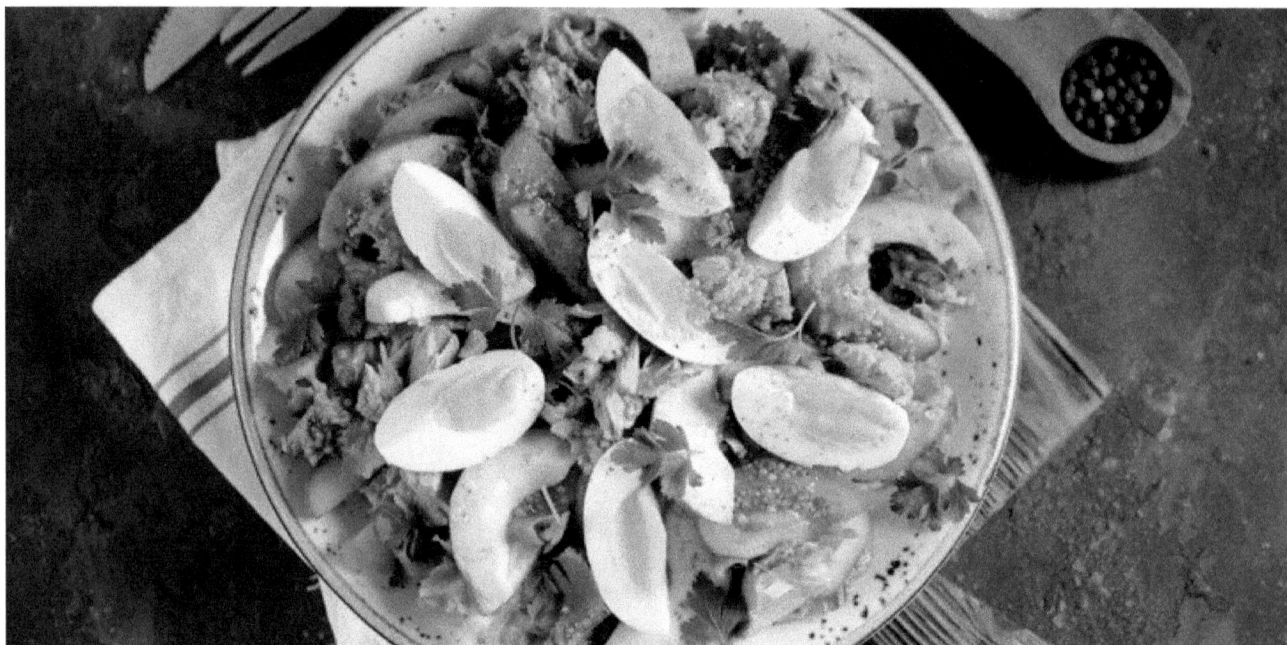

**PROCEDIMENTO:**

- Sgusciare le uova e dividerle in 4.

- Tagliare in due l'avocado, snocciolarlo, estrarre la polpa con un cucchiaio e tagliarla a cubetti.

- Tagliare la bufala a cubetti e i pomodorini in quarti. Sminuzzare le alici

- In una padella calda soffriggere il bacon senza aggiungere nulla fino a croccantezza. Togliere il bacon dalla padella e sminuzzarlo. Conservare il grasso rimasto nella padella.

- Preparare il condimento: in una ciotola, mescolare yogurt, maionese, alici sminuzzate, grasso del bacon, aceto a piacere. Regolare di sale e pepe e amalgamare.

- Disporre in un grande piatto le uova, la bufala, i pomodorini, l'avocado.

- Con un cucchiaio disporre la salsa sull'insalata, decorando infine con il bacon e foglie di basilico fresco.

## KETO PIZZA

2 porzioni - preparazione 35 minuti

### VALORI NUTRIZIONALI PER PORZIONE:

- Energia: 1054 Kcal
- Proteine: 55g
- Grassi: 89g
- Carboidrati: 7g

### INGREDIENTI:

- 350g di mozzarella di bufala
- 40g di ricotta di mucca
- 90g di farina di mandorle
- 1 uovo
- 1 cucchiaino di aceto
- 120g di salsiccia
- 4 cucchiai di salsa di pomodoro
- Basilico fresco

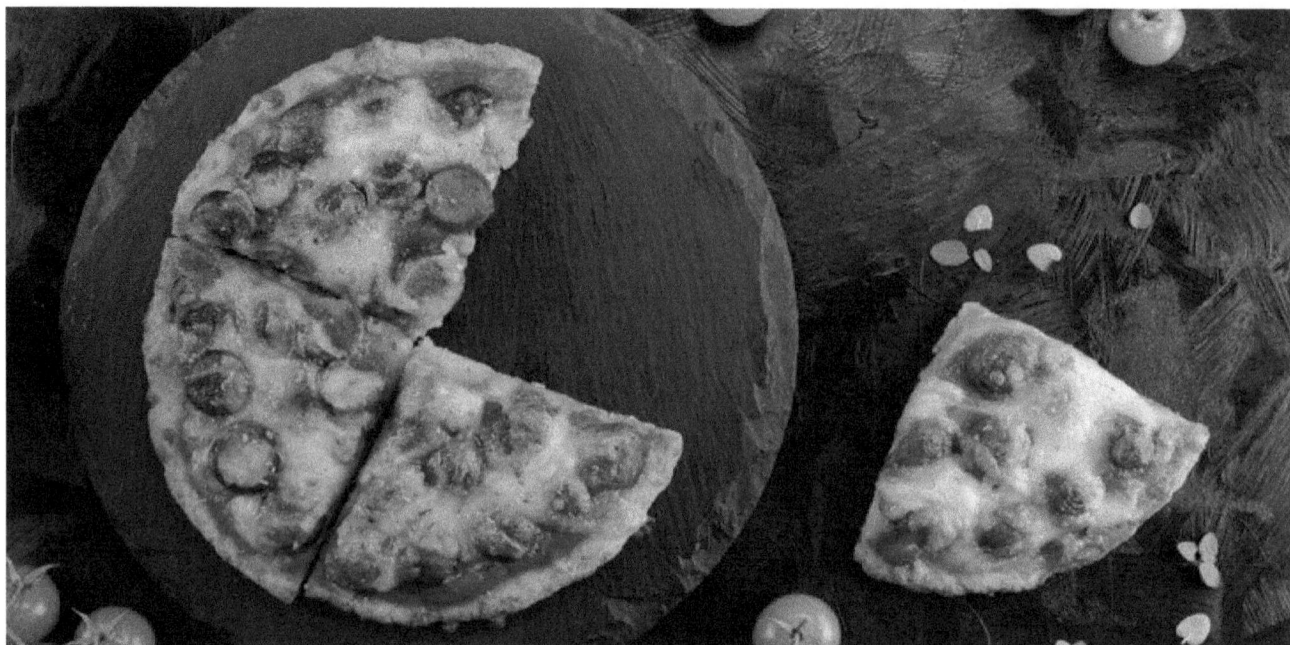

**PROCEDIMENTO:**

- Scaldare il forno a 200°

- Mettere da parte metà della mozzarella per la farcitura. Scogliere al microonde o in un tegamino la mozzarella restante; aggiungere la ricotta, la farina di mandorle, 1 uovo e 1 cucchiaino di aceto. Salare a piacere e impastare, a mano o con l'aiuto di un robot.

- Dividere in due l'impasto e, con le mani bagnate, appiattirlo su carta da forno, formando due pizze di circa 20 cm di diametro.

- Bucherellare l'impasto con una forchetta e infornare per 10 minuti.

- Estrarre momentaneamente le pizze dal forno e farcire con la salsa di pomodoro, la mozzarella restante a cubetti e la salsiccia sbriciolata.

- Cuocere per altri 10/15 minuti, fino a completo scioglimento della mozzarella.

- Decorare con basilico fresco e servire.

# CAESAR SALAD

2 porzioni - preparazione 20 minuti

## VALORI NUTRIZIONALI PER PORZIONE:

- Energia: 750 Kcal
- Proteine: 61g
- Grassi: 53g
- Carboidrati: 4g

## INGREDIENTI:

- 350g di petto di pollo
- 100g di bacon
- 200g di lattuga
- 50g di parmigiano a scaglie
- 2 cucchiai di maionese
- 1 cucchiaio di senape
- 1/2 limone spremuto
- 2 alici sott'olio
- 2 cucchiai di olio extravergine

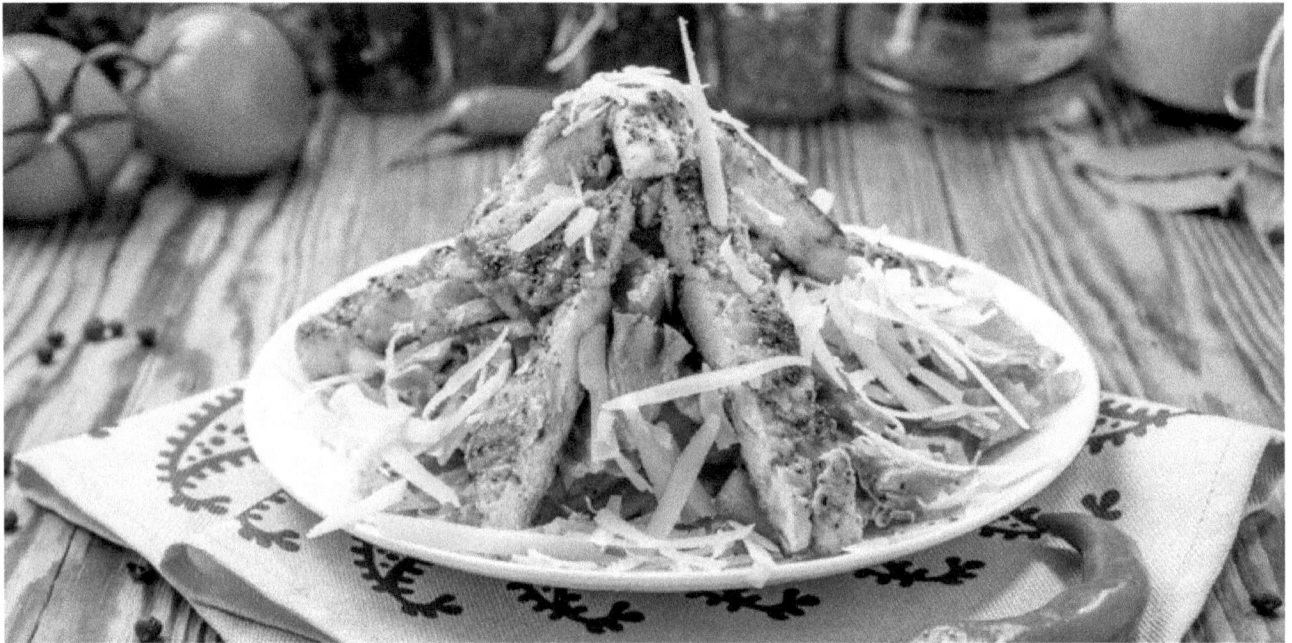

**PROCEDIMENTO:**

- Soffriggere il bacon in una padella calda, senza aggiungere grassi. Quando è croccante, metterlo da parte, lasciando il grasso nella padella

- Cuocere il pollo nel grasso del bacon, aggiustando di sale e pepe. Quando il pollo è cotto, tagliare a striscioline e mettere da parte.

- Preparare il condimento: nel bicchiere di un mixer a immersione frullare maionese, senape, succo di limone, le alici e l'olio. Regolare di sale.

- Disporre su un piatto la lattuga; sopra la lattuga distribuire le striscioline di pollo.

- Con un cucchiaio versare la salsa sull'insalata.

- Decorare con il parmigiano a scaglie e il bacon sbriciolato. Servire.

# CROSTONI DI GAMBERI AL BACON

2 porzioni - preparazione 25 minuti

## VALORI NUTRIZIONALI PER PORZIONE:

- Energia: 761 kcal
- Proteine: 63g
- Grassi: 44g
- Carboidrati: 22g

## INGREDIENTI:

- 500g di gamberi puliti
- 250g di bacon affettato sottile
- 2 fette di pane (circa 60g)
- 4 cucchiai di burro
- 1/2 limone spremuto
- Timo fresco o altre erbe a piacere

## PROCEDIMENTO:

- Avvolgere ogni gambero in una fetta di bacon. Se dovesse avanzare bacon, tagliarlo a fettine.

- In una padella scaldare 2 cucchiai di burro e tostare le fette di pane da entrambi i lati.

- Togliere il pane dalla padella, aggiungere altri 2 cucchiai di burro, il bacon avanzato e cuocere i gamberi da entrambi i lati, regolando di sale e pepe.

- Quando i gamberi sono quasi cotti, sfumare con il succo di limone e lasciare evaporare. Spegnere il fuoco.

- Su piatti individuali, disporre il crostone di pane e, sopra, i gamberi con il loro sugo, cospargendo alla fine con timo fresco.

# INSALATA DI BROCCOLI

4 porzioni - preparazione 30 minuti

## VALORI NUTRIZIONALI PER PORZIONE:

- Energia: 406 Kcal

- Proteine: 21g

- Grassi: 30g

- Carboidrati: 11g

## INGREDIENTI:

- 1 kg di broccoli puliti e divisi in cimette

- 1/2 cipolla finemente affettata

- 30g di mandorle tritate

- 4 fette di bacon

- 8 filetti di alici sott'olio

- 4 cucchiai di maionese

- 1 cucchiaio di senape

- 3 cucchiai di aceto di mele

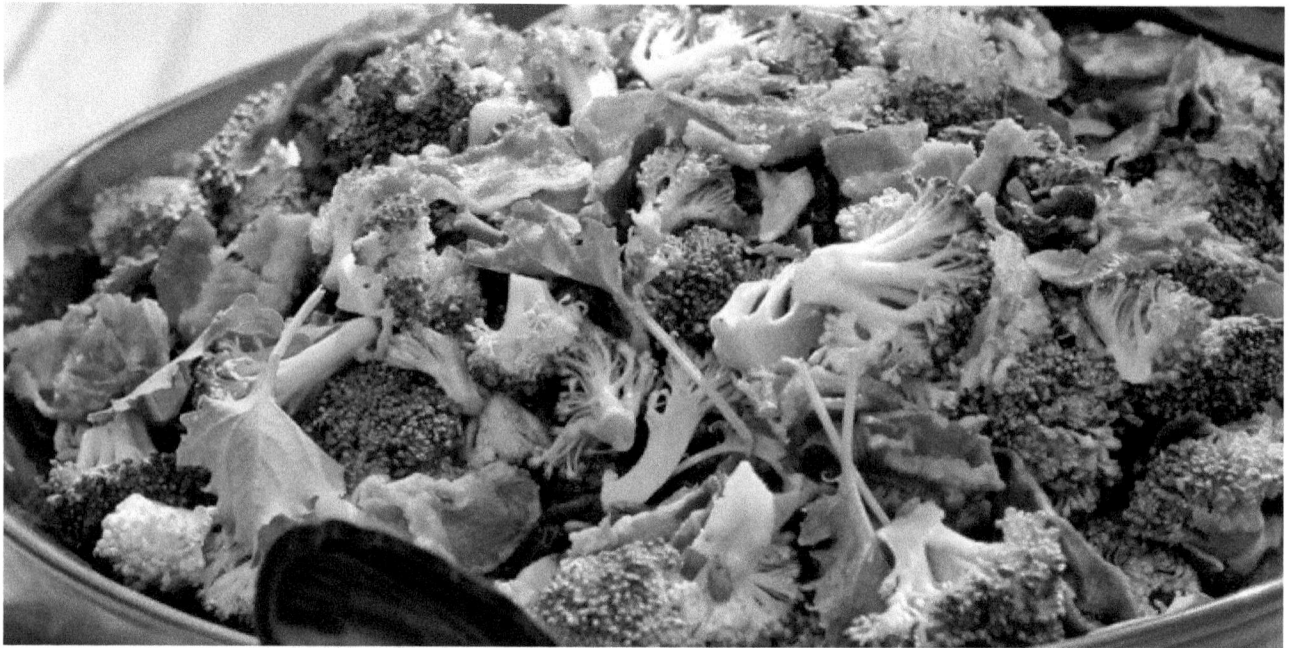

**PROCEDIMENTO:**

- Sbollentare i broccoli fino a cottura desiderata, prestando attenzione a non cuocerli troppo.

- In una piccola padella, cuocere il bacon fino a croccantezza, senza aggiungere grassi.

- Preparare il condimento: nel bicchiere di un mixer a immersione frullare maionese, senape, aceto di mele, alici sott'olio.

- In una grande ciotola mescolare le cimette di broccolo, le mandorle, il bacon sbriciolato e la cipolla.

- Condire con la salsa, regolare di sale e pepe, mescolare ancora e servire.

## MUFFIN AL BACON

4 porzioni - preparazione 30 minuti

### VALORI NUTRIZIONALI PER PORZIONE:

- Energia: 462 Kcal
- Proteine: 33g
- Grassi: 33g
- Carboidrati: 6g

### INGREDIENTI:

- 8 uova
- 8 fette di bacon
- 4 cucchiai di parmigiano grattugiato
- 8 filetti di alici sott'olio
- 400g di pomodorini
- 100g di spinaci baby
- 3 cucchiai di olio extravergine
- 1 cucchiaio di burro fuso
- Aceto

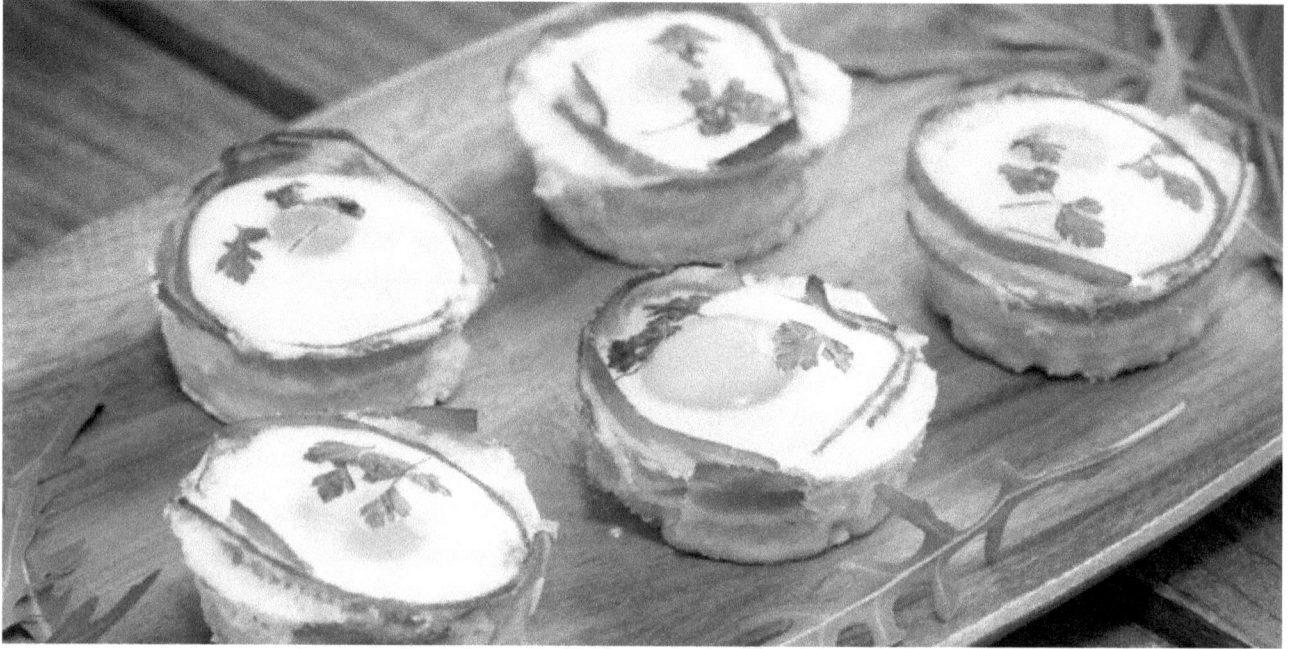

**PREPARAZIONE:**

- Scaldare il forno a 180°.

- Sbattere in una ciotola 4 uova con il parmigiano, regolando di sale e pepe.

- In una padella, cuocere il bacon senza arrivare a croccantezza, per mantenerlo flessibile.

- Ungere con il burro fuso 4 stampini per muffin

- Dividere a metà 4 delle fette di bacon; con due metà foderare il fondo di uno stampino, con una fetta intera foderare i lati. Ripetere l'operazione per i 4 stampini.

- Dividere tra i 4 stampini il composto di uova e parmigiano; appoggiare sul composto 2 filetti di acciuga e rompere sopra il tutto un secondo uovo, il tutto per ogni stampino.

- Infornare fino a cottura, circa 10/15 minuti.

- Mentre i muffin cuociono, preparare in una ciotola una insalata con i pomodorini divisi in 4 e le foglie di spinaci baby affettate; con tre cucchiai di olio, sale e aceto.

- Sfornare i muffin e servire con l'insalata.

# SALMONE CON GUACAMOLE

4 porzioni - preparazione 25 minuti

## VALORI NUTRIZIONALI PER 100G:

- Energia: 703
- Proteine: 49g
- Grassi 51g
- Carboidrati: 13g

## INGREDIENTI:

- 1 kg di filetti di salmone con la pelle
- 2 avocado
- 1/2 cipolla tritata
- 400g di pomodorini
- 1/2 lime spremuto
- 4 cucchiai di olio extravergine
- 2 cucchiai di coriandolo o prezzemolo tritati

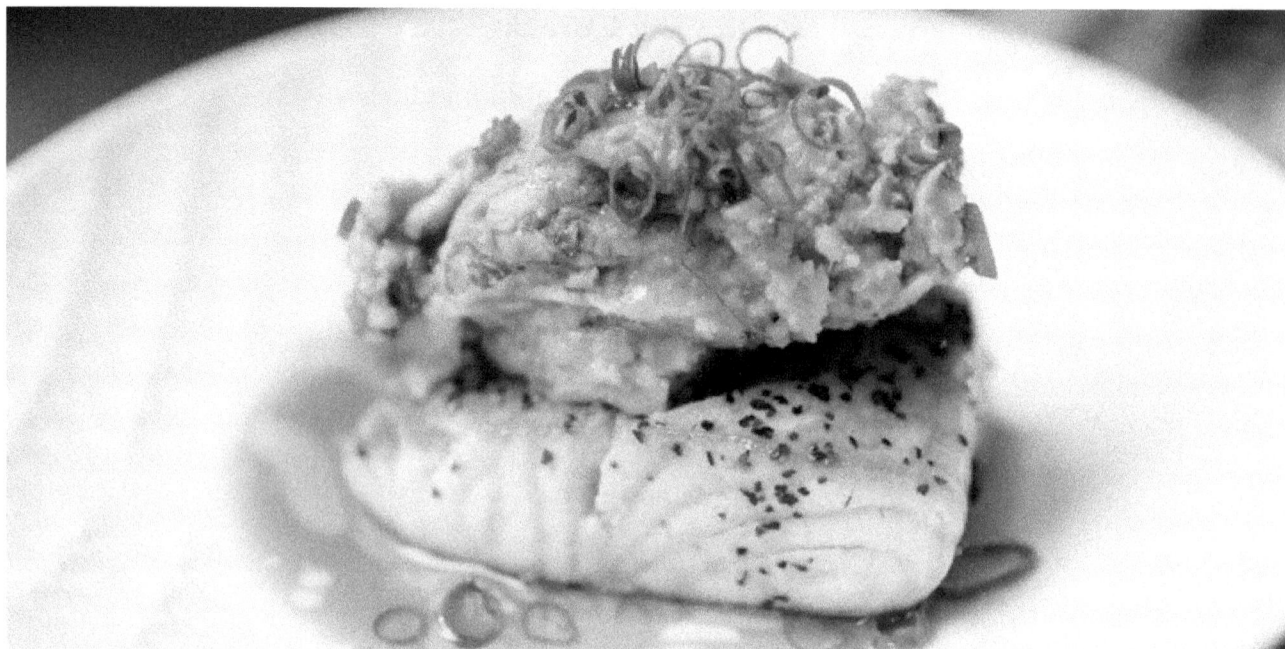

**PROCEDIMENTO:**

- Preparare la guacamole: ricavare la polpa dagli avocado e schiacciarla in una ciotola; aggiungere i pomodorini tagliati in quarti, la cipolla tritata, il succo di lime, il prezzemolo e 3 cucchiaio di olio; mescolare bene e mettere da parte.

- Scaldare molto bene una piastra o padella di ferro. Quando è calda, ungerla con un cucchiaio di olio, aiutandosi con un foglio di carta da cucina ripiegato a batuffolo, da passare su tutta la padella per ungerla uniformemente.

- Appoggiare il salmone sulla padella dal lato della pelle. Portare a cottura desiderata senza girare. Per un effetto sashimi è possibile non cuocere completamente il pesce, a patto che sia stato congelato o abbattuto.

- Servire il salmone salando a piacere, con la guacamole.

# SPIEDINI DI MAIALE AL LIMONE

4 porzioni - preparazione 30 minuti

## VALORI NUTRIZIONALI PER PORZIONE:

- Energia: 857 Kcal
- Proteine: 48g
- Grassi: 63g
- Carboidrati: 21g

## INGREDIENTI:

- 800g di spalla di maiale tagliata a bocconcini
- 2 cucchiai di olio di oliva
- 1/2 limone spremuto
- 1 cucchiaio di paprika affumicata
- 2 cucchiai di erbe miste tritate
- 400g di patate
- 1/2 cipolla tritata
- 100g di ravanelli affettati
- 125g di yogurt magro
- 4 cucchiai di maionese
- 8 filetti di alici sott'olio
- 1 cucchiaio di senape
- 2 cucchiai di prezzemolo tritato

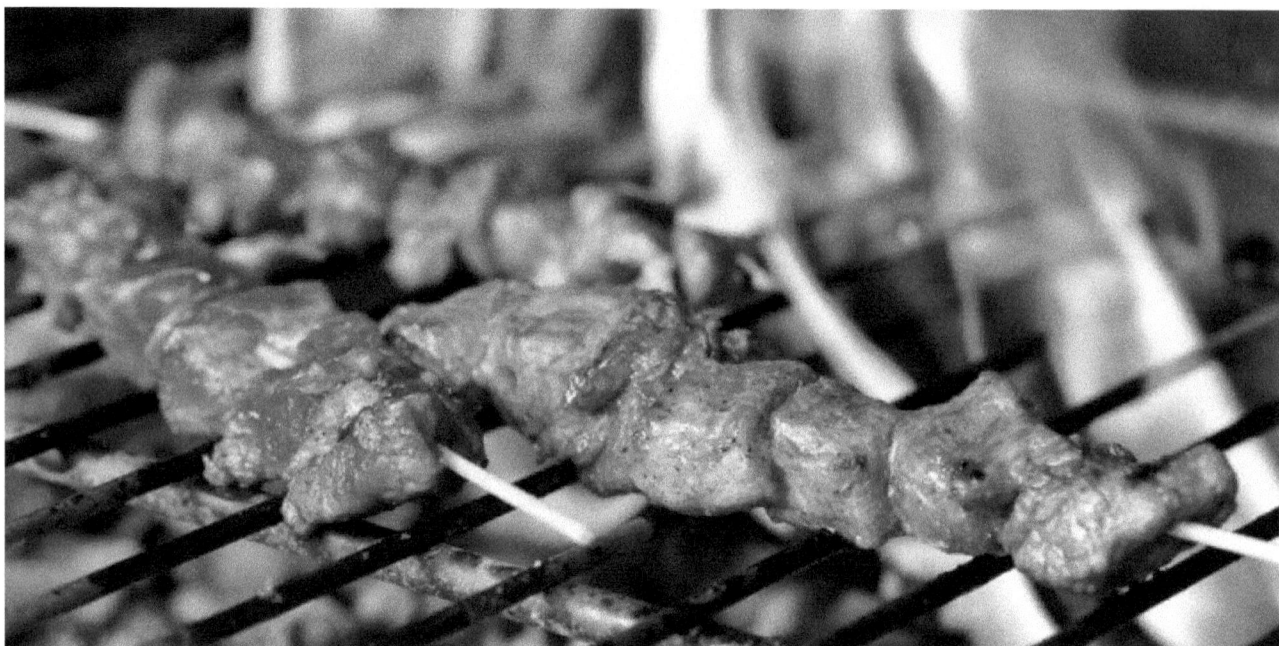

**PREPARAZIONE:**

- Lessare le patate, appena possibile sbucciarle e tagliarle a cubetti.

- In una ciotola mescolare i bocconcini di maiale, l'olio, la paprika e le erbe. Aggiustare di sale.

- Preparare il condimento per le patate: nel bicchiere di un mixer a immersione frullare la maionese, le acciughe, la senape e lo yogurt.

- È possibile cuocere gli spiedini sulla brace, su una piastra calda o usando la funzione grill del forno.

- Mentre gli spiedini cuociono, allestire l'insalata; mescolare in una insalatiera le patate, la cipolla, i ravanelli e il condimento preparato.

- Cospargere l'insalata di patate con il prezzemolo tritato e servire con gli spiedini caldi.

## ZUPPA DI POLLO ALLO ZENZERO

4 porzioni - preparazione 35 minuti

### VALORI NUTRIZIONALI PER PORZIONE:

- Energia: 334 kcal
- Proteine: 34g
- Grassi: 18g
- Carboidrati: 8g

### INGREDIENTI:

- 600g di cosce di pollo disossate con la pelle
- 400g di cavolfiore
- 1 carota
- 1 cipolla
- 1 costa di sedano
- 1 spicchio di aglio
- 4cm di zenzero fresco
- 1 1/2 litri di brodo di pollo
- 1 cucchiaio di curcuma in polvere
- 4 cucchiai di prezzemolo tritato

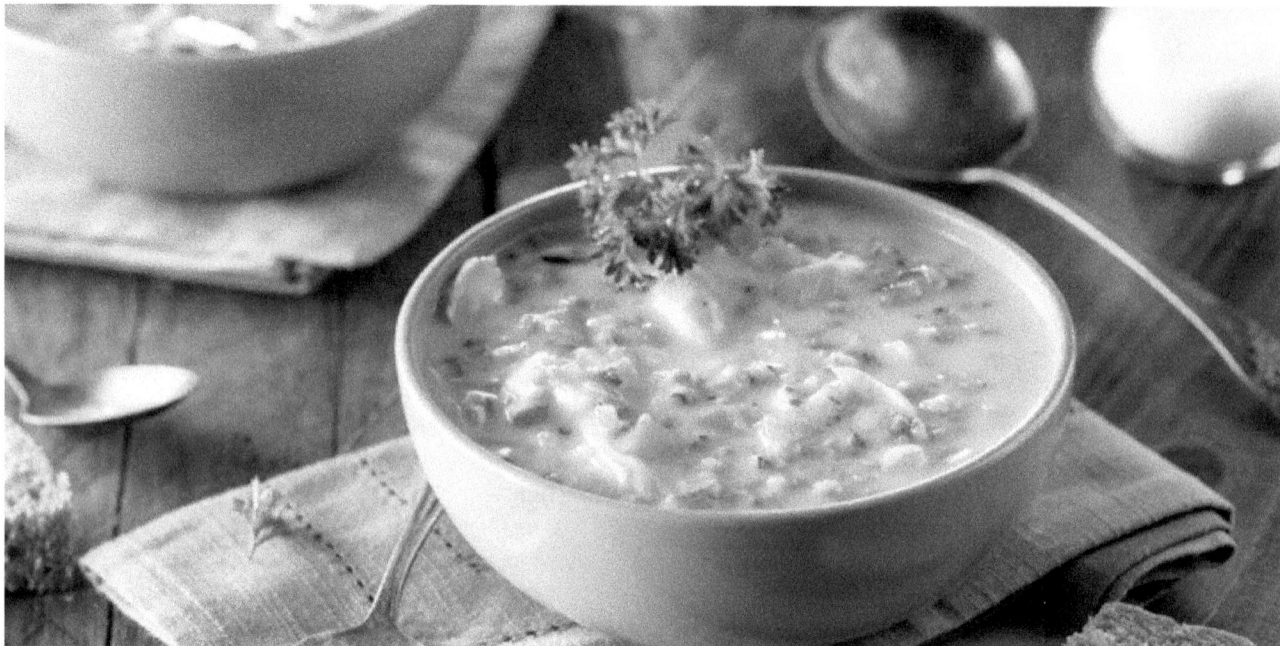

**PROCEDIMENTO:**

- Tritare cipolla carota, sedano e aglio.

- Sbucciare lo zenzero e tagliarlo a fettine, poi a bastoncini sottili.

- Sminuzzare finemente il cavolfiore: è anche possibile dividerlo in cimette e frullarlo fino a ottenere pezzetti della dimensione di chicchi di riso.

- Scaldare l'olio. Quando è caldo, soffriggere cipolla, carota, sedano, aglio, zenzero, cavolfiore e curcuma. Regolare di sale.

- Quando la verdura inizia ad appassire, aggiungere il brodo e portare a ebollizione.

- Aggiungere al brodo i pezzi di pollo interi, con la pelle. Dopo 15 minuti, estrarre il pollo, lasciando continuare la cottura della zuppa.

- Appena è possibile maneggiarlo, tagliare il pollo a striscioline, scartando la pelle.

- Rimettere il pollo nella zuppa, e portare a cottura desiderata.

- Spegnere il fuoco, regolare di sale, aggiungere il prezzemolo tritato e servire.

# CONCLUSIONE

Durante la trattazione abbiamo scelto di non sbilanciarci nel dare un giudizio definitivo sulla strategia alimentare del digiuno intermittente. Si tratta di una dieta giovane e innovativa, che lascia spazio a diverse declinazioni e interpretazioni, più o meno estremizzate. Il nostro obiettivo è stato invece quello di fornire una panoramica quanto più possibile ampia ed esaustiva, con approfondimenti scientifici nutrizionali a supporto delle spiegazioni offerte.

Alcune evidenze scientifiche sembrino indicare che praticare il digiuno intermittente possa portare notevoli benefici; nonostante nella stragrande maggioranza dei casi lo si pratichi per ragioni estetiche, vengono divulgate sempre più spesso tesi secondo le quali questo regime alimentare porterebbe grossi vantaggi a livello di ottimizzazione metabolica: riduzione dei trigliceridi, miglioramento della sensibilità insulinica, riduzione della colesterolemia eccetera. Questo sarà la scienza a confermarcelo, con gli studi e nel tempo.

Detto questo, è evidente a prima vista che si tratti di una disciplina potenzialmente difficoltosa e, in caso di presenza di determinate patologie, addirittura impraticabile. Inoltre, se non seguito correttamente, il digiuno intermittente può causare lacune nutrizionali anche, se questo in realtà è vero per qualsiasi regime alimentare restrittivo.

La nostra speranza, nel frattempo, è quella di aver fornito del contenuto utile, pratico e concreto a chi desidera intraprendere questo tipo di percorso con l'intento di recuperare la forma fisica, informandosi al tempo stesso di cosa questo comporti a livello fisiologico e metabolico in particolare.

Lasciamo il lettore con un monito, quello di fare le cose, come sempre nella vita, cum grano salis, e con un augurio, quello di raggiungere la forma fisica desiderata, senza troppa fatica, ma sempre grazie alla giusta dose di forza di volontà. In fondo è anche questo un esercizio, e rafforzare il carattere non è certo meno importante che migliorare l'aspetto estetico.

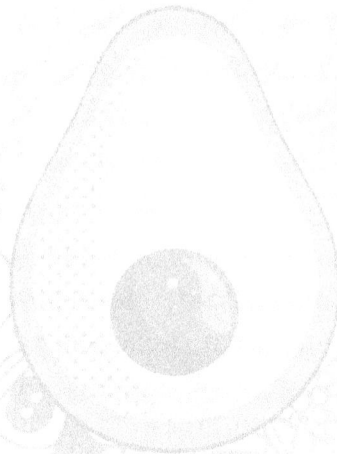

# 3

# Piani Alimentari

# INTRODUZIONE

Si definisce dimagrante una dieta, o regime alimentare, pensata per aiutare una persona a ridurre il proprio peso corporeo. Solitamente, questo avviene una restrizione che calorica, ossia l'assunzione giornaliera di un numero di calorie inferiore rispetto al fabbisogno energetico effettivo. In questo modo il corpo, per poter ottenere tutta l'energia di cui necessita, andrà a utilizzare le riserve disponibili, ossia il grasso corporeo depositato; questo meccanismo avrà come conseguenza una riduzione del peso.

Fin qui è tutto molto semplice. Il discorso in realtà è molto più complesso, sostanzialmente per due problemi principali:

• Limitandosi a ridurre l'apporto calorico, non abbiamo assolutamente la certezza che l'organismo sia in grado di utilizzare unicamente energia derivante dal metabolismo del grasso corporeo; al contrario, c'è il grosso rischio che vengano utilizzate anche le proteine derivanti da tessuti e muscoli, con serio rischio di deperimento.

• Ridurre le calorie in modo indiscriminato può portare a frustrazione: rinunciare a tutti i cibi preferiti, avere continua sensazione di fame, faticare a prendere sonno la sera, sono tutti fattori che nella stragrande maggioranza dei casi portano a trasgredire e, poco dopo, ad abbandonare il regime dietetico, vanificando gli eventuali risultati raggiunti e, spesso, provocando ulteriore aumento di peso.

In effetti, esistono una infinità di regimi alimentari che consentono, in modi diversi tra loro, di poter ottenere un effetto dimagrante: nonostante l'elemento comune consista quasi sempre in un taglio nella quantità di calorie giornaliere assunte, abbiamo visto nei precedenti volumi che esistono approcci radicalmente diversi.

In questo libro andremo a focalizzare la nostra attenzione su due particolari strategie alimentari che, molto spesso, vengono associate tra loro per ottenere una migliore resa nel raggiungimento della perdita di peso: stiamo parlando della dieta chetogenica e del digiuno intermittente.

## LA DIETA CHETOGENICA

Riassumiamo rapidamente quanto già detto in precedenza. La dieta chetogenica rientra nella grande famiglia delle diete definite low carb, ovvero regimi alimentari che prescrivono di mangiare pochi carboidrati al giorno per consentire una più veloce ed efficace perdita di peso. Le diete low carb hanno avuto una grande diffusione soprattutto negli Stati Uniti in quanto, secondo i nutrizionisti americani, la causa principale di un alto numero di obesi negli USA è dovuta principalmente ad una cattiva alimentazione, ricca non solo di grassi ma anche di carboidrati raffinati che incentivano la produzione di insulina nel corpo.

Come funziona la dieta chetogenica? Rivediamolo rapidamente. Solitamente l'organismo umano utilizza, come fonte primaria di energia, il glucosio. Nel momento in cui il glucosio viene a mancare, e non viene reintegrato tramite l'assunzione di carboidrati, l'organismo, per poter continuare a lavorare, necessiterà di ricavare energia da altre fonti. In particolare, l'attenzione verrà rivolta al grasso corporeo depositato, che verrà metabolizzato dando origine ai cosiddetti corpi chetonici.

La possibilità di utilizzare i chetoni come substrato energetico dipende dalla loro disponibilità: in condizioni normali, nell'organismo è presente una quantità minima di chetoni che, invece, tende ad aumentare quando nell'organismo vi è scarsità di glucosio utilizzabile come fonte energetica. Il corpo, pertanto, si adatta alla nuova alimentazione andando a produrre corpi chetonici che saranno utilizzati dall'organismo come fonte di energia principale, insieme agli acidi grassi. Non solo: smettere di assumere carboidrati farà sì che il pancreas non senta più la necessità di secernere insulina per riequilibrate i livelli di zucchero nel sangue, e come forse sapere l'insulina è il più potente tra gli ormoni anabolizzanti e, in definitiva, ingrassanti.

Molti sono convinti che la dieta chetogenica sia una dieta iperproteica, ma questo è profondamente errato. Non possiamo parlare di dieta iperproteica in quanto le proteine rappresentano solo il 20-25% del fabbisogno complessivo giornaliero. Il principio cardine della dieta chetogenica è quello di assumere alte percentuali di grassi, che andranno a costituire il 70-75% del fabbisogno giornaliero di una persona, riducendo i carboidrati al solo 5-10%, e comunque mai in quantità superiore al limite estremo di 50g giornalieri.

Il principio base della dieta chetogenica è, dunque, quello di far sì che l'organismo abbia pochissimi carboidrati utilizzabili come fonte energetica in modo tale che il corpo possa andare a bruciare i grassi depositati per ottenere l'energia necessaria per svolgere le sue funzioni principali.

Per ottenere risultati ottimali, quindi, in una dieta chetogenica è importante mantenere il consumo di carboidrati al di sotto dei 50 grammi (meglio ancora se meno), favorendo il consumo di cibi ricchi di grassi sani come olio extravergine d'oliva, tuorli d'uovo, frutta secca e pesce azzurro. Per quanto riguarda le fonti proteiche viene privilegiato il consumo di carni di alta qualità, come il manzo, il vitello, il tacchino e il pollo, oppure il consumo di pesci non di allevamento come il salmone, la trota o il tonno. Il consumo di verdura è consigliato in quantità non eccessive e solitamente vengono preferite quelle a foglia larga andando, invece, a limitare il consumo di verdure come peperoni, carote e piselli e, in generale, verdure ad alto contenuto di carboidrati. Infine, è previsto il consumo moderato di latticini, in quanto fonte di grassi meno nobili, privilegiando sempre quelli più stagionati, in quanto poveri di carboidrati.

## IL DIGIUNO INTERMITTENTE

Più che in una propria dieta, il digiuno intermittente consiste in uno stile alimentare, seguendo il quale si redistribuiscono i pasti, distanziandoli maggiormente, dando luogo a veri e propri periodi di digiuno, seppure di durata limitata. Nella sua forma più diffusa, denominata 16:8 o lean gains, il digiuno intermittente prevede di concentrare i pasti in 8 ore della giornata, digiunando per le rimanenti 16. Ci sono parecchie altre forme di digiuno intermittente che abbiamo già descritto nel secondo volume della serie, al quale vi rimandiamo per approfondimenti.

Anche praticando il digiuno intermittente andiamo a facilitare la chetosi, dal momento che, astenendosi per un certo numero di ore dal cibo, caleranno i livelli di glucosio nel sangue, verranno esaurite le riserve di glicogeno nel fegato e, nuovamente, l'organismo avrà bisogno di attingere alle riserve di grasso accumulato.

Pur essendo il digiuno intermittente una pratica di origine relativamente recente e, di conseguenza, essendo, al momento, scarse le evidenze scientifiche disponibili, pare che la pratica di questa modalità di alimentazione possa arrecare altri benefici, tra i quali:

- Innalzamento del metabolismo basale

- Preservazione del tono muscolare

- Incremento della produzione di GH, o ormone della crescita

- Miglioramento della sensibilità insulinica

- Prevenzione di diverse malattie e aumento della longevità

Il problema principale legato al digiuno intermittente sta, probabilmente, nel fatto che non venga fornita alcuna indicazione nutrizionale specifica; detta così, sembra che sia sufficiente digiunare dalle 20 alle 12, con la libertà di mangiare qualsiasi cosa in qualsiasi quantità nelle ore rimanenti. Ovviamente non funziona così. Bisognerebbe essere così bravi da riuscire a mangiare poco e bene, il tutto concentrato tra pranzo e cena, o tra colazione e spuntino pomeridiano. Ma quanti di noi sono in grado di mangiare in modo regolare e moderato senza alcuna linea guida? Ce ne sono, certo, ma scommetto che queste persone non hanno alcun bisogno di digiuno intermittente, né di dieta chetogenica, né di qualsiasi altro tipo di restrizione alimentare.

## SINERGIA TRA I DUE APPROCCI

Digiuno intermittente e dieta chetogenica hanno un importante punto in comune: l'obbiettivo del raggiungimento della chetosi, intesa come beneficio metabolico che porta l'organismo a nutrirsi del grasso accumulato, preservando al contempo muscoli e altri tessuti, per un reale miglioramento della forma fisica.

Per questo motivo, è molto frequente che queste due strategie alimentari vengano abbinate, con reciproco vantaggio; il digiuno intermittente viene potenziato tramite una assunzione ragionata di nutrienti, la dieta chetogenica viene aiutata dal digiuno che facilita il raggiungimento dell'agognata chetosi.

Naturalmente, non è assolutamente necessario abbinare i due regimi. Ci sono molte persone che traggono grandi benefici dalla pratica della dieta chetogenica di per sé, senza bisogno di ulteriori limitazioni, che potrebbero risultare eccessivamente restrittive. Per questo motivo, nel prosieguo del volume presenteremo piani alimentari per chi desidera unicamente seguire la dieta chetogenica, per chi preferisce praticare il digiuno intermittente e, infine, per chi preferisce abbinare le due strategie.

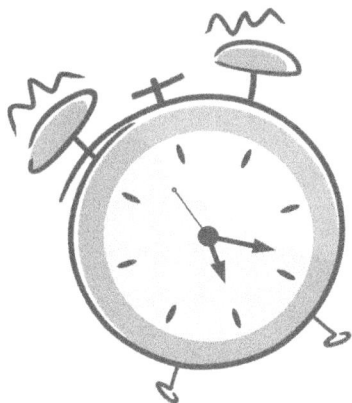

# Capitolo 1
# Il Fabbisogno
# Calorico Giornaliero

Nel momento in cui si decide di intraprendere uno stile di alimentazione sano, è importante assicurarsi di assumere tutti i nutrienti necessari per un corretto funzionamento dell'organismo. Qualsiasi alimento decidiamo di consumare può essere classificato in base al suo contenuto di quelli che definiamo macronutrienti e micronutrienti.

Nella categoria dei macronutrienti vengono inclusi i carboidrati, i grassi o lipidi e le proteine; tutti questi elementi sostituiscono potenziali fonti energetiche, dalle quali l'organismo può trarre l'energia necessaria per il corretto funzionamento.

Includiamo invece nella categoria dei micronutrienti vitamine e minerali. Queste sostanze, assunte in quantità infinitesimamente minori, sono nondimeno necessarie all'organismo, dal momento che hanno parte in tutti i processi biochimici. Minore invece la loro attinenza a concetti quali dieta e dimagrimento.

Rivediamo rapidamente le caratteristiche principali dei nutrienti.

## GRASSI

Non è un caso se menzioniamo i grassi, o lipidi, per primi. Da sempre additati come principali colpevoli dell'obesità, in realtà sono il motore della dieta chetogenica.

I grassi forniscono 9 kcal per ogni grammo assunto. Hanno grande importanza per l'organismo umano, dal momento che non solo sono ottimo combustibile, ma intervengono nei processi di sintesi di innumerevoli sostanze di importanza fondamentale. Ciò nonostante, non possiamo assumere grassi in quantità eccessiva, perché verrebbero immediatamente depositati come riserva, di fatto facendoci ingrassare. Distinguiamo i grassi in due sottocategorie principali.

### GRASSI INSATURI

I grassi insaturi sono presenti in fonti di origine vegetale come olio di oliva, frutta secca, legumi e cereali, o in fonti di origine animale come i pesci grassi dei mari freddi. Possiamo distinguere ulteriormente tra grassi monoinsaturi, presenti nell'olio di olive e nella frutta secca, importanti per il controllo del livello del colesterolo LDL o colesterolo cattivo, e i grassi polinsaturi, tra i quali i più importanti sono senza dubbio i grassi omega-3, presenti nei pesci grassi, e i grassi omega-6, presenti nella frutta secca, nei legumi e nei cereali.

In particolare, i grassi omega-3 e omega-6 sono detti anche essenziali, dal momento che l'organismo umano, pur avendone necessità, non è in grado di sintetizzarli e deve assumerli tramite l'alimentazione. Si tratta di composti dalle numerosissime proprietà benefiche, tra cui il controllo del colesterolo e dei trigliceridi, la riduzione della pressione arteriosa, la prevenzione di malattie cardiache e circolatorie e un generale effetto antiinfiammatorio.

In realtà, per raggiungere uno stato di benessere ottimale, la proporzione tra grassi omega-3 e grassi omega-6 dovrebbe essere mantenuta intorno ad un rapporto 1:4, per scongiurare uno squilibrio ormonale che finirebbe di avere un effetto infiammatorio. La nostra normale alimentazione italiana tende a sbilanciare questo rapporto in favore dei grassi omega-6, pertanto come regola generale sarebbe opportuno aumentare il consumo di pesci grassi quali acciughe, aringhe, sardine, salmone, tonno, merluzzo.

## GRASSI SATURI

I grassi saturi sono contenuti soprattutto in alimenti di origine animale come il burro, le carni grasse, gli insaccati e i formaggi. Questa tipologia di grassi può avere effetti dannosi per la salute poiché, a differenza di quanto detto per i grassi insaturi, portano ad un aumento dei livelli di colesterolo LDL e conseguenti formazioni di placche arteriose e malattie cardiovascolari in genere, con serio rischio di infarto e ictus.

## CARBOIDRATI

I carboidrati, o glucidi, forniscono circa 4 calorie per grammo assunto con l'alimentazione. Sono composti presenti prevalentemente negli alimenti di origine vegetale e hanno un ruolo fondamentale per il corretto funzionamento dell'organismo, dal momento che ne costituiscono il carburante primario.

Solitamente i carboidrati vengono classificati in base alle dimensioni delle rispettive molecole. Si è soliti classificare i carboidrati tenendo conto della grandezza della molecola: abbiamo, quindi, i carboidrati semplici e i carboidrati complessi.

## CARBOIDRATI SEMPLICI

In base al numero di molecole che li compongono vengono chiamanti monosaccaridi, disaccaridi e oligosaccaridi. Comunemente, li chiamiamo zuccheri; si tratta di molecole molto piccole che il corpo è in grado di scomporre e metabolizzare in breve tempo; per questo motivo, gli zuccheri riescono a fornire energia immediata all'organismo. Sono contenuti in alimenti come frutta, miele e sciroppi naturali.

## CARBOIDRATI COMPLESSI

Vengono chiamati anche polisaccaridi poiché sono costituiti da più di dieci molecole di monosaccaridi. I carboidrati complessi, dunque, sono costituiti da catene di carboidrati semplici e sono più difficili da scomporre e assimilare: li troviamo soprattutto nei cereali, nelle patate, e alcuni legumi, come piselli e fagioli.

I carboidrati complessi sono preferibili, in quanto la lentezza del processo di assimilazione garantisce glicemia stabile e previene i picchi insulinici; in pratica, ci evitano di ingrassare. Tra questi, è sempre meglio assumere carboidrati grezzi, ossia non raffinati. Questi sono contenuti in alimenti che subiscono un lungo processo di lavorazione industriale; ne consegue una importante perdita a livello di fibre, minerali e vitamine. In pratica, il cibo perde gran parte delle sostanze nutritive benefiche, pur mantenendo inalterato l'apporto calorico. Tra i migliori alimenti a base di carboidrati complessi grezzi, troviamo i legumi e i cereali integrali.

Nonostante i carboidrati rappresentino una fonte di energia ideale per l'organismo umano, come per i grassi è importante non superare quello che è il fabbisogno effettivo giornaliero, dal momento che l'eccedenza di carboidrati assimilati e non utilizzati andrà ad accumularsi sotto forma di adipe.

## PROTEINE

Ultime tra i macronutrienti, prendiamo in esame le proteine che, come i carboidrati, forniscono 4 calorie per ogni grammo assunto. L'organismo umano può trare energia dal metabolismo delle proteine, ma non si tratta del carburante preferenziale, a causa della complessità delle molecole, più difficili da scomporre. Le proteine sono costituite da amminoacidi; dei 20 amminoacidi esistenti, ne esistono 9, definiti essenziali, che devono essere necessariamente assunti attraverso l'alimentazione, in quanto il nostro organismo non è in grado di sintetizzarli. A questo proposito, in una alimentazione bilanciata non devono mancare fonti proteiche come carne, pesce, uova, latticini, legumi e frutta secca.

È importante mantenere stabile la quota di proteine giornaliera introdotta attraverso l'alimentazione: tali macronutrienti, infatti, hanno un ruolo molto importante per il nostro organismo in quanto assolvono ad una serie di funzioni essenziali per il suo corretto funzionamento, ovvero una funzione plastica/strutturale, contrattile e protettiva. Introducendo un quantitativo di proteine troppo limitato si rischia che, in caso di carenza di altri nutrienti, l'organismo si nutra delle proteine dei suoi stessi tessuti, causando un deperimento generale. Una buona regola empirica potrebbe essere quella di assumere circa 1g di proteine per kg di massa corporea al giorno. Naturalmente si tratta di una stima approssimativa e dipende, tra le altre cose, dallo stile di vita della singola persona. Gli sportivi, ad esempio, se si sottopongono ad una dieta ipocalorica, tendono ad integrare gli amminoacidi che non riescono ad assumere tramite l'alimentazione.

## MICRONUTRIENTI

Abbiamo già trattato questi nutrienti nei volumi precedenti e non ripeteremo qui la trattazione dal momento che, come già detto, non sono particolarmente significativi in un ambito di dieta dimagrante. Ci limitiamo a dire che un organismo sano necessita di assumere vitamine e minerali nelle giuste quantità, dal momento che non è in grado di sintetizzarli.

Le quantità giornaliere necessarie all'organismo sono molto ridotte (siamo nell'ordine dei milligrammi o addirittura microgrammi al giorno), e proprio per tale motivo vengono definiti micronutrienti. A differenza dei macronutrienti, i micronutrienti non forniscono alcun apporto calorico, e per regolarsi sulle quantità da assumere è bene fare riferimento alla RDA o Recommended Daily Allowance, ovvero la razione giornaliera raccomandata. In caso l'alimentazione non riesca a fornire i micronutrienti nelle quantità raccomandate, è possibile assumerli sotto forma di integratori, assicurandosi sempre di non superare le dosi consigliate, dal momento che si tratta di sostanze spesso tossiche, molto pericolose in caso se ne creasse un accumulo.

## IL CALCOLO DEL FABBISOGNO CALORICO GIORNALIERO

Per poter individuare il corretto apporto calorico giornaliero, denominato anche TDEE o Total Daily Energy Expenditure, è opportuno analizzare innanzitutto le nostre abitudini e le nostre caratteristiche e, successivamente, quale obiettivo ci siamo prefissi di raggiungere. Il fabbisogno calorico di una persona che desideri semplicemente restare in forma, senza particolari esigenze, varia in base ad una serie di fattori, tra i quali età, sesso, peso, altezza e stile di vita. Una volta determinato il fabbisogno calorico, sarà sufficiente assumere giornalmente una quantità giornaliera media di calorie che si discosti da questo il meno possibile.

Diverso invece il caso di una persona che desideri perdere peso; in questo caso è importante che la quantità di calorie assimilata giornalmente sia inferiore rispetto al fabbisogno calorico: in questo modo l'organismo, non ricavando energie sufficienti dagli alimenti introdotti quotidianamente sarà costretto a poco a poco, ad intaccare il grasso accumulato sfruttandolo come fonte di energia alternativa.

Infine, per chi svolge attività sportiva regolare, il fabbisogno calorico sarà più elevato rispetto a quello di una persona che svolge un lavoro sedentario e pratica poca attività fisica; è evidente che l'attività sportiva richiede energia aggiuntiva. Per questo motivo uno sportivo dovrà introdurre giornalmente una quantità di calorie più alta così da non intaccare la propria massa muscolare e, magari, non avere una perdita di peso indesiderata.

Una volta definite quali siano le proprie caratteristiche e il proprio stile di vita, il fabbisogno calorico giornaliero può essere calcolato tramite semplici formule, sempre tenendo presente che si tratta di approssimazioni, e che comunque potrebbero essere necessarie correzioni in corso d'opera.

## CALCOLO DEL REE

Il primo valore da calcolare si riferisce al cosiddetto REE, o Resting Energy Expenditure, che corrisponde al metabolismo basale, ossia il dispendio energetico giornalieri relativo ad una persona sveglia, ma sdraiata e totalmente inattiva.

Il calcolo del REE è semplice: si tratta di moltiplicare il proprio peso corporeo per un fattore che basa in base al sesso.

| | |
|---|---|
| Calcolo del REE per un uomo | REE= Peso x 24 |
| Calcolo del REE per una donna | REE= Peso x 22 |

Quindi, uno uomo del peso di 80 kg avrà un REE pari a 80 x 24 = 1920 Kcal. Una donna che pesa 50 kg avrà invece un REE pari a 50 x 22 = 1100 Kcal.

## CALCOLO DEL TEA

Passiamo al calcolo del secondo valore, il TEA o Thermic Effect of Activity, che fa riferimento al consumo energetico relativo all'attività fisica svolta giornalmente. Chi svolge un lavoro in cui è necessaria la forza fisica avrà sicuramente un maggiore dispendio calorico rispetto a chi fa un lavoro d'ufficio, così come chi si allena costantemente più volte a settimana dovrà assumere più calorie rispetto a chi, invece, conduce uno stile di vita più sedentario e si allena saltuariamente. Per calcolare il TEA sarà necessario moltiplicare il REE, calcolato in precedenza, per un determinato coefficiente che varia in base all'intensità dell'attività svolta.

| Livello di attività | Moltiplicatore |
|---|---|
| Sedentario | 0,15 |
| Leggermente attivo | 0,3 |
| Moderatamente attivo | 0,5 |
| Molto attivo | 0,7 |
| Estremamente attivo | 1,0 |

Come esempio, consideriamo l'uomo di cui abbiamo calcolato il REE; supponendo che costui pratichi una leggera attività fisica, che potrebbe consistere in qualche corsetta settimanale, oltre alle buone abitudini di camminare il più possibile e salire le scale a piedi, ossia inquadrandolo come moderatamente attivo, calcoleremo che:

$$TEA = REE \times 0,3 = 576 \ Kcal$$

## CALCOLO DEL TEF

Infine, prendiamo in considerazione un ultimo parametro, chiamato TEF o Thermic Effect of Food, che fa riferimento all'energia spesa nei processi digestivi e metabolici. Si tratta di un parametro complesso, che dipende da una quantità di fattori, tra i quali l'abbondanza dei pasti, la loro frequenza e le percentuali dei diversi macronutrienti (abbiamo già detto che, ad esempio, digerire le proteine è particolarmente dispendioso). A livello di approssimazione, possiamo ipotizzare che il TEF corrisponda a circa il 10% de REE. Proseguendo nel nostro esempio, otterremmo:

$$TEF = REE \times 0,1 = 192 \ Kcal.$$

## CALCOLO DEL TDEE

Finalmente siamo in grado di determinare il TDEE, total daily energy expenditure, ossia proprio il fabbisogno energetico giornaliero. Semplicemente:

$$TDEE = REE + TEA + TEF$$

Per concludere con il nostro esempio, otterremo un fabbisogno calorico giornaliero pari a 1920 + 576 + 192 = 2668 Kcal.

Ora abbiamo tutto ciò che serve, a livello pratico e teorico, per presentare una serie di piani alimentari, suddivisi per sesso, per obbiettivo, e distinguendo tra chi desidera semplicemente seguire la dieta chetogenica, chi preferisce seguire il digiuno intermittente e chi, infine, intende abbinare le due strategie.

Piuttosto che presentare ricette complete, come abbiamo fatto nel volume precedente, questa volta ci limitiamo a presentare una serie di ingredienti che ciascuno potrà cucinare e combinare come più preferisce. Questa scelta riflette la convinzione che seguire un piano alimentare rigido, con ricette prestabilite, sia faticoso e poco proponibile, specie per chi non ha tempo di cucinare. Tutti gli ingredienti presentati sono adatti a svariate cotture; chi ha tempo e ama cucinare può decidere di elaborare preparazioni complesse, chi non he ha può limitarsi a scottare sulla piastra calda tutti gli alimenti che richiedono cottura, utilizzando le quantità di olio extravergine (evo) indicate per ungerli o condirli.

È importante ricordare che gli esempi che verranno riportati rappresentano solo un'idea del piano alimentare che una persona può seguire nel momento in cui decide di approcciarsi ad una dieta chetogenica o ad un digiuno intermittente; questi manuali non hanno l'autorità né tantomeno l'intenzione di sostituire il parere di uno specialista della nutrizione.

Infine: per simulare casi di persone reali, proporremo piani alimentari al femminile con apporti calorici giornalieri di 1400 Kcal, 1900 Kcal e 2200 kcal; successivamente, proporremo piani alimentari al maschile con apporti calorici giornalieri di 2000 Kcal, 2500 Kcal e 3000 Kcal. Ovviamente, questi pieni alimentari non hanno alcuna caratterizzazione specificamente maschile o femminile: sono solo esempi. Una signora può tranquillamene seguire un piano da 2000 Kcal, come un uomo può seguirne uno da 2200 Kcal; sono perfettamente intercambiabili.

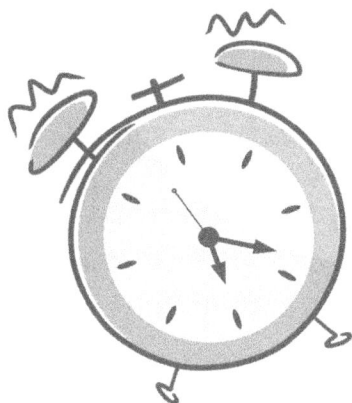

# Capitolo 2
## Piani Alimentari al Femminile per Uno Stile di Vita Sano

Iniziamo prendendo in esame il caso di una donna che pesa 60 Kg e svolge un lavoro di ufficio, che non comporta un dispendio energetico eccessivo; tuttavia, due volte a settimana questa persona fa lunghe passeggiate per mantenersi in salute e per scaricare lo stress accumulato durante il lavoro. In base a quanto detto prima, siamo in grado di calcolare il TDEE, o fabbisogno calorico giornaliero.

Calcoliamo il REE moltiplicando il peso corporeo per 22, come da tabella del capitolo precedente:

$$REE = 60 \times 22 = 1320 \text{ Kcal}$$

Passiamo al calcolo del TEA; assumendo uno stile di vita leggermente attivo, moltiplichiamo il REE per 0,3:

$$TEA = 1320 \times 0,3 = 396 \text{ Kcal}$$

Per calcolare il TEF, è sufficiente calcolare il 10% del REE:

$$TEF = 1320 \times 0,1 = 132 \text{ Kcal}$$

Siamo infine in grado di ottenere il TDEE come somma dei tre fattori:

$$TDEE = REE + TEA + TEF = 1848 \text{ Kcal}$$

Questa persona è sostanzialmente soddisfatta della sua forma fisica: il suo obbiettivo è semplicemente quello di mantenere uno stile di vita sano, adottando una alimentazione equilibrata che le consenta di mantenere stabile il suo peso corporeo fornendo al contempo tutte le energie necessarie per tutta la giornata. Le scelte a questo punto sono tre: seguire la dieta chetogenica, seguire il digiuno intermittente, integrare i due approcci in un'unica strategia. Dal momento che il suo TDEE è pari all'incirca a 1900 Kcal, sarà sufficiente assumere un quantitativo di calorie giornaliero pari o di poco inferiore. Presentiamo un piano alimentare puramente chetogenico, un piano di digiuno intermittente e, infine, un piano chetogenico integrato con il digiuno intermittente.

## PIANO ALIMENTARE CHETOGENICO DA 1900 KCAL

Nella tabella successiva, dividiamo il fabbisogno calorico giornaliero in tre pasti, lungo tutto l'arco della giornata. Naturalmente la divisione in percentuale delle calorie da assumere nei vari pasti è libera, ed è possibile personalizzarla secondo le esigenze personali.

| Pasto | Percentuale Kcal sul totale | Kcal da assumere |
|---|---|---|
| Colazione | 20% | 380 Kcal |
| Pranzo | 40% | 760 Kcal |
| Cena | 40% | 760 Kcal |
| *TOTALE* | *100%* | *1900 Kcal* |

Segue la descrizione del piano vera e propria, giorno per giorno, per due settimane. I carboidrati restano in ogni caso inferiori ai 50g giornalieri. Per comodità, ricordiamo che 10g di olio evo (extravergine di oliva) corrispondono a un cucchiaio da tavola.

| 1°GIORNO | ALIMENTO | QUANTITA' | CARBOIDRATI | CALORIE |
|---|---|---|---|---|
| COLAZIONE (20% kcal totali) | Latte intero | 200ml | 9g | 120 |
| | Pane di segale | 30g | 15g | 77 |
| | Prosciutto crudo | 70g | / | 187 |
| PRANZO (40% kcal totali) | Filetti di merluzzo | 350g | / | 291 |
| | Zucchine | 300g | 4,5g | 48 |
| | Olio evo | 25g | / | 225 |
| | Mezza mela | 75g | 7,5g | 35 |
| | Parmigiano | 30g | / | 118 |
| CENA (40% kcal totali) | Petto di pollo | 350g | / | 385 |
| | Lattuga | 150g | 3g | 27 |
| | Olio evo | 30g | / | 270 |
| | Mezza mela | 75g | 7,5g | 35 |

| 2°GIORNO | ALIMENTO | QUANTITA' | CARBOIDRATI | CALORIE |
|---|---|---|---|---|
| COLAZIONE (20% kcal totali) | Yogurt bianco intero | 200gr | 8,5g | 120 |
| | Pane di segale | 30g | 15g | 77 |
| | Prosciutto cotto | 85g | / | 183 |
| PRANZO (40% kcal totali) | 3 uova | 160g | / | 231 |
| | Prosciutto cotto magro | 200g | / | 260 |
| | Melanzane | 250g | 1,5g | 60 |
| | Olio evo | 20g | / | 180 |
| | Mezza pera | 75g | 6,6g | 32 |
| CENA (40% kcal totali) | Petto di tacchino | 350g | / | 388,5 |
| | Radicchio rosso | 100g | 1,6g | 23 |
| | Parmigiano | 30g | / | 118 |
| | Olio evo | 20g | / | 180 |
| | Mezza pera | 75g | 6,6g | 32 |

| 3°GIORNO | ALIMENTO | QUANTITA' | CARBOIDRATI | CALORIE |
|---|---|---|---|---|
| **COLAZIONE** (20% kcal totali) | Latte intero | 200ml | 9g | 120 |
| | Pane di segale | 30g | 15g | 77 |
| | Prosciutto crudo | 70g | / | 187 |
| **PRANZO** (40% kcal totali) | Fiocchi di latte magro | 300g | 3g | 258 |
| | Pomodori da insalata | 200g | 7,5g | 32 |
| | Olio evo | 30g | / | 270 |
| | Nocciole | 20g | 1,5g | 125,6 |
| **CENA** (40% kcal totali) | 3 uova | 180g | / | 231 |
| | Carciofi | 250g | 6,3g | 117,5 |
| | Parmigiano | 30g | / | 118 |
| | Olio evo | 20g | / | 180 |
| | Mezza arancia | 75g | 5,8g | 28 |
| | Nocciole | 5g | 1,5g | 31,4 |

| 4°GIORNO | ALIMENTO | QUANTITA' | CARBOIDRATI | CALORIE |
|---|---|---|---|---|
| **COLAZIONE** (20% kcal totali) | Yogurt bianco intero | 200ml | 9g | 120 |
| | Pane di segale | 30g | 15g | 77 |
| | Bresaola | 125g | / | 185 |
| **PRANZO** (40% kcal totali) | Filetto di salmone | 200g | / | 371 |
| | Zucchine | 300g | 4,5g | 48 |
| | Olio evo | 15g | / | 135 |
| | Mezza mela | 75g | 7,5g | 35 |
| | Parmigiano | 30g | / | 118 |
| **CENA** (40% kcal totali) | Scaloppine di vitello | 350g | / | 390 |
| | Lattuga | 150g | 3g | 27 |
| | Olio evo | 30g | / | 270 |
| | Mezza mela | 75g | 7,5g | 35 |

| 5°GIORNO | ALIMENTO | QUANTITA' | CARBOIDRATI | CALORIE |
|---|---|---|---|---|
| COLAZIONE (20% kcal totali) | Latte intero | 200ml | 9g | 120 |
| | Pane di segale | 30g | 15g | 77 |
| | Fesa di tacchino | 170g | / | 181,9 |
| PRANZO (40% kcal totali) | Calamari | 300g | 1,5g | 276 |
| | Pomodori da insalata | 200g | 7,5g | 32 |
| | Olio evo | 30g | / | 270 |
| | Noci | 15g | 1,5g | 91,5 |
| CENA (40% kcal totali) | Filetto di cavallo | 250g | / | 332,5 |
| | Lattuga | 150g | 3,3g | 27 |
| | Parmigiano | 30g | / | 117,6 |
| | Olio evo | 25g | / | 225 |
| | Mezza mela | 75g | 5g | 35 |

| 6°GIORNO | ALIMENTO | QUANTITA' | CARBOIDRATI | CALORIE |
|---|---|---|---|---|
| COLAZIONE (20% kcal totali) | Yogurt bianco intero | 200gr | 9g | 120 |
| | Pane di segale | 30g | 15g | 77 |
| | Prosciutto cotto | 85g | / | 183 |
| PRANZO (40% kcal totali) | Alici fresche | 250g | / | 240 |
| | Melanzane | 250g | 6,5g | 60 |
| | Olio evo | 30g | / | 270 |
| | Mezza pera | 75g | 6,6g | 32 |
| | Mandorle | 20g | 4g | 115 |
| CENA (40% kcal totali) | Scaloppine di vitello | 300g | / | 348 |
| | Radicchio rosso | 150g | 2,5g | 34,5 |
| | Parmigiano | 30g | / | 118 |
| | Olio evo | 25g | / | 225 |
| | Mezza pera | 75g | 6,5g | 32 |

| 8°GIORNO | ALIMENTO | QUANTITA' | CARBOIDRATI | CALORIE |
|---|---|---|---|---|
| COLAZIONE (20% kcal totali) | 2 uova | 120g | / | 154 |
| | Burro | 10g | / | 76 |
| | Prosciutto cotto | 50g | / | 107 |
| PRANZO (40% kcal totali) | Mozzarella | 120g | 1g | 303,6 |
| | Spinaci | 250g | 7,5g | 77,5 |
| | Olio evo | 20g | / | 180 |
| | Mezza pera | 75g | 6,6g | 32 |
| | Mandorle | 20g | 4g | 115 |
| CENA (40% kcal totali) | Tonno fresco | 200g | / | 318 |
| | Radicchio rosso | 150g | 2,5g | 34,5 |
| | Parmigiano | 30g | / | 118 |
| | Olio evo | 25g | / | 225 |
| | Mezza pera | 75g | 6,6g | 32 |

| 8°GIORNO | ALIMENTO | QUANTITA' | CARBOIDRATI | CALORIE |
|---|---|---|---|---|
| COLAZIONE (20% kcal totali) | 2 uova | 120g | / | 154 |
| | Burro | 10g | / | 76 |
| | Prosciutto cotto | 50g | / | 107 |
| PRANZO (40% kcal totali) | Mozzarella | 120g | 1g | 303,6 |
| | Spinaci | 250g | 7,5g | 77,5 |
| | Olio evo | 20g | / | 180 |
| | Mezza pera | 75g | 6,6g | 32 |
| | Mandorle | 20g | 4g | 115 |
| CENA (40% kcal totali) | Tonno fresco | 200g | / | 318 |
| | Radicchio rosso | 150g | 2,5g | 34,5 |
| | Parmigiano | 30g | / | 118 |
| | Olio evo | 25g | / | 225 |
| | Mezza pera | 75g | 6,6g | 32 |

| 9°GIORNO | ALIMENTO | QUANTITA' | CARBOIDRATI | CALORIE |
|---|---|---|---|---|
| **COLAZIONE** (20% kcal totali) | Latte intero | 200ml | 9g | 120 |
| | Pane di segale | 30g | 15g | 77 |
| | Fesa di tacchino | 170g | / | 181,9 |
| **PRANZO** (40% kcal totali) | Filetti di merluzzo | 350g | / | 291 |
| | Zucchine | 300g | 4,5g | 48 |
| | Olio evo | 25g | / | 225 |
| | Mezza mela | 75g | 7,5g | 35 |
| | Parmigiano | 30g | / | 118 |
| **CENA** (40% kcal totali) | Polpo | 300g | 4,2g | 171 |
| | Melanzane | 250g | 6,5g | 60 |
| | Olio evo | 30g | / | 270 |
| | Mandorle | 30g | 6g | 172,5 |

| 10°GIORNO | ALIMENTO | QUANTITA' | CARBOIDRATI | CALORIE |
|---|---|---|---|---|
| **COLAZIONE** (20% kcal totali) | Latte intero | 200ml | 9g | 120 |
| | Pane di segale | 30g | 15g | 77 |
| | Speck | 60g | / | 181,8 |
| **PRANZO** (40% kcal totali) | Petto di tacchino | 350g | / | 388,5 |
| | Pomodori da insalata | 200g | 7,5g | 32 |
| | Olio evo | 30g | / | 270 |
| | Mezza arancia | 75g | 5,8g | 28 |
| **CENA** (40% kcal totali) | Fiocchi di latte magro | 300g | 3g | 258 |
| | Carciofi | 250g | 6,3g | 117,5 |
| | Parmigiano | 20g | / | 78,6 |
| | Olio evo | 20g | / | 180 |
| | Nocciole | 20g | 1,7g | 125,6 |

| 11°GIORNO | ALIMENTO | QUANTITA' | CARBOIDRATI | CALORIE |
|---|---|---|---|---|
| COLAZIONE (20% kcal totali) | 2 uova | 120gr | / | 154 |
| | Burro | 10g | / | 76 |
| | Prosciutto cotto | 80g | / | 172 |
| PRANZO (40% kcal totali) | Cosce di pollo | 300g | / | 322 |
| | Spinaci | 250g | 7,5g | 77,5 |
| | Olio evo | 20g | / | 180 |
| | Mandorle | 20g | 4g | 115 |
| CENA (40% kcal totali) | Pesce spada | 250g | / | 273 |
| | Radicchio rosso | 150g | 2,5 | 34,5 |
| | Parmigiano | 40g | / | 204 |
| | Olio evo | 25g | / | 225 |
| | Mezza pera | 75g | 6,6g | 32 |

| 12°GIORNO | ALIMENTO | QUANTITA' | CARBOIDRATI | CALORIE |
|---|---|---|---|---|
| COLAZIONE (20% kcal totali) | Latte intero | 200ml | 9g | 120 |
| | Pane di segale | 30g | 15g | 77 |
| | Prosciutto crudo | 70g | / | 187 |
| PRANZO (40% kcal totali) | Bistecca di vitello | 300g | / | 348 |
| | Spinaci | 250g | 7,5g | 77,5 |
| | Olio evo | 30g | / | 270 |
| | Mezza mela | 75g | 5g | 35 |
| CENA (40% kcal totali) | 3 uova | 180g | / | 231 |
| | Lattuga | 200g | 4,5g | 36 |
| | Parmigiano | 30g | / | 118 |
| | Olio evo | 15g | / | 135 |
| | Noci | 15g | 1,5g | 91,5 |

| 13°GIORNO | ALIMENTO | QUANTITA' | CARBOIDRATI | CALORIE |
|---|---|---|---|---|
| **COLAZIONE** (20% kcal totali) | Yogurt bianco intero | 200gr | 9g | 120 |
| | Pane di segale | 30g | 15g | 77 |
| | Prosciutto cotto | 85g | / | 183 |
| **PRANZO** (40% kcal totali) | Calamari | 300g | / | 276 |
| | Pomodori da insalata | 200g | 7,5g | 32 |
| | Olio evo | 30g | / | 270 |
| | Mezza mela | 75g | 7,5g | 35 |
| | Noci | 15g | 1,5g | 91,5 |
| **CENA** (40% kcal totali) | Petto di pollo | 300g | / | 330 |
| | Finocchi | 200g | 3g | 39 |
| | Olio evo | 30g | / | 270 |
| | Noci | 15g | 1,5g | 91,5 |

| 14°GIORNO | ALIMENTO | QUANTITA' | CARBOIDRATI | CALORIE |
|---|---|---|---|---|
| **COLAZIONE** (20% kcal totali) | 2 uova | 120g | / | 154 |
| | Burro | 10g | / | 76 |
| | Prosciutto crudo | 70g | / | 187 |
| **PRANZO** (40% kcal totali) | Mozzarella | 120g | 1g | 303,6 |
| | Spinaci | 250g | 7,5g | 77,5 |
| | Olio evo | 20g | / | 180 |
| | Mezza pera | 75g | 6,6g | 32 |
| | Mandorle | 20g | 4g | 115 |
| **CENA** (40% kcal totali) | Tonno fresco | 200g | / | 318 |
| | Radicchio rosso | 150g | 2,5 | 34,5 |
| | Parmigiano | 30g | / | 118 |
| | Olio evo | 25g | / | 225 |
| | Mezza pera | 75g | 6,5 | 32 |

## PIANO DI DIGIUNO INTERMITTENTE DA 1900 KCAL

Facciamo riferimento al modello 16:8, che consiste nel digiunare per 16 ore consecutive e concentrare i pasti nelle rimanenti 8. Abbiamo previsto uno spuntino di metà pomeriggio; non è assolutamente obbligatorio consumarlo, si può decidere di inserire quegli alimenti all'interno del pranzo o della cena. La colazione non è prevista e, in generale, durante le ore di digiuno si possono assumere unicamente liquidi non calorici, quali acqua, caffè, the e tisane non zuccherate. Ricordiamo che questo non è un piano alimentare chetogenico, dal momento che la quantità di carboidrati eccede i 50g giornalieri; per questo motivo, essendo meno rilevante, la quantità di carboidrati dei singoli alimenti non è riportata. Per comodità, ricordiamo che 10g di olio evo (extravergine di oliva) corrispondono a un cucchiaio da tavola.

| Pasto | Percentuale Kcal sul totale | Kcal da assumere |
|---|---|---|
| Pranzo | 40% | 760 Kcal |
| Spuntino | 20% | 380 Kcal |
| Cena | 40% | 760 Kcal |
| *TOTALE* | *100%* | *1900 Kcal* |

| 1°GIORNO | ALIMENTO | QUANTITA' | CALORIE |
|---|---|---|---|
| **PRANZO** (40% kcal totali) | Pasta integrale | 85g | 275 |
| | Carne di manzo macinata | 70g | 168 |
| | Salsa di pomodoro | 100g | 24 |
| | Olio evo | 20g | 180 |
| | Mela | 150g | 70 |
| **SPUNTINO** (20% kcal totali) | Noci | 30g | 183 |
| | Succo di arancia | 300ml | 135 |
| | Gallette di riso | 15gr | 58 |
| **CENA** (40% kcal totali) | Filetti di merluzzo | 350g | 291 |
| | Zucchine | 300g | 48 |
| | Olio evo | 20g | 180 |
| | Pane di segale | 50g | 128 |
| | Mela | 150g | 70 |

| 2°GIORNO | ALIMENTO | QUANTITA' | CALORIE |
|---|---|---|---|
| PRANZO (40% kcal totali) | Pasta integrale | 80g | 259 |
| | Pesto di basilico | 30g | 150 |
| | Melanzane | 250g | 60 |
| | Olio evo | 20g | 180 |
| | Pera | 150g | 64 |
| SPUNTINO (20% kcal totali) | Nocciole | 30g | 188 |
| | Succo di arancia | 300ml | 135 |
| | Gallette di riso | 15gr | 58 |
| CENA (40% kcal totali) | Salmone | 160g | 296 |
| | Lattuga | 200g | 36 |
| | Olio evo | 20g | 180 |
| | Pane di segale | 50g | 128 |
| | Pera | 150g | 64 |

| 3°GIORNO | ALIMENTO | QUANTITA' | CALORIE |
|---|---|---|---|
| PRANZO (40% kcal totali) | Riso | 80g | 299,2 |
| | Zucca | 150g | 39 |
| | Parmigiano | 25g | 98 |
| | Olio evo | 20g | 180 |
| | Pane bianco | 25g | 66,5 |
| | Clementine | 150g | 70,5 |
| SPUNTINO (20% kcal totali) | Fesa di tacchino | 170g | 181,9 |
| | Gallette di riso | 50gr | 193,3 |
| CENA (40% kcal totali) | Tonno fresco | 220g | 349,8 |
| | Lattuga | 200g | 36 |
| | Olio evo | 20g | 180 |
| | Pane di segale | 50g | 128 |
| | Clementine | 150g | 70,5 |

| 4°GIORNO | ALIMENTO | QUANTITA' | CALORIE |
|---|---|---|---|
| **PRANZO** (40% kcal totali) | Riso | 80g | 299,2 |
| | Salsa di pomodoro | 100g | 24 |
| | Parmigiano | 20g | 78,4 |
| | Melanzane | 250g | 60 |
| | Olio evo | 20g | 180 |
| | Arancia | 150g | 56 |
| **SPUNTINO** (20% kcal totali) | Yogurt bianco intero | 200g | 120 |
| | Gallette di riso | 50gr | 193,3 |
| | Marmellata | 30g | 66,6 |
| **CENA** (40% kcal totali) | Petto di pollo | 250g | 275 |
| | Fagioli | 100g | 117 |
| | Olio evo | 20g | 180 |
| | Pane di segale | 30g | 77 |
| | Arancia | 150g | 56 |

| 5°GIORNO | ALIMENTO | QUANTITA' | CALORIE |
|---|---|---|---|
| **PRANZO** (40% kcal totali) | Mozzarella | 120g | 303,6 |
| | Pomodori da insalata | 200g | 32 |
| | Melanzane | 250g | 60 |
| | Olio evo | 20g | 180 |
| | Pane di bianco | 25g | 66,5 |
| | Pera | 150g | 64 |
| **SPUNTINO** (20% kcal totali) | Yogurt bianco intero | 200g | 120 |
| | Gallette di riso | 50gr | 193,3 |
| | Marmellata | 30g | 66,6 |
| **CENA** (40% kcal totali) | Salmone affumicato | 200g | 294 |
| | Purè di patate (senza burro) | 200g | 158 |
| | Olio evo | 20g | 180 |
| | Pera | 150g | 64 |

| 6°GIORNO | ALIMENTO | QUANTITA' | CALORIE |
|---|---|---|---|
| **PRANZO** (40% kcal totali) | Lombo di vitello | 350g | 406 |
| | Spinaci | 250g | 77,5 |
| | Olio evo | 20g | 180 |
| | Mela | 150g | 70 |
| **SPUNTINO** (20% kcal totali) | Yogurt bianco intero | 250g | 150 |
| | Miele | 30g | 90,9 |
| | Noci | 25g | 152,5 |
| **CENA** (40% kcal totali) | Uova | 200g | 316 |
| | Prosciutto cotto | 55g | 118 |
| | Zucchine | 200g | 48 |
| | Olio evo | 20g | 180 |
| | Mela | 150g | 70 |

| 7°GIORNO | ALIMENTO | QUANTITA' | CALORIE |
|---|---|---|---|
| **PRANZO** (40% kcal totali) | Pasta integrale | 80g | 258,8 |
| | Pesto di noci | 30g | 165,3 |
| | Carote | 200g | 70 |
| | Olio evo | 20g | 180 |
| | Clementine | 200g | 94 |
| **SPUNTINO** (20% kcal totali) | Yogurt bianco intero | 200g | 120 |
| | Fette biscottate integrali | 50g | 189,5 |
| | Marmellata | 30g | 66,60 |
| **CENA** (40% kcal totali) | Prosciutto cotto | 70g | 150 |
| | Pane di segale | 50g | 128 |
| | Fiocchi di latte magro | 150g | 129 |
| | Carote | 200g | 70 |
| | Olio evo | 20g | 180 |
| | Clementine | 200g | 94 |

| 8°GIORNO | ALIMENTO | QUANTITA' | CALORIE |
|---|---|---|---|
| **PRANZO** (40% kcal totali) | Riso bianco | 80g | 299,2 |
| | Salsa di pomodoro | 100g | 24 |
| | Tonno in scatola al naturale | 200g | 232 |
| | Olio evo | 20g | 180 |
| | Clementine | 100g | 47 |
| **SPUNTINO** (20% kcal totali) | Yogurt bianco intero | 200g | 120 |
| | Gallette di riso | 50gr | 193,3 |
| | Marmellata | 30g | 66,6 |
| **CENA** (40% kcal totali) | Petto di tacchino | 350g | 388,5 |
| | Radicchio rosso | 100g | 23 |
| | Parmigiano | 30g | 118 |
| | Olio evo | 20g | 180 |
| | Clementine | 100g | 47 |

| 9°GIORNO | ALIMENTO | QUANTITA' | CALORIE |
|---|---|---|---|
| **PRANZO** (40% kcal totali) | Alici fresche | 250g | 240 |
| | Melanzane | 250g | 60 |
| | Olio evo | 25g | 225 |
| | Pera | 150g | 64 |
| | Mandorle | 20g | 115 |
| **SPUNTINO** (20% kcal totali) | Pane di segale | 60g | 153,6 |
| | Prosciutto crudo | 85g | 227 |
| **CENA** (40% kcal totali) | Pesce spada | 230g | 395,6 |
| | Finocchi | 200g | 62 |
| | Olio | 20g | 180 |
| | Pera | 150g | 64 |

| 10°GIORNO | ALIMENTO | QUANTITA' | CALORIE |
|---|---|---|---|
| **PRANZO** (40% kcal totali) | Calamari | 300g | 276 |
| | Salsa di pomodoro | 200g | 48 |
| | Olio evo | 30g | 270 |
| | Mela | 150g | 70 |
| | Noci | 10g | 61 |
| **SPUNTINO** (20% kcal totali) | Fesa di tacchino | 170g | 181,9 |
| | Gallette di riso | 50gr | 193,3 |
| **CENA** (40% kcal totali) | 3 uova | 180g | 231 |
| | Speck | 50g | 151,5 |
| | Carciofi | 250g | 117,5 |
| | Olio evo | 20g | 180 |
| | Mela | 150g | 70 |

| 11°GIORNO | ALIMENTO | QUANTITA' | CALORIE |
|---|---|---|---|
| **PRANZO** (40% kcal totali) | Pasta integrale | 100g | 323,5 |
| | Salsa di pomodoro | 100g | 24 |
| | Melanzane | 250g | 60 |
| | Olio evo | 20g | 180 |
| | Pera | 150g | 64 |
| | Noci | 10g | 61 |
| **SPUNTINO** (20% kcal totali) | Yogurt bianco intero | 250g | 150 |
| | Miele | 30g | 90,9 |
| | Noci | 25g | 152,5 |
| **CENA** (40% kcal totali) | Orata | 200g | 318 |
| | Zucchine | 300g | 48 |
| | Olio evo | 20g | 180 |
| | Pane di segale | 40g | 102,4 |
| | Pera | 150g | 64 |

| 12°GIORNO | ALIMENTO | QUANTITA' | CALORIE |
|---|---|---|---|
| **PRANZO** (40% kcal totali) | Fiocchi di latte magro | 300g | 258 |
| | Pomodori da insalata | 200g | 32 |
| | Olio evo | 25g | 225 |
| | Arancia | 150g | 56 |
| | Nocciole | 20g | 125,6 |
| **SPUNTINO** (20% kcal totali) | Succo di arancia | 300ml | 135 |
| | Muesli con frutta disidratata | 40g | 136 |
| | Nocciole | 15g | 94,2 |
| **CENA** (40% kcal totali) | Petto di pollo | 250g | 275 |
| | Lenticchie | 150g | 172,1 |
| | Olio evo | 20g | 180 |
| | Arancia | 150g | 56 |

| 13°GIORNO | ALIMENTO | QUANTITA' | CALORIE |
|---|---|---|---|
| **PRANZO** (40% kcal totali) | Lombo di vitello | 300g | 348 |
| | Spinaci | 250g | 77,5 |
| | Olio evo | 25g | 225 |
| | Mela | 150g | 70 |
| **SPUNTINO** (20% kcal totali) | Fesa di tacchino | 170g | 181,9 |
| | Gallette di riso | 50gr | 193,3 |
| **CENA** (40% kcal totali) | Pesce spada | 200g | 344 |
| | Finocchi | 200g | 62 |
| | Pane di segale | 30g | 77 |
| | Olio evo | 20g | 180 |
| | Mela | 150g | 70 |

| 14°GIORNO | ALIMENTO | QUANTITA' | CALORIE |
|---|---|---|---|
| **PRANZO** (40% kcal totali) | Riso bianco | 80g | 299,2 |
| | Salsa di pomodoro | 100g | 24 |
| | Parmigiano | 30g | 118 |
| | Olio evo | 20g | 180 |
| | Mandorle | 25g | 143,7 |
| **SPUNTINO** (20% kcal totali) | Yogurt bianco intero | 200g | 120 |
| | Gallette di riso | 50gr | 193,3 |
| | Marmellata | 30g | 66,6 |
| **CENA** (40% kcal totali) | Tonno fresco | 270g | 429,3 |
| | Lattuga | 200g | 36 |
| | Olio evo | 20g | 180 |
| | Mela | 150g | 70 |

## PIANO SINERGICO DA 1900 KCAL

Facciamo nuovamente riferimento al modello 16:8, che consiste nel digiunare per 16 ore consecutive e concentrare i pasti nelle rimanenti 8. Abbiamo previsto uno spuntino di metà pomeriggio; non è assolutamente obbligatorio consumarlo, si può decidere di inserire quegli alimenti all'interno del pranzo o della cena. La colazione non è prevista e, in generale, durante le ore di digiuno si possono assumere unicamente liquidi non calorici, quali acqua, caffè, the e tisane non zuccherate. Torniamo in ambito chetogenico, per cui nuovamente i carboidrati giornalieri non superano mai i 50g. Invariata la ripartizione calorica tra i pasti, come da tabella seguente. Per comodità, ricordiamo che 10g di olio evo (extravergine di oliva) corrispondono a un cucchiaio da tavola.

| Pasto | Percentuale Kcal sul totale | Kcal da assumere |
|---|---|---|
| Pranzo | 40% | 760 Kcal |
| Spuntino | 20% | 380 Kcal |
| Cena | 40% | 760 Kcal |
| *TOTALE* | *100%* | *1900 Kcal* |

| 1°GIORNO | ALIMENTO | QUANTITA' | CARBOIDRATI | CALORIE |
|---|---|---|---|---|
| **PRANZO** (40% kcal totali) | Mozzarella | 120g | 1g | 303,6 |
| | Spinaci | 250g | 7,5g | 77,5 |
| | Olio evo | 20g | / | 180 |
| | Mezza pera | 75g | 6,5 | 32 |
| | Mandorle | 20g | 4g | 115 |
| **SPUNTINO** (20% kcal totali) | Prosciutto cotto | 180g | / | 387 |
| **CENA** (40% kcal totali) | Tonno fresco | 200g | / | 318 |
| | Radicchio rosso | 150g | 2,5 | 34,5 |
| | Parmigiano | 30g | / | 118 |
| | Olio evo | 25g | / | 225 |
| | Mezza pera | 75g | 6,5 | 32 |

| 2°GIORNO | ALIMENTO | QUANTITA' | CARBOIDRATI | CALORIE |
|---|---|---|---|---|
| **PRANZO** (40% kcal totali) | Calamari | 300g | / | 276 |
| | Pomodori da insalata | 200g | 7,5g | 32 |
| | Olio evo | 30g | / | 270 |
| | Mezza mela | 75g | 7,5g | 35 |
| | Noci | 15g | 1,5g | 91,5 |
| **SPUNTINO** (20% kcal totali) | Prosciutto crudo | 140g | / | 375 |
| **CENA** (40% kcal totali) | Petto di pollo | 300g | / | 330 |
| | Finocchi | 200g | 3g | 39 |
| | Olio evo | 30g | / | 270 |
| | Noci | 15g | 1,5g | 91,5 |

| 3°GIORNO | ALIMENTO | QUANTITA' | CARBOIDRATI | CALORIE |
|---|---|---|---|---|
| **PRANZO** (40% kcal totali) | Bistecca di vitello | 300g | / | 348 |
| | Spinaci | 250g | 7,5g | 77,5 |
| | Olio evo | 30g | / | 270 |
| | Mezza mela | 75g | 7,5g | 35 |
| **SPUNTINO** (20% kcal totali) | Speck | 125g | / | 379 |
| **CENA** (40% kcal totali) | 3 uova | 180g | / | 231 |
| | Lattuga | 200g | 4,5g | 36 |
| | Parmigiano | 30g | / | 118 |
| | Olio evo | 15g | / | 135 |
| | Noci | 15g | 1,5g | 91,5 |

| 4°GIORNO | ALIMENTO | QUANTITA' | CARBOIDRATI | CALORIE |
|---|---|---|---|---|
| **PRANZO** (40% kcal totali) | Cosce di pollo | 300g | 1g | 322 |
| | Spinaci | 250g | 7,5g | 77,5 |
| | Olio evo | 20g | / | 180 |
| | Mandorle | 20g | 4g | 115 |
| **SPUNTINO** (20% kcal totali) | Emmental | 90g | / | 363 |
| **CENA** (40% kcal totali) | Pesce spada | 250g | / | 273 |
| | Radicchio rosso | 150g | 2,5g | 34,5 |
| | Parmigiano | 40g | / | 204 |
| | Olio evo | 25g | / | 225 |
| | Mezza pera | 75g | 6,6g | 32 |

| 5°GIORNO | ALIMENTO | QUANTITA' | CARBOIDRATI | CALORIE |
|---|---|---|---|---|
| **PRANZO** (40% kcal totali) | Petto di tacchino | 350g | / | 322 |
| | Pomodori da insalata | 200g | 7,5g | 77,5 |
| | Olio evo | 30g | / | 180 |
| | Mezza arancia | 75g | 5,8g | 28 |
| **SPUNTINO** (20% kcal totali) | Mozzarella | 150g | 1g | 380 |
| **CENA** (40% kcal totali) | Fiocchi di latte magro | 300g | 3g | 258 |
| | Carciofi | 250g | 6,3g | 117,5 |
| | Parmigiano | 20g | / | 78,6 |

| 6°GIORNO | ALIMENTO | QUANTITA' | CARBOIDRATI | CALORIE |
|---|---|---|---|---|
| **PRANZO** (40% kcal totali) | Filetti di merluzzo | 350g | / | 291 |
| | Zucchine | 300g | 4,5 | 48 |
| | Olio evo | 25g | / | 225 |
| | Mezza mela | 75g | 7,5 | 35 |
| | Parmigiano | 30g | / | 118 |
| **SPUNTINO** (20% kcal totali) | Prosciutto cotto | 180g | / | 387 |
| **CENA** (40% kcal totali) | Polpo | 300g | 4,2 | 171 |
| | Melanzane | 250g | 6,5 | 60 |
| | Olio evo | 30g | / | 270 |
| | Mandorle | 30g | 6g | 172,5 |

| 7°GIORNO | ALIMENTO | QUANTITA' | CARBOIDRATI | CALORIE |
|---|---|---|---|---|
| **PRANZO** (40% kcal totali) | Mozzarella | 120g | 1g | 303,6 |
| | Spinaci | 250g | 7,5g | 77,5 |
| | Olio evo | 20g | / | 180 |
| | Mezza pera | 75g | 6,6g | 32 |
| | Mandorle | 20g | 4g | 115 |
| **SPUNTINO** (20% kcal totali) | Prosciutto crudo | 140g | / | 375 |
| **CENA** (40% kcal totali) | Tonno fresco | 200g | / | 318 |
| | Radicchio rosso | 150g | 2,5g | 34,5 |
| | Parmigiano | 30g | / | 118 |
| | Olio evo | 25g | / | 225 |
| | Mezza pera | 75g | 6,6g | 32 |

| 8°GIORNO | ALIMENTO | QUANTITA' | CARBOIDRATI | CALORIE |
|---|---|---|---|---|
| **PRANZO** (40% kcal totali) | Gamberi | 350g | / | 245 |
| | Pomodori da insalata | 200g | 7,5g | 32 |
| | Olio evo | 30g | / | 270 |
| | Noci | 15g | 1,5g | 91,5 |
| **SPUNTINO** (20% kcal totali) | Speck | 125g | / | 379 |
| **CENA** (40% kcal totali) | Filetto di manzo | 250g | / | 393 |
| | Lattuga | 150g | 3,3g | 27 |
| | Olio evo | 25g | / | 225 |
| | Mezza mela | 75g | 7,5g | 35 |

| 9°GIORNO | ALIMENTO | QUANTITA' | CARBOIDRATI | CALORIE |
|---|---|---|---|---|
| **PRANZO** (40% kcal totali) | Alici fresche | 250g | / | 240 |
| | Melanzane | 250g | 6,5g | 60 |
| | Olio evo | 30g | / | 270 |
| | Mezza pera | 75g | 6,6g | 32 |
| | Mandorle | 20g | 4g | 115 |
| **SPUNTINO** (20% kcal totali) | Emmental | 90g | / | 363 |
| **CENA** (40% kcal totali) | Scaloppine di vitello | 300g | / | 348 |
| | Radicchio rosso | 150g | 2,5g | 34,5 |
| | Parmigiano | 30g | / | 118 |
| | Olio evo | 25g | / | 225 |
| | Mezza pera | 75g | 6,6g | 32 |

| 10°GIORNO | ALIMENTO | QUANTITA' | CARBOIDRATI | CALORIE |
|---|---|---|---|---|
| **PRANZO** (40% kcal totali) | Calamari | 300g | 1,5g | 276 |
| | Pomodori da insalata | 200g | 7,5g | 32 |
| | Olio evo | 30g | / | 270 |
| | Noci | 15g | 1,5g | 91,5 |
| **SPUNTINO** (20% kcal totali) | Mozzarella | 150g | 1g | 380 |
| **CENA** (40% kcal totali) | Filetto di cavallo | 250g | / | 332,5 |
| | Lattuga | 150g | 3,3g | 27 |
| | Parmigiano | 30g | / | 117,6 |
| | Olio evo | 25g | / | 225 |
| | Mezza mela | 75g | 7,5g | 35 |

| 11°GIORNO | ALIMENTO | QUANTITA' | CARBOIDRATI | CALORIE |
|---|---|---|---|---|
| **PRANZO** (40% kcal totali) | Filetto di salmone | 200g | / | 371 |
| | Zucchine | 300g | 4,5g | 48 |
| | Olio evo | 15g | / | 135 |
| | Mezza mela | 75g | 7,5g | 35 |
| | Parmigiano | 30g | / | 118 |
| **SPUNTINO** (20% kcal totali) | Prosciutto cotto | 180g | / | 387 |
| **CENA** (40% kcal totali) | Scaloppine di vitello | 350g | / | 390 |
| | Lattuga | 150g | 3g | 27 |
| | Olio evo | 30g | / | 270 |
| | Mezza mela | 75g | 7,5g | 35 |

| 12°GIORNO | ALIMENTO | QUANTITA' | CARBOIDRATI | CALORIE |
|---|---|---|---|---|
| **PRANZO** (40% kcal totali) | Fiocchi di latte magro | 300g | 3g | 258 |
| | Pomodori da insalata | 200g | 7,5g | 32 |
| | Olio evo | 30g | / | 270 |
| | Nocciole | 20g | 1,5g | 125,6 |
| **SPUNTINO** (20% kcal totali) | Prosciutto crudo | 140g | / | 375 |
| **CENA** (40% kcal totali) | Uova sode | 200g | / | 256 |
| | Carciofi | 250g | 6,3g | 117,5 |
| | Parmigiano | 30g | / | 118 |
| | Olio evo | 20g | / | 180 |
| | Mezza arancia | 75g | 5,8g | 28 |
| | Nocciole | 5g | 1,5g | 31,4 |

| 13°GIORNO | ALIMENTO | QUANTITA' | CARBOIDRATI | CALORIE |
|---|---|---|---|---|
| **PRANZO** (40% kcal totali) | Uova sode | 150g | / | 192 |
| | Prosciutto cotto magro | 200g | / | 260 |
| | Melanzane | 250g | 1,5g | 60 |
| | Olio evo | 20g | / | 180 |
| | Mezza pera | 75g | 6,6g | 32 |
| **SPUNTINO** (20% kcal totali) | Speck | 125g | / | 379 |
| **CENA** (40% kcal totali) | Petto di tacchino | 350g | / | 388,5 |
| | Radicchio rosso | 100g | 1,6g | 23 |
| | Parmigiano | 30g | / | 118 |
| | Olio evo | 20g | / | 180 |
| | Mezza pera | 75g | 6,6g | 32 |

| 14°GIORNO | ALIMENTO | QUANTITA' | CARBOIDRATI | CALORIE |
|---|---|---|---|---|
| **PRANZO** (40% kcal totali) | Filetti di merluzzo | 350g | / | 291 |
| | Zucchine | 300g | 4,5g | 48 |
| | Olio evo | 25g | / | 225 |
| | Mezza mela | 75g | 7,5g | 35 |
| | Parmigiano | 30g | / | 118 |
| **SPUNTINO** (20% kcal totali) | Emmental | 90g | / | 363 |
| **CENA** (40% kcal totali) | Petto di pollo | 350g | / | 385 |
| | Lattuga | 150g | 3g | 27 |
| | Olio evo | 30g | / | 270 |
| | Mezza mela | 75g | 7,5g | 35 |

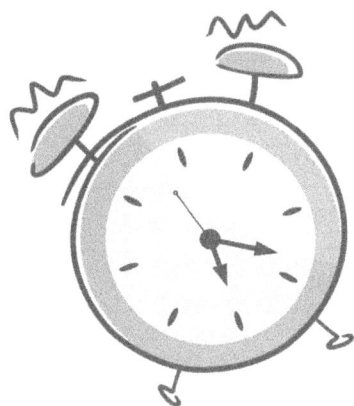

# Capitolo 3
## Piani Alimentari al Femminile per la Perdita di Peso

Supponiamo che la medesima persona di sesso femminile del capitolo precedente desideri perdere peso; come abbiamo detto, è necessario ridurre l'apporto calorico giornaliero rispetto al TDEE calcolato, che corrispondeva a circa 1900 Kcal. Portiamo dunque l'apporto calorico a 1400 Kcal. Come per il capitolo precedente, presentiamo di seguito un piano alimentare puramente chetogenico, un piano di digiuno intermittente e, infine, un piano chetogenico integrato con il digiuno intermittente.

## PIANO ALIMENTARE CHETOGENICO DA 1400 KCAL

Nella tabella successiva, dividiamo il fabbisogno calorico giornaliero in tre pasti, lungo tutto l'arco della giornata. Naturalmente la divisione in percentuale delle calorie da assumere nei vari pasti è libera, ed è possibile personalizzarla secondo le esigenze personali.

| Pasto | Percentuale Kcal sul totale | Kcal da assumere |
|---|---|---|
| Colazione | 20% | 280 Kcal |
| Pranzo | 40% | 560 Kcal |
| Cena | 40% | 560 Kcal |
| *TOTALE* | *100%* | *1400 Kcal* |

Segue la descrizione del piano vera e propria, giorno per giorno, per due settimane. I carboidrati restano in ogni caso inferiori ai 50g giornalieri. Per comodità, ricordiamo che 10g di olio evo (extravergine di oliva) corrispondono a un cucchiaio da tavola.

| 1°GIORNO | ALIMENTO | QUANTITA' | CARBOIDRATI | CALORIE |
|---|---|---|---|---|
| **COLAZIONE** (20% kcal totali) | Latte intero | 150ml | 6,7g | 90 |
| | Pane di segale | 30g | 15g | 77 |
| | Prosciutto crudo | 40g | / | 107 |
| **PRANZO** (40% kcal totali) | Filetti di merluzzo | 250g | / | 208 |
| | Zucchine | 300g | 4,5g | 48 |
| | Olio evo | 20g | / | 180 |
| | Mezza mela | 75g | 7,5g | 35 |
| | Parmigiano | 10g | / | 39,3 |
| **CENA** (40% kcal totali) | Petto di pollo | 250g | / | 275 |
| | Lattuga | 150g | 3g | 27 |
| | Olio evo | 20g | / | 180 |
| | Mezza mela | 75g | 7,5g | 35 |

| 2°GIORNO | ALIMENTO | QUANTITA' | CARBOIDRATI | CALORIE |
|---|---|---|---|---|
| **COLAZIONE**<br>**(20% kcal totali)** | Yogurt bianco intero | 150gr | 6,4g | 90 |
| | Pane di segale | 30g | 15g | 77 |
| | Prosciutto cotto | 55g | / | 118 |
| **PRANZO**<br>**(40% kcal totali)** | Uova sode | 100g | / | 128 |
| | Prosciutto cotto | 60g | / | 129 |
| | Melanzane | 250g | 1,5g | 60 |
| | Olio evo | 20g | / | 180 |
| | Mezza pera | 75g | 6,6g | 32 |
| **CENA**<br>**(40% kcal totali)** | Petto di tacchino | 250g | / | 277,5 |
| | Radicchio rosso | 100g | 1,6g | 23 |
| | Parmigiano | 5g | / | 19.6 |
| | Olio evo | 20g | / | 180 |
| | Mezza pera | 75g | 6,6g | 32 |

| 3°GIORNO | ALIMENTO | QUANTITA' | CARBOIDRATI | CALORIE |
|---|---|---|---|---|
| **COLAZIONE**<br>**(20% kcal totali)** | Latte intero | 150ml | 6,7g | 90 |
| | Pane di segale | 30g | 15g | 77 |
| | Prosciutto crudo | 40g | / | 107 |
| **PRANZO**<br>**(40% kcal totali)** | Fiocchi di latte magro | 200g | 2g | 172 |
| | Pomodori da insalata | 200g | 7,5g | 32 |
| | Olio evo | 30g | / | 270 |
| | Nocciole | 10g | 0,7g | 125 |
| **CENA**<br>**(40% kcal totali)** | Uova sode | 150g | / | 192 |
| | Carciofi | 200g | 5g | 94 |
| | Parmigiano | 20g | / | 78,6 |
| | Olio evo | 15g | / | 135 |
| | Mezza arancia | 75g | 5,8g | 28 |

| 4°GIORNO | ALIMENTO | QUANTITA' | CARBOIDRATI | CALORIE |
|---|---|---|---|---|
| **COLAZIONE** (20% kcal totali) | Yogurt bianco intero | 150gr | 6,4g | 90 |
| | Pane di segale | 30g | 15g | 77 |
| | Bresaola | 80g | / | 121 |
| **PRANZO** (40% kcal totali) | Filetti di salmone | 110g | / | 204 |
| | Zucchine | 300g | 4,5g | 48 |
| | Olio evo | 20g | / | 180 |
| | Mezza mela | 75g | 7,5g | 35 |
| | Parmigiano | 10g | / | 39,3 |
| **CENA** (40% kcal totali) | Scaloppine di vitello | 250g | / | 275 |
| | Lattuga | 150g | 3g | 27 |
| | Olio evo | 20g | / | 180 |
| | Mezza mela | 75g | 7,5g | 35 |

| 5°GIORNO | ALIMENTO | QUANTITA' | CARBOIDRATI | CALORIE |
|---|---|---|---|---|
| **COLAZIONE** (20% kcal totali) | Latte intero | 200ml | 9g | 120 |
| | Pane di segale | 30g | 15g | 77 |
| | Fesa di tacchino | 80g | / | 85,6 |
| **PRANZO** (40% kcal totali) | Calamari | 200g | 1g | 184 |
| | Pomodori da insalata | 150g | 5,6g | 24 |
| | Olio evo | 25g | / | 225 |
| | Noci | 10g | 1g | 61 |
| **CENA** (40% kcal totali) | Filetto di cavallo | 150g | / | 199,5 |
| | Lattuga | 150g | 3,3g | 27 |
| | Parmigiano | 20g | / | 78,6 |
| | Olio evo | 20g | / | 180 |
| | Mezza mela | 75g | 7,45g | 35 |

| 6°GIORNO | ALIMENTO | QUANTITA' | CARBOIDRATI | CALORIE |
|---|---|---|---|---|
| **COLAZIONE** (20% kcal totali) | Yogurt bianco intero | 200gr | 9g | 120 |
| | Pane di segale | 30g | 15g | 77 |
| | Prosciutto cotto | 35g | / | 75 |
| **PRANZO** (40% kcal totali) | Alici fresche | 200g | / | 192 |
| | Melanzane | 200g | 5,2g | 48 |
| | Olio evo | 20g | / | 180 |
| | Mezza pera | 75g | 6,6g | 32 |
| | Mandorle | 15g | 3g | 86,2 |
| **CENA** (40% kcal totali) | Scaloppine di vitello | 200g | / | 232 |
| | Radicchio rosso | 100g | 1,7g | 23 |
| | Parmigiano | 20g | / | 78,6 |
| | Olio evo | 20g | / | 180 |
| | Mezza pera | 75g | 6,6g | 32 |

| 7°GIORNO | ALIMENTO | QUANTITA' | CARBOIDRATI | CALORIE |
|---|---|---|---|---|
| **COLAZIONE** (20% kcal totali) | Yogurt bianco intero | 150gr | 6,4g | 90 |
| | Pane di segale | 30g | 15g | 77 |
| | Brie | 40g | / | 128 |
| **PRANZO** (40% kcal totali) | Gamberi | 250g | / | 175 |
| | Pomodori da insalata | 150g | 5,6g | 24 |
| | Olio evo | 25g | / | 225 |
| | Noci | 10g | 1g | 61 |
| **CENA** (40% kcal totali) | Filetto di manzo | 130g | / | 200 |
| | Lattuga | 150g | 3,3g | 27 |
| | Parmigiano | 20g | / | 78,6 |
| | Olio evo | 20g | / | 180 |
| | Mezza mela | 75g | 7,5g | 35 |

| 8°GIORNO | ALIMENTO | QUANTITA' | CARBOIDRATI | CALORIE |
|---|---|---|---|---|
| **COLAZIONE** (20% kcal totali) | 2 Uova | 120g | / | 154 |
| | Burro | 15g | / | 114 |
| **PRANZO** (40% kcal totali) | Mozzarella | 100g | 0,8g | 253 |
| | Spinaci | 250g | 7,5g | 77,5 |
| | Olio evo | 20g | / | 180 |
| | Mezza pera | 75g | 6,6g | 32 |
| **CENA** (40% kcal totali) | Tonno fresco | 150g | / | 238,5 |
| | Radicchio rosso | 150g | 2,5g | 34,5 |
| | Parmigiano | 20g | / | 94,4 |
| | Olio evo | 15g | / | 135 |
| | Mezza pera | 75g | 6,6g | 32 |

| 9°GIORNO | ALIMENTO | QUANTITA' | CARBOIDRATI | CALORIE |
|---|---|---|---|---|
| **COLAZIONE** (20% kcal totali) | Latte intero | 200ml | 9g | 120 |
| | Pane di segale | 30g | 15g | 77 |
| | Fesa di tacchino | 80g | / | 85,6 |
| **PRANZO** (40% kcal totali) | Filetti di merluzzo | 250g | / | 208 |
| | Zucchine | 300g | 4,5g | 48 |
| | Olio evo | 20g | / | 180 |
| | Mezza mela | 75g | 7,5g | 35 |
| | Parmigiano | 10g | / | 39,3 |
| **CENA** (40% kcal totali) | Polpo | 200g | 2,8g | 114 |
| | Melanzane | 200g | 5,2g | 48 |
| | Olio evo | 25g | / | 225 |
| | Mandorle | 15g | 3g | 86,2 |

| 10°GIORNO | ALIMENTO | QUANTITA' | CARBOIDRATI | CALORIE |
|---|---|---|---|---|
| COLAZIONE (20% kcal totali) | Latte intero | 200ml | 9g | 120 |
| | Pane di segale | 30g | 15g | 77 |
| | Speck | 30g | / | 90,9 |
| PRANZO (40% kcal totali) | Petto di tacchino | 250g | / | 277,5 |
| | Pomodori da insalata | 200g | 7,5g | 32 |
| | Olio evo | 20g | / | 180 |
| | Mezza arancia | 75g | 5,8g | 28 |
| CENA (40% kcal totali) | Fiocchi di latte magro | 200g | 2g | 172 |
| | Carciofi | 250g | 6,3g | 117,5 |
| | Parmigiano | 20g | / | 78,6 |
| | Olio evo | 20g | / | 180 |

| 11°GIORNO | ALIMENTO | QUANTITA' | CARBOIDRATI | CALORIE |
|---|---|---|---|---|
| COLAZIONE (20% kcal totali) | Yogurt bianco intero | 150gr | 6,4g | 90 |
| | Pane di segale | 30g | 15g | 77 |
| | Bresaola | 80g | / | 121 |
| PRANZO (40% kcal totali) | Cosce di pollo | 250g | / | 268 |
| | Spinaci | 250g | 7,5g | 77,5 |
| | Olio evo | 20g | / | 180 |
| | Mezza pera | 75g | 6,5g | 32 |
| CENA (40% kcal totali) | Pesce spada | 250g | / | 218,4 |
| | Radicchio rosso | 150g | 2,5g | 34,5 |
| | Parmigiano | 20g | / | 94,4 |
| | Olio evo | 15g | / | 135 |

| 12°GIORNO | ALIMENTO | QUANTITA' | CARBOIDRATI | CALORIE |
|---|---|---|---|---|
| **COLAZIONE** (20% kcal totali) | Latte intero | 150ml | 6,7g | 90 |
| | Pane di segale | 30g | 15g | 77 |
| | Prosciutto crudo | 40g | / | 107 |
| **PRANZO** (40% kcal totali) | Bistecca di vitello | 220g | / | 255,2 |
| | Spinaci | 250g | 7,5g | 77,5 |
| | Olio evo | 20g | / | 180 |
| | Mezza mela | 75g | 7,5g | 35 |
| **CENA** (40% kcal totali) | 3 uova | 180g | / | 231 |
| | Lattuga | 200g | 4,5g | 36 |
| | Parmigiano | 20g | / | 78,6 |
| | Olio evo | 15g | / | 135 |

| 13°GIORNO | ALIMENTO | QUANTITA' | CARBOIDRATI | CALORIE |
|---|---|---|---|---|
| **COLAZIONE** (20% kcal totali) | Yogurt bianco intero | 200gr | 9g | 120 |
| | Pane di segale | 30g | 15g | 77 |
| | Prosciutto cotto | 35g | / | 75 |
| **PRANZO** (40% kcal totali) | Calamari | 200g | / | 184 |
| | Pomodori da insalata | 200g | 7,5g | 32 |
| | Olio evo | 25g | / | 225 |
| | Mezza mela | 75g | 7,5g | 35 |
| | Noci | 10g | 1g | 61 |
| **CENA** (40% kcal totali) | Petto di pollo | 150g | / | 165 |
| | Finocchi | 200g | 3g | 31 |
| | Olio evo | 20g | / | 180 |
| | Noci | 15g | 1,5g | 91,5 |

| 14°GIORNO | ALIMENTO | QUANTITA' | CARBOIDRATI | CALORIE |
|---|---|---|---|---|
| COLAZIONE (20% kcal totali) | 2 uova | 120g | / | 154 |
| | Burro | 15g | / | 114 |
| PRANZO (40% kcal totali) | Mozzarella | 100g | 0,8g | 253 |
| | Spinaci | 250g | 7,5g | 77,5 |
| | Olio evo | 20g | / | 180 |
| | Mezza pera | 75g | 6,6g | 32 |
| CENA (40% kcal totali) | Tonno fresco | 150g | / | 238,5 |
| | Radicchio rosso | 150g | 2,5g | 34,5 |
| | Parmigiano | 20g | / | 94,4 |
| | Olio evo | 15g | / | 135 |
| | Mezza pera | 75g | 6,6g | 32 |

## PIANO DI DIGIUNO INTERMITTENTE DA 1400 KCAL

Facciamo riferimento al modello 16:8, che consiste nel digiunare per 16 ore consecutive e concentrare i pasti nelle rimanenti 8. Abbiamo previsto uno spuntino di metà pomeriggio; non è assolutamente obbligatorio consumarlo, si può decidere di inserire quegli alimenti all'interno del pranzo o della cena. La colazione non è prevista e, in generale, durante le ore di digiuno si possono assumere unicamente liquidi non calorici, quali acqua, caffè, the e tisane non zuccherate. Ricordiamo che questo non è un piano alimentare chetogenico, dal momento che la quantità di carboidrati eccede i 50g giornalieri; per questo motivo, essendo meno rilevante, la quantità di carboidrati dei singoli alimenti non è riportata. Per comodità, ricordiamo che 10g di olio evo (extravergine di oliva) corrispondono a un cucchiaio da tavola.

| Pasto | Percentuale Kcal sul totale | Kcal da assumere |
|---|---|---|
| Pranzo | 40% | 560 Kcal |
| Spuntino | 20% | 280 Kcal |
| Cena | 40% | 560 Kcal |
| TOTALE | 100% | 1400 Kcal |

| 1°GIORNO | ALIMENTO | QUANTITA' | CALORIE |
|---|---|---|---|
| **PRANZO** (40% kcal totali) | Pasta integrale | 50g | 161,8 |
| | Carne di manzo macinata | 70g | 168 |
| | Salsa di pomodoro | 50g | 12 |
| | Olio evo | 20g | 180 |
| | Mezza mela | 75g | 35 |
| **SPUNTINO** (20% kcal totali) | Noci | 15g | 91,5 |
| | Succo di arancia | 300ml | 135 |
| | Gallette di riso | 15gr | 58 |
| **CENA** (40% kcal totali) | Filetti di merluzzo | 200g | 166,4 |
| | Zucchine | 300g | 48 |
| | Olio evo | 20g | 180 |
| | Pane di segale | 50g | 128 |
| | Mezza mela | 75g | 35 |

| 2°GIORNO | ALIMENTO | QUANTITA' | CALORIE |
|---|---|---|---|
| **PRANZO** (40% kcal totali) | Pasta integrale | 50g | 161,8 |
| | Pesto di basilico | 20g | 100 |
| | Melanzane | 250g | 60 |
| | Olio evo | 20g | 180 |
| | Mezza pera | 75g | 32 |
| **SPUNTINO** (20% kcal totali) | Nocciole | 15g | 94,2 |
| | Succo di arancia | 300ml | 135 |
| | Gallette di riso | 15gr | 58 |
| **CENA** (40% kcal totali) | Trancio di salmone | 150g | 277,5 |
| | Lattuga | 200g | 36 |
| | Olio evo | 10g | 90 |
| | Pane di segale | 40g | 102,4 |
| | Mezza pera | 75g | 32 |

| 3°GIORNO | ALIMENTO | QUANTITA' | CALORIE |
|---|---|---|---|
| **PRANZO** (40% kcal totali) | Riso bianco | 50g | 187 |
| | Zucca | 150g | 39 |
| | Parmigiano | 20g | 78,4 |
| | Olio evo | 20g | 180 |
| | Clementine | 150g | 70,5 |
| **SPUNTINO** (20% kcal totali) | Fesa di tacchino | 100g | 107 |
| | Gallette di riso | 45gr | 174 |
| **CENA** (40% kcal totali) | Tonno fresco | 200g | 318 |
| | Lattuga | 200g | 36 |
| | Olio evo | 15g | 135 |
| | Clementine | 150g | 70,5 |

| 4°GIORNO | ALIMENTO | QUANTITA' | CALORIE |
|---|---|---|---|
| **PRANZO** (40% kcal totali) | Riso bianco | 50g | 187 |
| | Salsa di pomodoro | 50g | 12 |
| | Parmigiano | 20g | 78,4 |
| | Melanzane | 200g | 48 |
| | Olio evo | 20g | 180 |
| | Mezza arancia | 75g | 28 |
| **SPUNTINO** (20% kcal totali) | Yogurt bianco intero | 150g | 90 |
| | Gallette di riso | 30gr | 115,9 |
| | Marmellata | 30g | 66,6 |
| **CENA** (40% kcal totali) | Petto di pollo | 200g | 220 |
| | Fagioli | 100g | 117 |
| | Olio evo | 20g | 180 |
| | Mezza arancia | 75g | 28 |

| 5°GIORNO | ALIMENTO | QUANTITA' | CALORIE |
|---|---|---|---|
| **PRANZO** (40% kcal totali) | Mozzarella | 100g | 253 |
| | Pomodori da insalata | 200g | 32 |
| | Melanzane | 200g | 48 |
| | Olio evo | 20g | 180 |
| | Mezza pera | 75g | 32 |
| **SPUNTINO** (20% kcal totali) | Yogurt bianco intero | 150g | 90 |
| | Gallette di riso | 30gr | 115,9 |
| | Marmellata | 30g | 66,6 |
| **CENA** (40% kcal totali) | Salmone affumicato | 200g | 294 |
| | Purè di patate (senza burro) | 150g | 118,5 |
| | Olio evo | 10g | 90 |
| | Mezza pera | 75g | 32 |

| 6°GIORNO | ALIMENTO | QUANTITA' | CALORIE |
|---|---|---|---|
| **PRANZO** (40% kcal totali) | Lombo di vitello | 300g | 348 |
| | Spinaci | 250g | 77,5 |
| | Olio evo | 10g | 90 |
| | Mezza mela | 75g | 35 |
| **SPUNTINO** (20% kcal totali) | Yogurt bianco intero | 200g | 120 |
| | Miele | 20g | 60,6 |
| | Noci | 15g | 91,3 |
| **CENA** (40% kcal totali) | 2 uova | 120g | 154 |
| | Prosciutto cotto | 35g | 74 |
| | Zucchine | 200g | 48 |
| | Olio evo | 20g | 180 |
| | Mezza mela | 75g | 35 |

| 7°GIORNO | ALIMENTO | QUANTITA' | CALORIE |
|---|---|---|---|
| **PRANZO** (40% kcal totali) | Pasta integrale | 50g | 161,7 |
| | Pesto di noci | 20g | 110,2 |
| | Carote | 200g | 70 |
| | Olio evo | 20g | 180 |
| | Clementine | 100g | 47 |
| **SPUNTINO** (20% kcal totali) | Yogurt bianco intero | 100g | 60 |
| | Fette biscottate integrali | 40g | 151,6 |
| | Marmellata | 30g | 66,6 |
| **CENA** (40% kcal totali) | Prosciutto cotto | 65g | 140 |
| | Pane di segale | 50g | 128 |
| | Fiocchi di latte magro | 110g | 94,6 |
| | Carote | 150g | 52,5 |
| | Olio evo | 10g | 90 |
| | Clementine | 100g | 47 |

| 8°GIORNO | ALIMENTO | QUANTITA' | CALORIE |
|---|---|---|---|
| **PRANZO** (40% kcal totali) | Riso bianco | 50g | 187 |
| | Salsa di pomodoro | 100g | 24 |
| | Tonno in scatola al naturale | 150g | 174 |
| | Olio evo | 15g | 135 |
| | Clementine | 100g | 47 |
| **SPUNTINO** (20% kcal totali) | Yogurt bianco intero | 150g | 90 |
| | Gallette di riso | 30gr | 115,9 |
| | Marmellata | 30g | 66,6 |
| **CENA** (40% kcal totali) | Petto di tacchino | 280g | 310,8 |
| | Radicchio rosso | 100g | 23 |
| | Olio evo | 20g | 180 |
| | Clementine | 100g | 47 |

| 9°GIORNO | ALIMENTO | QUANTITA' | CALORIE |
|---|---|---|---|
| **PRANZO** **(40% kcal totali)** | Alici fresche | 200g | 192 |
| | Melanzane | 250g | 60 |
| | Olio evo | 15g | 135 |
| | Mezza pera | 75g | 32 |
| | Mandorle | 20g | 115 |
| **SPUNTINO** **(20% kcal totali)** | Pane di segale | 60g | 153,6 |
| | Prosciutto crudo magro | 90g | 130,3 |
| **CENA** **(40% kcal totali)** | Pesce spada | 200g | 344 |
| | Finocchi | 200g | 62 |
| | Olio evo | 10 | 90 |
| | Mezza pera | 75g | 32 |

| 10°GIORNO | ALIMENTO | QUANTITA' | CALORIE |
|---|---|---|---|
| **PRANZO** **(40% kcal totali)** | Calamari | 230g | 211,6 |
| | Salsa di pomodoro | 200g | 48 |
| | Olio evo | 20g | 180 |
| | Mezza mela | 75g | 35 |
| | Noci | 10g | 61 |
| **SPUNTINO** **(20% kcal totali)** | Fesa di tacchino | 100g | 107 |
| | Gallette di riso | 45gr | 173,9 |
| **CENA** **(40% kcal totali)** | 2 uova | 120g | 154 |
| | Speck | 50g | 151,5 |
| | Carciofi | 200g | 94 |
| | Olio evo | 10g | 90 |
| | Mezza mela | 75g | 35 |

| 11°GIORNO | ALIMENTO | QUANTITA' | CALORIE |
|---|---|---|---|
| **PRANZO** (40% kcal totali) | Pasta integrale | 75g | 242,6 |
| | Salsa di pomodoro | 100g | 24 |
| | Melanzane | 250g | 60 |
| | Olio evo | 20g | 180 |
| | Mezza pera | 75g | 32 |
| **SPUNTINO** (20% kcal totali) | Yogurt bianco intero | 200g | 120 |
| | Miele | 20g | 60,6 |
| | Noci | 15g | 91,3 |
| **CENA** (40% kcal totali) | Orata | 150g | 238,5 |
| | Zucchine | 200g | 32 |
| | Olio evo | 15g | 135 |
| | Pane di segale | 40g | 102,4 |
| | Mezza pera | 75g | 32 |

| 12°GIORNO | ALIMENTO | QUANTITA' | CALORIE |
|---|---|---|---|
| **PRANZO** (40% kcal totali) | Fiocchi di latte magro | 300g | 258 |
| | Pomodori da insalata | 200g | 32 |
| | Olio evo | 20g | 180 |
| | Mezza arancia | 75g | 28 |
| | Nocciole | 5g | 31,4 |
| **SPUNTINO** (20% kcal totali) | Succo di arancia | 200ml | 90 |
| | Muesli con frutta disidratata | 30g | 102 |
| | Nocciole | 15g | 94,2 |
| **CENA** (40% kcal totali) | Petto di pollo | 215g | 236,5 |
| | Lenticchie | 150g | 172,1 |
| | Olio evo | 10g | 90 |
| | Mezza arancia | 75g | 28 |

| 13°GIORNO | ALIMENTO | QUANTITA' | CALORIE |
|---|---|---|---|
| **PRANZO** (40% kcal totali) | Lombo di vitello | 230g | 266,8 |
| | Spinaci | 200g | 62 |
| | Olio evo | 20g | 180 |
| | Mezza mela | 75g | 35 |
| **SPUNTINO** (20% kcal totali) | Fesa di tacchino | 100g | 107 |
| | Gallette di riso | 45gr | 173,9 |
| **CENA** (40% kcal totali) | Pesce spada | 170g | 292,4 |
| | Finocchi | 150g | 46,5 |
| | Pane di segale | 30g | 77 |
| | Olio evo | 10g | 90 |
| | Mezza mela | 75g | 35 |

| 14°GIORNO | ALIMENTO | QUANTITA' | CALORIE |
|---|---|---|---|
| **PRANZO** (40% kcal totali) | Riso bianco | 50g | 187 |
| | Salsa di pomodoro | 50g | 12 |
| | Parmigiano | 30g | 118 |
| | Olio evo | 10g | 90 |
| | Mandorle | 25g | 143,7 |
| **SPUNTINO** (20% kcal totali) | Yogurt bianco intero | 150g | 90 |
| | Gallette di riso | 30gr | 115,9 |
| | Marmellata | 30g | 66,6 |
| **CENA** (40% kcal totali) | Tonno fresco | 190g | 302,1 |
| | Lattuga | 200g | 36 |
| | Olio evo | 15g | 135 |
| | Mela | 150g | 70 |

## PIANO SINERGICO DA 1400 KCAL

Facciamo nuovamente riferimento al modello 16:8, che consiste nel digiunare per 16 ore consecutive e concentrare i pasti nelle rimanenti 8. Abbiamo previsto uno spuntino di metà pomeriggio; non è assolutamente obbligatorio consumarlo, si può decidere di inserire quegli alimenti all'interno del pranzo o della cena. La colazione non è prevista e, in generale, durante le ore di digiuno si possono assumere unicamente liquidi non calorici, quali acqua, caffè, the e tisane non zuccherate. Torniamo in ambito chetogenico, per cui nuovamente i carboidrati giornalieri non superano mai i 50g. Invariata la ripartizione calorica tra i pasti, come da tabella seguente. Per comodità, ricordiamo che 10g di olio evo (extravergine di oliva) corrispondono a un cucchiaio da tavola.

| Pasto | Percentuale Kcal sul totale | Kcal da assumere |
|-------|------------------------------|-------------------|
| Pranzo | 40% | 560 Kcal |
| Spuntino | 20% | 280 Kcal |
| Cena | 40% | 560 Kcal |
| *TOTALE* | *100%* | *1400 Kcal* |

| 1°GIORNO | ALIMENTO | QUANTITA' | CARBOIDRATI | CALORIE |
|----------|----------|-----------|-------------|---------|
| **PRANZO** (40% kcal totali) | Mozzarella | 100g | 0,8g | 253 |
| | Spinaci | 250g | 7,5g | 77,5 |
| | Olio evo | 20g | / | 180 |
| | Mezza pera | 75g | 6,6g | 32 |
| **SPUNTINO** (20% kcal totali) | Prosciutto cotto | 130g | / | 279 |
| **CENA** (40% kcal totali) | Tonno fresco | 150g | / | 238,5 |
| | Radicchio rosso | 150g | 2,5g | 34,5 |
| | Parmigiano | 20g | / | 94,4 |
| | Olio evo | 15g | / | 135 |
| | Mezza pera | 75g | 6,6g | 32 |

| 2°GIORNO | ALIMENTO | QUANTITA' | CARBOIDRATI | CALORIE |
|---|---|---|---|---|
| PRANZO (40% kcal totali) | Calamari | 200g | / | 184 |
| | Pomodori da insalata | 200g | 7,5g | 32 |
| | Olio evo | 25g | / | 225 |
| | Mezza mela | 75g | 7,5g | 35 |
| | Noci | 10g | 1g | 61 |
| SPUNTINO (20% kcal totali) | Prosciutto crudo | 100g | / | 268 |
| CENA (40% kcal totali) | Petto di pollo | 150g | / | 165 |
| | Finocchi | 200g | 3g | 31 |
| | Olio evo | 20g | / | 180 |
| | Noci | 15g | 1,5g | 91,5 |

| 3°GIORNO | ALIMENTO | QUANTITA' | CARBOIDRATI | CALORIE |
|---|---|---|---|---|
| PRANZO (40% kcal totali) | Bistecca di vitello | 220g | / | 255,2 |
| | Spinaci | 250g | 7,5g | 77,5 |
| | Olio evo | 20g | / | 180 |
| | Mezza mela | 75g | 7,5g | 52 |
| SPUNTINO (20% kcal totali) | Speck | 90g | / | 273 |
| CENA (40% kcal totali) | 3 uova | 180g | / | 231 |
| | Lattuga | 200g | 4,5g | 36 |
| | Parmigiano | 20g | / | 78,6 |
| | Olio evo | 15g | / | 135 |

| 4°GIORNO | ALIMENTO | QUANTITA' | CARBOIDRATI | CALORIE |
|---|---|---|---|---|
| **PRANZO** (40% kcal totali) | Cosce di pollo | 250g | / | 268 |
| | Spinaci | 250g | 7,5g | 77,5 |
| | Olio evo | 20g | / | 180 |
| | Mezza pera | 75g | 6,6g | 32 |
| **SPUNTINO** (20% kcal totali) | Emmental | 70g | / | 277 |
| **CENA** (40% kcal totali) | Pesce spada | 250g | / | 218,4 |
| | Radicchio rosso | 150g | 2,5g | 34,5 |
| | Parmigiano | 20g | / | 94,4 |
| | Olio evo | 15g | / | 135 |

| 5°GIORNO | ALIMENTO | QUANTITA' | CARBOIDRATI | CALORIE |
|---|---|---|---|---|
| **PRANZO** (40% kcal totali) | Petto di tacchino | 250g | / | 277,5 |
| | Pomodori da insalata | 200g | 7,5g | 32 |
| | Olio evo | 20g | / | 180 |
| | Mezza arancia | 75g | 5,8g | 28 |
| **SPUNTINO** (20% kcal totali) | Mozzarella | 110g | / | 278 |
| **CENA** (40% kcal totali) | Fiocchi di latte magro | 200g | 2g | 172 |
| | Carciofi | 250g | 6,3g | 117,5 |
| | Parmigiano | 20g | / | 78,6 |
| | Olio evo | 20g | / | 180 |

| 6°GIORNO | ALIMENTO | QUANTITA' | CARBOIDRATI | CALORIE |
|---|---|---|---|---|
| **PRANZO** (40% kcal totali) | Filetti di merluzzo | 250g | / | 208 |
| | Zucchine | 300g | 4,5g | 48 |
| | Olio evo | 20g | / | 180 |
| | Mezza mela | 75g | 7,5g | 35 |
| | Parmigiano | 10g | / | 39,3 |
| **SPUNTINO** (20% kcal totali) | Prosciutto cotto | 130g | / | 279 |
| **CENA** (40% kcal totali) | Polpo | 200g | 2,8g | 114 |
| | Melanzane | 200g | 5,2g | 48 |
| | Olio evo | 25g | / | 225 |
| | Mandorle | 15g | 3g | 86,2 |

| 7°GIORNO | ALIMENTO | QUANTITA' | CARBOIDRATI | CALORIE |
|---|---|---|---|---|
| **PRANZO** (40% kcal totali) | Mozzarella | 100g | 0,8g | 253 |
| | Spinaci | 250g | 7,5g | 77,5 |
| | Olio evo | 20g | / | 180 |
| | Mezza pera | 75g | 6,6g | 32 |
| **SPUNTINO** (20% kcal totali) | Prosciutto crudo | 100g | / | 268 |
| **CENA** (40% kcal totali) | Tonno fresco | 150g | / | 238,5 |
| | Radicchio rosso | 150g | 2,5g | 34,5 |
| | Parmigiano | 20g | / | 94,4 |
| | Olio evo | 15g | / | 135 |
| | Mezza pera | 75g | 6,6g | 32 |

| 8°GIORNO | ALIMENTO | QUANTITA' | CARBOIDRATI | CALORIE |
|---|---|---|---|---|
| **PRANZO** (40% kcal totali) | Gamberi | 250g | / | 175 |
| | Pomodori da insalata | 150g | 5,6g | 24 |
| | Olio evo | 25g | / | 225 |
| | Noci | 10g | 1g | 61 |
| **SPUNTINO** (20% kcal totali) | Speck | 90g | / | 273 |
| **CENA** (40% kcal totali) | Filetto di manzo | 130g | / | 200 |
| | Lattuga | 150g | 3,3g | 27 |
| | Parmigiano | 20g | / | 78,6 |
| | Olio evo | 20g | / | 180 |
| | Mezza mela | 75g | 7,5g | 35 |

| 9°GIORNO | ALIMENTO | QUANTITA' | CARBOIDRATI | CALORIE |
|---|---|---|---|---|
| **PRANZO** (40% kcal totali) | Alici fresche | 200g | / | 192 |
| | Melanzane | 200g | 5,2g | 48 |
| | Olio evo | 20g | / | 180 |
| | Mezza pera | 150g | 6,6g | 32 |
| | Mandorle | 15g | 3g | 86,2 |
| **SPUNTINO** (20% kcal totali) | Emmental | 70g | / | 277 |
| **CENA** (40% kcal totali) | Scaloppine di vitello | 200g | / | 232 |
| | Radicchio rosso | 100g | 1,7g | 23 |
| | Parmigiano | 20g | / | 78,6 |
| | Olio evo | 20g | / | 180 |
| | Mezza pera | 100g | 6,6g | 58 |

| 10°GIORNO | ALIMENTO | QUANTITA' | CARBOIDRATI | CALORIE |
|---|---|---|---|---|
| **PRANZO** (40% kcal totali) | Calamari | 200g | 1g | 184 |
| | Pomodori da insalata | 150g | 5,6g | 24 |
| | Olio evo | 25g | / | 225 |
| | Noci | 10g | 1g | 61 |
| **SPUNTINO** (20% kcal totali) | Mozzarella | 110g | / | 278 |
| **CENA** (40% kcal totali) | Filetto di cavallo | 150g | / | 199,5 |
| | Lattuga | 150g | 3,3g | 27 |
| | Parmigiano | 20g | / | 78,6 |
| | Olio evo | 20g | / | 180 |
| | Mezza mela | 75g | 7,5g | 35 |

| 11°GIORNO | ALIMENTO | QUANTITA' | CARBOIDRATI | CALORIE |
|---|---|---|---|---|
| **PRANZO** (40% kcal totali) | Filetti di salmone | 110g | / | 204 |
| | Zucchine | 300g | 4,5g | 48 |
| | Olio evo | 20g | / | 180 |
| | Mezza mela | 75g | 7,5g | 35 |
| | Parmigiano | 10g | / | 39,3 |
| **SPUNTINO** (20% kcal totali) | Prosciutto cotto | 130g | / | 279 |
| **CENA** (40% kcal totali) | Scaloppine di vitello | 250g | / | 275 |
| | Lattuga | 150g | 3g | 27 |
| | Olio evo | 20g | / | 180 |
| | Mezza mela | 75g | 7,5g | 35 |

| 12°GIORNO | ALIMENTO | QUANTITA' | CARBOIDRATI | CALORIE |
|---|---|---|---|---|
| **PRANZO** (40% kcal totali) | Fiocchi di latte magro | 200g | 2g | 172 |
| | Pomodori da insalata | 200g | 7,5g | 32 |
| | Olio evo | 30g | / | 270 |
| | Nocciole | 10g | 0,7g | 125 |
| **SPUNTINO** (20% kcal totali) | Prosciutto crudo | 100g | / | 268 |
| **CENA** (40% kcal totali) | 3 uova | 180g | / | 231 |
| | Carciofi | 200g | 5g | 94 |
| | Parmigiano | 20g | / | 78,6 |
| | Olio evo | 15g | / | 135 |
| | Mezza arancia | 75g | 5,8g | 28 |

| 13°GIORNO | ALIMENTO | QUANTITA' | CARBOIDRATI | CALORIE |
|---|---|---|---|---|
| **PRANZO** (40% kcal totali) | 2 uova | 120g | / | 154 |
| | Prosciutto cotto magro | 100g | / | 130 |
| | Melanzane | 250g | 1,5g | 60 |
| | Olio evo | 20g | / | 180 |
| | Mezza pera | 75g | 6,6g | 32 |
| **SPUNTINO** (20% kcal totali) | Speck | 90g | / | 273 |
| **CENA** (40% kcal totali) | Petto di tacchino | 250g | / | 277,5 |
| | Radicchio rosso | 100g | 1,6g | 23 |
| | Parmigiano | 5g | / | 19.6 |
| | Olio evo | 20g | / | 180 |
| | Mezza pera | 75g | 6,6g | 32 |

| 14°GIORNO | ALIMENTO | QUANTITA' | CARBOIDRATI | CALORIE |
|---|---|---|---|---|
| **PRANZO** (40% kcal totali) | Filetti di merluzzo | 250g | / | 208 |
| | Zucchine | 300g | 4,5g | 48 |
| | Olio evo | 20g | / | 180 |
| | Mezza mela | 75g | 7,5g | 35 |
| | Parmigiano | 10g | / | 39,3 |
| **SPUNTINO** (20% kcal totali) | Emmental | 70g | / | 277 |
| **CENA** (40% kcal totali) | Petto di pollo | 250g | / | 275 |
| | Lattuga | 150g | 3g | 27 |
| | Olio evo | 20g | / | 180 |
| | Mezza mela | 75g | 7,5g | 35 |

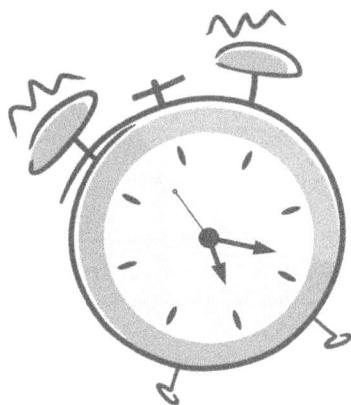

# Capitolo 4
# Piani Alimentari al Femminile per una Vita Sportiva

potizziamo che la persona in questione segua uno stile di vita dinamico, con 3 allenamenti settimanali in palestra, con l'obbiettivo di mantenere un fisico tonico, o addirittura aumentare la massa muscolare.

In questo caso, è opportuno ricalcolare il TDEE. Sappiamo già dai capitoli precedenti che:

$$REE = 60 \times 22 = 1320 \text{ Kcal}$$

Per calcolare il TEA, dobbiamo utilizzare un moltiplicatore diverso; non più 0,3, bensì 0,5 in modo da tenere conto del differente stile di vita. Otteniamo:

$$TEA = 1320 \times 0,5 = 660 \text{ Kcal}$$

Il TEF non varia, per cui possiamo affermare che:

$$TEF = 1320 \times 0,1 = 132 \text{ Kcal}$$

Nuovamente siamo in grado di calcolare il TDEE:

$$TDEE = REE + TEA + TEF = 2112 \text{ Kcal}$$

Rispetto ai casi precedenti, dobbiamo dunque aumentare l'apporto calorico per compensare il dispendio energetico speso con l'attività sportiva, nonché le necessità nutritive per la costruzione di nuova massa muscolare. Ipotizziamo un apporto di 2200 Kcal giornaliere e, come in precedenza, presentiamo dapprima un piano puramente chetogenico, poi uno relativo al digiuno intermittente, infine un piano che vada a combinare le due strategie.

Piano alimentare chetogenico da 2200 Kcal

Dividiamo come sempre il fabbisogno calorico in tre pasti giornalieri, ribadendo che si tratta di una ripartizione indicativa e del tutto personalizzabile.

| Pasto | Percentuale Kcal sul totale | Kcal da assumere |
|-------|-----------------------------|------------------|
| Colazione | 20% | 440 Kcal |
| Pranzo | 40% | 880 Kcal |
| Cena | 40% | 880 Kcal |
| *TOTALE* | *100%* | *2200 Kcal* |

Segue la descrizione del piano vera e propria, giorno per giorno, per due settimane. I carboidrati restano in ogni caso inferiori ai 50g giornalieri. Per comodità, ricordiamo che 10g di olio evo (extravergine di oliva) corrispondono a un cucchiaio da tavola.

| 1°GIORNO | ALIMENTO | QUANTITA' | CARBOIDRATI | CALORIE |
|----------|----------|-----------|-------------|---------|
| **COLAZIONE** (20% kcal totali) | Latte intero | 250ml | 12,3g | 150 |
| | Pane di segale | 30g | 15g | 77 |
| | Prosciutto crudo | 80g | / | 214 |
| **PRANZO** (40% kcal totali) | Filetti di merluzzo | 400g | / | 332,6 |
| | Zucchine | 300g | 4,2g | 48 |
| | Olio evo | 30g | / | 270 |
| | Mezza mela | 75g | 7,5g | 104 |
| | Parmigiano | 30g | / | 118 |
| **CENA** (40% kcal totali) | Petto di pollo | 400g | / | 440 |
| | Lattuga | 150g | 3,3g | 27 |
| | Olio evo | 30g | / | 270 |
| | Mezza mela | 75g | 7,5g | 35 |
| | Nocciole | 10g | 1g | 62 |

| 2°GIORNO | ALIMENTO | QUANTITA' | CARBOIDRATI | CALORIE |
|---|---|---|---|---|
| **COLAZIONE** (20% kcal totali) | Yogurt bianco intero | 250gr | 11g | 150 |
| | Pane di segale | 30g | 15g | 77 |
| | Prosciutto cotto | 90g | / | 193 |
| **PRANZO** (40% kcal totali) | 3 uova sode | 180g | / | 231 |
| | Prosciutto cotto magro | 200g | / | 260 |
| | Melanzane | 250g | 7,8g | 60 |
| | Olio evo | 30g | / | 270 |
| | Mezza pera | 75g | 6,6g | 32 |
| **CENA** (40% kcal totali) | Petto di tacchino | 350g | / | 388,5 |
| | Radicchio rosso | 100g | 1,6g | 23 |
| | Parmigiano | 30g | / | 118 |
| | Olio evo | 30g | / | 270 |
| | Mezza pera | 75g | 6,6g | 32 |

| 3°GIORNO | ALIMENTO | QUANTITA' | CARBOIDRATI | CALORIE |
|---|---|---|---|---|
| **COLAZIONE** (20% kcal totali) | Latte intero | 250ml | 12,3g | 150 |
| | Pane di segale | 30g | 15g | 77 |
| | Prosciutto crudo | 80g | / | 214 |
| **PRANZO** (40% kcal totali) | Fiocchi di latte magro | 300g | 3g | 258 |
| | Pomodori da insalata | 200g | 7,8g | 32 |
| | Parmigiano | 30g | / | 118 |
| | Olio evo | 30g | / | 270 |
| | Mezza arancia | 75g | 5,8g | 28 |
| | Nocciole | 20g | 2g | 125,6 |
| **CENA** (40% kcal totali) | 3 uova | 180g | / | 231 |
| | Carciofi | 250g | 6,3g | 117,5 |
| | Parmigiano | 45g | / | 177 |
| | Olio evo | 30g | / | 270 |

| 4°GIORNO | ALIMENTO | QUANTITA' | CARBOIDRATI | CALORIE |
|---|---|---|---|---|
| **COLAZIONE** (20% kcal totali) | Yogurt bianco intero | 250gr | 11g | 150 |
| | Pane di segale | 30g | 15g | 77 |
| | Prosciutto cotto | 90g | / | 193 |
| **PRANZO** (40% kcal totali) | Salmone | 250g | / | 463 |
| | Melanzane | 250g | 7,8g | 60 |
| | Olio evo | 30g | / | 270 |
| | Mezza pera | 75g | 6,6g | 32 |
| **CENA** (40% kcal totali) | Scaloppine di vitello | 350g | / | 392 |
| | Radicchio rosso | 100g | 1,6g | 23 |
| | Parmigiano | 30g | / | 118 |
| | Olio evo | 30g | / | 270 |
| | Mezza pera | 75g | 6,6g | 32 |

| 5°GIORNO | ALIMENTO | QUANTITA' | CARBOIDRATI | CALORIE |
|---|---|---|---|---|
| **COLAZIONE** (20% kcal totali) | Latte intero | 250ml | 12,3g | 150 |
| | Pane di segale | 30g | 15g | 77 |
| | Fesa di tacchino | 200g | / | 214 |
| **PRANZO** (40% kcal totali) | Calamari | 350g | / | 322 |
| | Pomodori da insalata | 200g | 7,8g | 48 |
| | Olio evo | 30g | / | 270 |
| | Mezza mela | 75g | 7,5g | 35 |
| | Noci | 20g | 2g | 122 |
| **CENA** (40% kcal totali) | Filetto di cavallo | 300g | / | 399 |
| | Lattuga | 150g | 3,3g | 27 |
| | Parmigiano | 30g | / | 117,6 |
| | Olio evo | 30g | / | 270 |

| 6°GIORNO | ALIMENTO | QUANTITA' | CARBOIDRATI | CALORIE |
|---|---|---|---|---|
| COLAZIONE (20% kcal totali) | Yogurt bianco intero | 250g | 11g | 150 |
| | Pane di segale | 30g | 15g | 77 |
| | Prosciutto cotto | 90g | / | 193 |
| PRANZO (40% kcal totali) | Alici fresche | 300g | / | 288 |
| | Melanzane | 250g | 6,5g | 60 |
| | Olio evo | 30g | / | 270 |
| | Mezza pera | 75g | 6,6g | 32 |
| | Mandorle | 25g | 5,1g | 143,7 |
| CENA (40% kcal totali) | Lombo di vitello | 300g | / | 348 |
| | Radicchio rosso | 150g | 2,4g | 34,5 |
| | Parmigiano | 30g | / | 118 |
| | Olio evo | 30g | / | 270 |
| | Noci | 200g | 2g | 124 |

| 7°GIORNO | ALIMENTO | QUANTITA' | CARBOIDRATI | CALORIE |
|---|---|---|---|---|
| COLAZIONE (20% kcal totali) | Latte intero | 250ml | 12,3g | 150 |
| | Pane di segale | 30g | 15g | 77 |
| | Fesa di tacchino | 200g | / | 214 |
| PRANZO (40% kcal totali) | Gamberi | 450g | / | 315 |
| | Pomodori da insalata | 200g | 7,8g | 48 |
| | Olio evo | 30g | / | 270 |
| | Mezza mela | 75g | 7,5g | 35 |
| | Noci | 20g | 2g | 122 |
| CENA (40% kcal totali) | Filetto di manzo | 300g | / | 471,6 |
| | Lattuga | 150g | 3,3g | 27 |
| | Parmigiano | 30g | / | 117,6 |
| | Olio evo | 30g | / | 270 |

| 8°GIORNO | ALIMENTO | QUANTITA' | CARBOIDRATI | CALORIE |
|---|---|---|---|---|
| **COLAZIONE** (20% kcal totali) | 3 uova | 180g | / | 231 |
| | Burro | 20g | / | 152 |
| | Prosciutto cotto | 60g | / | 129 |
| **PRANZO** (40% kcal totali) | Mozzarella | 140g | 1g | 354,2 |
| | Spinaci | 250g | 7,5g | 77,5 |
| | Olio evo | 30g | / | 270 |
| | Mezza pera | 75g | 6,6g | 32 |
| | Mandorle | 20g | 2,5g | 115 |
| **CENA** (40% kcal totali) | Tonno fresco | 250g | / | 397,5 |
| | Radicchio rosso | 150g | 2,5g | 34,5 |
| | Parmigiano | 30g | / | 118 |
| | Olio evo | 30g | / | 270 |
| | Mezza pera | 75g | 6,6g | 32 |

| 9°GIORNO | ALIMENTO | QUANTITA' | CARBOIDRATI | CALORIE |
|---|---|---|---|---|
| **COLAZIONE** (20% kcal totali) | Latte intero | 250ml | 12,3g | 150 |
| | Pane di segale | 30g | 15g | 77 |
| | Fesa di tacchino | 200g | / | 214 |
| **PRANZO** (40% kcal totali) | Filetti di merluzzo | 400g | / | 332,6 |
| | Zucchine | 300g | 4,5g | 48 |
| | Olio evo | 30g | / | 270 |
| | Parmigiano | 30g | / | 118 |
| **CENA** (40% kcal totali) | Polpo | 400g | 5,6g | 228 |
| | Melanzane | 250g | 6,5g | 60 |
| | Olio evo | 35g | / | 315 |
| | Mandorle | 40g | 8g | 230 |

| 10°GIORNO | ALIMENTO | QUANTITA' | CARBOIDRATI | CALORIE |
|---|---|---|---|---|
| COLAZIONE (20% kcal totali) | Latte intero | 250ml | 12,3g | 150 |
| | Pane di segale | 30g | 15g | 77 |
| | Speck | 70g | / | 212,1 |
| PRANZO (40% kcal totali) | Petto di tacchino | 400g | / | 495,4 |
| | Pomodori da insalata | 200g | 7,5g | 32 |
| | Olio evo | 30g | / | 270 |
| | Nocciole | 10g | 6,3g | 68,8 |
| CENA (40% kcal totali) | Fiocchi di latte magro | 300g | 3g | 258 |
| | Carciofi | 250g | 6,3g | 117,5 |
| | Parmigiano | 20g | / | 78,6 |
| | Olio evo | 30g | / | 270 |
| | Nocciole | 30g | 2,5g | 188,4 |

| 11°GIORNO | ALIMENTO | QUANTITA' | CARBOIDRATI | CALORIE |
|---|---|---|---|---|
| COLAZIONE (20% kcal totali) | 3 uova | 180g | / | 231 |
| | Burro | 20g | / | 152 |
| | Prosciutto cotto | 60g | / | 129 |
| PRANZO (40% kcal totali) | Cosce di pollo | 350g | / | 375,7 |
| | Spinaci | 250g | 7,5g | 77,5 |
| | Olio evo | 30g | / | 270 |
| | Mezza pera | 75g | 6,6g | 32 |
| | Mandorle | 20g | 2,5g | 115 |
| CENA (40% kcal totali) | Pesce spada | 350g | / | 382,2 |
| | Radicchio rosso | 150g | 2,5g | 34,5 |
| | Parmigiano | 30g | / | 118 |
| | Olio evo | 30g | / | 270 |
| | Mezza pera | 75g | 6,6g | 32 |

| 12°GIORNO | ALIMENTO | QUANTITA' | CARBOIDRATI | CALORIE |
|---|---|---|---|---|
| COLAZIONE (20% kcal totali) | Latte intero | 250ml | 12,3g | 150 |
| | Pane di segale | 30g | 15g | 77 |
| | Prosciutto crudo | 80g | / | 214 |
| PRANZO (40% kcal totali) | Lombo di vitello | 300g | / | 348 |
| | Spinaci | 250g | 7,5g | 77,5 |
| | Olio evo | 30g | / | 270 |
| | Noci | 30g | 3g | 183 |
| CENA (40% kcal totali) | 3 uova | 180g | / | 231 |
| | Lattuga | 200g | 4,5 | 36 |
| | Parmigiano | 30g | / | 118 |
| | Olio evo | 30g | / | 270 |
| | Noci | 20g | 2g | 122 |

| 13°GIORNO | ALIMENTO | QUANTITA' | CARBOIDRATI | CALORIE |
|---|---|---|---|---|
| COLAZIONE (20% kcal totali) | Yogurt bianco intero | 250gr | 11g | 150 |
| | Pane di segale | 30g | 15g | 77 |
| | Prosciutto cotto | 90g | / | 193 |
| PRANZO (40% kcal totali) | Calamari | 350g | / | 322 |
| | Pomodori da insalata | 200g | 7,5g | 48 |
| | Olio evo | 30g | / | 270 |
| | Mezza mela | 75g | 7,5g | 35 |
| | Noci | 30g | 3g | 183 |
| CENA (40% kcal totali) | Petto di pollo | 400g | / | 440 |
| | Finocchi | 200g | 3g | 62 |
| | Olio evo | 30g | / | 270 |
| | Noci | 15g | 1,5g | 91,5 |

| 14°GIORNO | ALIMENTO | QUANTITA' | CARBOIDRATI | CALORIE |
|---|---|---|---|---|
| COLAZIONE (20% kcal totali) | 3 uova | 180g | / | 231 |
| | Burro | 20g | / | 152 |
| | Prosciutto cotto | 60g | / | 129 |
| PRANZO (40% kcal totali) | Mozzarella | 140g | 1g | 354,2 |
| | Spinaci | 250g | 7,5g | 77,5 |
| | Olio evo | 30g | / | 270 |
| | Mezza pera | 75g | 6,6g | 32 |
| | Mandorle | 20g | 2,5g | 115 |
| CENA (40% kcal totali) | Tonno fresco | 250g | / | 397,5 |
| | Radicchio rosso | 150g | 2,5g | 34,5 |
| | Parmigiano | 30g | / | 118 |
| | Olio evo | 30g | / | 270 |
| | Mezza pera | 75g | 6,6g | 32 |

## PIANO DI DIGIUNO INTERMITTENTE DA 2200 KCAL

Facciamo riferimento al modello 16:8, che consiste nel digiunare per 16 ore consecutive e concentrare i pasti nelle rimanenti 8. Abbiamo previsto uno spuntino di metà pomeriggio; non è assolutamente obbligatorio consumarlo, si può decidere di inserire quegli alimenti all'interno del pranzo o della cena. La colazione non è prevista e, in generale, durante le ore di digiuno si possono assumere unicamente liquidi non calorici, quali acqua, caffè, the e tisane non zuccherate. Ricordiamo che questo non è un piano alimentare chetogenico, dal momento che la quantità di carboidrati eccede i 50g giornalieri; per questo motivo, essendo meno rilevante, la quantità di carboidrati dei singoli alimenti non è riportata. Per comodità, ricordiamo che 10g di olio evo (extravergine di oliva) corrispondono a un cucchiaio da tavola.

| Pasto | Percentuale Kcal sul totale | Kcal da assumere |
|---|---|---|
| Pranzo | 40% | 880 Kcal |
| Spuntino | 20% | 440 Kcal |
| Cena | 40% | 880 Kcal |
| TOTALE | 100% | 2200 Kcal |

| 1°GIORNO | ALIMENTO | QUANTITA' | CALORIE |
|---|---|---|---|
| **PRANZO** (40% kcal totali) | Pasta integrale | 100g | 323,5 |
| | Carne di manzo macinata | 100g | 240 |
| | Salsa di pomodoro | 150g | 30 |
| | Olio evo | 20g | 180 |
| | Mela | 150g | 70 |
| **SPUNTINO** (20% kcal totali) | Noci | 30g | 183 |
| | Succo di arancia | 300ml | 135 |
| | Gallette di riso | 30gr | 116 |
| **CENA** (40% kcal totali) | Filetti di merluzzo | 400g | 332,6 |
| | Zucchine | 300g | 48 |
| | Olio evo | 30g | 270 |
| | Pane di segale | 50g | 128 |
| | Mela | 150g | 70 |

| 2°GIORNO | ALIMENTO | QUANTITA' | CALORIE |
|---|---|---|---|
| **PRANZO** (40% kcal totali) | Pasta integrale | 100g | 323,5 |
| | Pesto di basilico | 40g | 200 |
| | Melanzane | 250g | 60 |
| | Olio evo | 20g | 180 |
| | Pera | 150g | 64 |
| **SPUNTINO** (20% kcal totali) | Nocciole | 30g | 188,4 |
| | Succo di arancia | 300ml | 135 |
| | Gallette di riso | 30gr | 116 |
| **CENA** (40% kcal totali) | Trancio di salmone | 225g | 416,2 |
| | Lattuga | 200g | 36 |
| | Olio evo | 20g | 180 |
| | Pane di segale | 50g | 128 |
| | Pera | 150g | 64 |

| 3°GIORNO | ALIMENTO | QUANTITA' | CALORIE |
|---|---|---|---|
| PRANZO (40% kcal totali) | Riso bianco | 100g | 374 |
| | Zucca | 200g | 52 |
| | Parmigiano | 25g | 98 |
| | Olio evo | 25g | 225 |
| | Pane bianco | 25g | 66,5 |
| | Clementine | 150g | 70,5 |
| SPUNTINO (20% kcal totali) | Fesa di tacchino | 170g | 181,9 |
| | Gallette di riso | 65gr | 251,3 |
| CENA (40% kcal totali) | Tonno fresco | 250g | 397,5 |
| | Lattuga | 200g | 36 |
| | Olio evo | 25g | 225 |
| | Pane di segale | 60g | 153,6 |
| | Clementine | 150g | 70,5 |

| 4°GIORNO | ALIMENTO | QUANTITA' | CALORIE |
|---|---|---|---|
| PRANZO (40% kcal totali) | Riso bianco | 100g | 374 |
| | Salsa di pomodoro | 100g | 24 |
| | Parmigiano | 25g | 98 |
| | Melanzane | 250g | 60 |
| | Olio evo | 20g | 180 |
| | Arancia | 150g | 56 |
| | Nocciole | 5g | 31,4 |
| SPUNTINO (20% kcal totali) | Yogurt bianco intero | 200g | 120 |
| | Gallette di riso | 60gr | 232 |
| | Marmellata | 40g | 88,8 |
| CENA (40% kcal totali) | Petto di pollo | 250g | 275 |
| | Fagioli | 150g | 175,5 |
| | Olio evo | 20g | 180 |
| | Pane di segale | 50g | 128,3 |
| | Arancia | 150g | 56 |

| 5°GIORNO | ALIMENTO | QUANTITA' | CALORIE |
|---|---|---|---|
| **PRANZO** (40% kcal totali) | Mozzarella | 150g | 379,5 |
| | Pomodori da insalata | 200g | 32 |
| | Melanzane | 250g | 60 |
| | Olio evo | 20g | 180 |
| | Pane bianco | 40g | 106,4 |
| | Pera | 150g | 64 |
| **SPUNTINO** (20% kcal totali) | Yogurt bianco intero | 200g | 120 |
| | Gallette di riso | 60gr | 231,96 |
| | Marmellata | 40g | 88,8 |
| **CENA** (40% kcal totali) | Salmone affumicato | 250g | 367,5 |
| | Purè di patate (senza burro) | 275g | 217,2 |
| | Olio evo | 20g | 180 |
| | Pera | 150g | 64 |

| 6°GIORNO | ALIMENTO | QUANTITA' | CALORIE |
|---|---|---|---|
| **PRANZO** (40% kcal totali) | Lombo di vitello | 350g | 406 |
| | Spinaci | 250g | 77,5 |
| | Olio evo | 20g | 180 |
| | Pane bianco | 40g | 106,4 |
| | Mela | 150g | 70 |
| **SPUNTINO** (20% kcal totali) | Yogurt bianco intero | 280g | 168 |
| | Miele | 30g | 90,9 |
| | Noci | 30g | 183 |
| **CENA** (40% kcal totali) | 3 uova | 180g | 231 |
| | Prosciutto cotto magro | 150g | 220,5 |
| | Zucchine | 200g | 48 |
| | Olio evo | 20g | 180 |
| | Mela | 150g | 70 |

| 7°GIORNO | ALIMENTO | QUANTITA' | CALORIE |
|---|---|---|---|
| **PRANZO** (40% kcal totali) | Pasta integrale | 100g | 323,5 |
| | Pesto di noci | 40g | 220,4 |
| | Carote | 200g | 70 |
| | Olio evo | 20g | 180 |
| | Clementine | 200g | 94 |
| **SPUNTINO** (20% kcal totali) | Yogurt bianco intero | 250g | 150 |
| | Fette biscottate integrali | 55g | 208,4 |
| | Marmellata | 35g | 77,7 |
| **CENA** (40% kcal totali) | Prosciutto cotto magro | 150g | 220,5 |
| | Pane di segale | 50g | 128 |
| | Fiocchi di latte magro | 200g | 172 |
| | Carote | 250g | 87,5 |
| | Olio evo | 20g | 180 |
| | Clementine | 200g | 94 |

| 8°GIORNO | ALIMENTO | QUANTITA' | CALORIE |
|---|---|---|---|
| **PRANZO** (40% kcal totali) | Riso bianco | 100g | 374 |
| | Salsa di pomodoro | 100g | 24 |
| | Tonno in scatola al naturale | 200g | 232 |
| | Olio evo | 20g | 180 |
| | Clementine | 150g | 70,5 |
| **SPUNTINO** (20% kcal totali) | Yogurt bianco intero | 200g | 120 |
| | Gallette di riso | 60gr | 232 |
| | Marmellata | 40g | 88,8 |
| **CENA** (40% kcal totali) | Petto di tacchino | 350g | 388,5 |
| | Radicchio rosso | 150g | 34,5 |
| | Parmigiano | 30g | 118 |
| | Olio evo | 20g | 180 |
| | Pane di frumento | 30g | 79,8 |
| | Clementine | 150g | 70,5 |

| 9°GIORNO | ALIMENTO | QUANTITA' | CALORIE |
|---|---|---|---|
| **PRANZO** (40% kcal totali) | Alici fresche | 300g | 288 |
| | Melanzane | 250g | 60 |
| | Olio evo | 30g | 270 |
| | Pera | 150g | 64 |
| | Mandorle | 25g | 143,7 |
| **SPUNTINO** (20% kcal totali) | Pane di segale | 85g | 217,6 |
| | Prosciutto crudo magro | 160g | 231,7 |
| **CENA** (40% kcal totali) | Pesce spada | 280g | 481,6 |
| | Finocchi | 250g | 77,5 |
| | Olio evo | 25g | 225 |
| | Pera | 150g | 64 |

| 10°GIORNO | ALIMENTO | QUANTITA' | CALORIE |
|---|---|---|---|
| **PRANZO** (40% kcal totali) | Calamari | 300g | 276 |
| | Salsa di pomodoro | 200g | 48 |
| | Olio evo | 30g | 270 |
| | Mela | 150g | 70 |
| | Noci | 30g | 183 |
| **SPUNTINO** (20% kcal totali) | Fesa di tacchino | 170g | 181,9 |
| | Gallette di riso | 65gr | 251,3 |
| **CENA** (40% kcal totali) | 2 uova | 120g | 254 |
| | Speck | 100g | 303 |
| | Carciofi | 250g | 117,5 |
| | Olio evo | 20g | 180 |
| | Mela | 150g | 70 |

| 11°GIORNO | ALIMENTO | QUANTITA' | CALORIE |
|---|---|---|---|
| PRANZO (40% kcal totali) | Pasta integrale | 100g | 323,5 |
| | Salsa di pomodoro | 100g | 24 |
| | Melanzane | 250g | 60 |
| | Olio evo | 25g | 225 |
| | Pera | 150g | 64 |
| | Noci | 20g | 122 |
| SPUNTINO (20% kcal totali) | Yogurt bianco intero | 280g | 168 |
| | Miele | 30g | 90,9 |
| | Noci | 30g | 183 |
| CENA (40% kcal totali) | Orata | 250g | 397,5 |
| | Zucchine | 300g | 48 |
| | Olio evo | 25g | 225 |
| | Pane di segale | 40g | 102,4 |
| | Pera | 150g | 64 |

| 12°GIORNO | ALIMENTO | QUANTITA' | CALORIE |
|---|---|---|---|
| PRANZO (40% kcal totali) | Fiocchi di latte magro | 300g | 258 |
| | Pomodori da insalata | 250g | 40 |
| | Olio evo | 35g | 3'5 |
| | Arancia | 150g | 58 |
| | Nocciole | 30g | 188,4 |
| SPUNTINO (20% kcal totali) | Succo di arancia | 300ml | 135 |
| | Muesli con frutta disidratata | 60g | 204 |
| | Nocciole | 15g | 94,2 |
| CENA (40% kcal totali) | Petto di pollo | 300g | 330 |
| | Lenticchie | 200g | 229,5 |
| | Olio evo | 30g | 270 |
| | Arancia | 150g | 58 |

| 13°GIORNO | ALIMENTO | QUANTITA' | CALORIE |
|---|---|---|---|
| **PRANZO** (40% kcal totali) | Lombo di vitello | 300g | 348 |
| | Spinaci | 250g | 77,5 |
| | Olio evo | 30g | 270 |
| | Pane di segale | 40g | 102,7 |
| | Mela | 150g | 75 |
| **SPUNTINO** (20% kcal totali) | Fesa di tacchino | 170g | 181,9 |
| | Gallette di riso | 65gr | 251,3 |
| **CENA** (40% kcal totali) | Pesce spada | 260g | 447,2 |
| | Finocchi | 240g | 74,4 |
| | Pane di segale | 30g | 77 |
| | Olio evo | 25g | 215 |
| | Mela | 150g | 70 |

| 14°GIORNO | ALIMENTO | QUANTITA' | CALORIE |
|---|---|---|---|
| **PRANZO** (40% kcal totali) | Riso bianco | 100g | 374 |
| | Salsa di pomodoro | 100g | 24 |
| | Parmigiano | 30g | 118 |
| | Olio evo | 25g | 225 |
| | Mandorle | 25g | 143,7 |
| **SPUNTINO** (20% kcal totali) | Yogurt bianco intero | 200g | 120 |
| | Gallette di riso | 60gr | 232 |
| | Marmellata | 40g | 88,8 |
| **CENA** (40% kcal totali) | Tonno fresco | 290g | 461,1 |
| | Lattuga | 200g | 36 |
| | Olio evo | 20g | 180 |
| | Pane di segale | 40g | 102,7 |
| | Mela | 150g | 70 |

## PIANO SINERGICO DA 2200 KCAL

Facciamo nuovamente riferimento al modello 16:8, che consiste nel digiunare per 16 ore consecutive e concentrare i pasti nelle rimanenti 8. Abbiamo previsto uno spuntino di metà pomeriggio; non è assolutamente obbligatorio consumarlo, si può decidere di inserire quegli alimenti all'interno del pranzo o della cena. La colazione non è prevista e, in generale, durante le ore di digiuno si possono assumere unicamente liquidi non calorici, quali acqua, caffè, the e tisane non zuccherate. Torniamo in ambito chetogenico, per cui nuovamente i carboidrati giornalieri non superano mai i 50g. Invariata la ripartizione calorica tra i pasti, come da tabella seguente. Per comodità, ricordiamo che 10g di olio evo (extravergine di oliva) corrispondono a un cucchiaio da tavola.

| Pasto | Percentuale Kcal sul totale | Kcal da assumere |
|---|---|---|
| Pranzo | 40% | 880 Kcal |
| Spuntino | 20% | 440 Kcal |
| Cena | 40% | 880 Kcal |
| *TOTALE* | *100%* | *2200 Kcal* |

| 1°GIORNO | ALIMENTO | QUANTITA' | CARBOIDRATI | CALORIE |
|---|---|---|---|---|
| **PRANZO** (40% kcal totali) | Mozzarella | 140g | 1g | 354,2 |
| | Spinaci | 250g | 7,5g | 77,5 |
| | Olio evo | 30g | / | 270 |
| | Mezza pera | 75g | 6,6g | 32 |
| | Mandorle | 20g | 2,5g | 115 |
| **SPUNTINO** (20% kcal totali) | Prosciutto cotto | 200g | / | 430 |
| **CENA** (40% kcal totali) | Tonno fresco | 150g | / | 238,5 |
| | Radicchio rosso | 150g | 2,5g | 34,5 |
| | Parmigiano | 20g | / | 94,4 |
| | Olio evo | 15g | / | 135 |
| | Mezza pera | 75g | 6,6g | 32 |

| 2°GIORNO | ALIMENTO | QUANTITA' | CARBOIDRATI | CALORIE |
|---|---|---|---|---|
| **PRANZO** (40% kcal totali) | Calamari | 350g | / | 322 |
| | Pomodori da insalata | 200g | 7,5g | 48 |
| | Olio evo | 30g | / | 270 |
| | Mezza mela | 75g | 7,5g | 35 |
| | Noci | 30g | 3g | 183 |
| **SPUNTINO** (20% kcal totali) | Prosciutto crudo | 170g | / | 455 |
| **CENA** (40% kcal totali) | Petto di pollo | 400g | / | 440 |
| | Finocchi | 200g | 3g | 62 |
| | Olio evo | 30g | / | 270 |
| | Noci | 15g | 1,5g | 91,5 |

| 3°GIORNO | ALIMENTO | QUANTITA' | CARBOIDRATI | CALORIE |
|---|---|---|---|---|
| **PRANZO** (40% kcal totali) | Lombo di vitello | 300g | / | 348 |
| | Spinaci | 250g | 7,5g | 77,5 |
| | Olio evo | 30g | / | 270 |
| | Noci | 30g | 3g | 183 |
| **SPUNTINO** (20% kcal totali) | Speck | 145g | / | 440 |
| **CENA** (40% kcal totali) | 3 uova | 180g | / | 231 |
| | Lattuga | 200g | 4,5 | 36 |
| | Parmigiano | 30g | / | 118 |
| | Olio evo | 30g | / | 270 |
| | Noci | 20g | 2g | 122 |

| 4°GIORNO | ALIMENTO | QUANTITA' | CARBOIDRATI | CALORIE |
|---|---|---|---|---|
| **PRANZO** (40% kcal totali) | Cosce di pollo | 250g | / | 268 |
| | Spinaci | 250g | 7,5g | 77,5 |
| | Olio evo | 20g | / | 180 |
| | Mezza pera | 75g | 6,6g | 32 |
| **SPUNTINO** (20% kcal totali) | Emmental | 70g | / | 277 |
| **CENA** (40% kcal totali) | Pesce spada | 250g | / | 218,4 |
| | Radicchio rosso | 150g | 2,5g | 34,5 |
| | Parmigiano | 20g | / | 94,4 |
| | Olio evo | 15g | / | 135 |

| 5°GIORNO | ALIMENTO | QUANTITA' | CARBOIDRATI | CALORIE |
|---|---|---|---|---|
| **PRANZO** (40% kcal totali) | Petto di tacchino | 250g | / | 277,5 |
| | Pomodori da insalata | 200g | 7,5g | 32 |
| | Olio evo | 20g | / | 180 |
| | Mezza arancia | 75g | 5,8g | 28 |
| **SPUNTINO** (20% kcal totali) | Mozzarella | 110g | / | 278 |
| **CENA** (40% kcal totali) | Fiocchi di latte magro | 200g | 2g | 172 |
| | Carciofi | 250g | 6,3g | 117,5 |
| | Parmigiano | 20g | / | 78,6 |
| | Olio evo | 20g | / | 180 |

| 6°GIORNO | ALIMENTO | QUANTITA' | CARBOIDRATI | CALORIE |
|---|---|---|---|---|
| **PRANZO** (40% kcal totali) | Filetti di merluzzo | 250g | / | 208 |
| | Zucchine | 300g | 4,5g | 48 |
| | Olio evo | 20g | / | 180 |
| | Mezza mela | 75g | 7,5g | 35 |
| | Parmigiano | 10g | / | 39,3 |
| **SPUNTINO** (20% kcal totali) | Prosciutto cotto | 130g | / | 279 |
| **CENA** (40% kcal totali) | Polpo | 200g | 2,8g | 114 |
| | Melanzane | 200g | 5,2g | 48 |
| | Olio evo | 25g | / | 225 |
| | Mandorle | 15g | 3g | 86,2 |

| 7°GIORNO | ALIMENTO | QUANTITA' | CARBOIDRATI | CALORIE |
|---|---|---|---|---|
| **PRANZO** (40% kcal totali) | Mozzarella | 100g | 0,8g | 253 |
| | Spinaci | 250g | 7,5g | 77,5 |
| | Olio evo | 20g | / | 180 |
| | Mezza pera | 75g | 6,6g | 32 |
| **SPUNTINO** (20% kcal totali) | Prosciutto crudo | 100g | / | 268 |
| **CENA** (40% kcal totali) | Tonno fresco | 150g | / | 238,5 |
| | Radicchio rosso | 150g | 2,5g | 34,5 |
| | Parmigiano | 20g | / | 94,4 |
| | Olio evo | 15g | / | 135 |
| | Mezza pera | 75g | 6,6g | 32 |

| 8°GIORNO | ALIMENTO | QUANTITA' | CARBOIDRATI | CALORIE |
|---|---|---|---|---|
| **PRANZO** (40% kcal totali) | Gamberi | 450g | / | 315 |
| | Pomodori da insalata | 200g | 7,8g | 48 |
| | Olio evo | 30g | / | 270 |
| | Mezza mela | 75g | 7,5g | 35 |
| | Noci | 20g | 2g | 122 |
| **SPUNTINO** (20% kcal totali) | Speck | 145g | / | 440 |
| **CENA** (40% kcal totali) | Filetto di manzo | 300g | / | 471,6 |
| | Lattuga | 150g | 3,3g | 27 |
| | Parmigiano | 30g | / | 117,6 |
| | Olio evo | 30g | / | 270 |

| 9°GIORNO | ALIMENTO | QUANTITA' | CARBOIDRATI | CALORIE |
|---|---|---|---|---|
| **PRANZO** (40% kcal totali) | Alici fresche | 300g | / | 288 |
| | Melanzane | 250g | 6,5g | 60 |
| | Olio evo | 30g | / | 270 |
| | Mezza pera | 75g | 6,6g | 32 |
| | Mandorle | 25g | 5,1g | 143,7 |
| **SPUNTINO** (20% kcal totali) | Emmental | 110g | / | 443 |
| **CENA** (40% kcal totali) | Lombo di vitello | 300g | / | 348 |
| | Radicchio rosso | 150g | 2,4g | 34,5 |
| | Parmigiano | 30g | / | 118 |
| | Olio evo | 30g | / | 270 |
| | Noci | 200g | 2g | 124 |

| 10°GIORNO | ALIMENTO | QUANTITA' | CARBOIDRATI | CALORIE |
|---|---|---|---|---|
| **PRANZO** (40% kcal totali) | Calamari | 350g | / | 322 |
| | Pomodori da insalata | 200g | 7,8g | 48 |
| | Olio evo | 30g | / | 270 |
| | Mezza mela | 75g | 7,5g | 35 |
| | Noci | 20g | 2g | 122 |
| **SPUNTINO** (20% kcal totali) | Mozzarella | 175g | 1,2g | 443 |
| **CENA** (40% kcal totali) | Filetto di cavallo | 300g | / | 399 |
| | Lattuga | 150g | 3,3g | 27 |
| | Parmigiano | 30g | / | 117,6 |
| | Olio evo | 30g | / | 270 |

| 11°GIORNO | ALIMENTO | QUANTITA' | CARBOIDRATI | CALORIE |
|---|---|---|---|---|
| **PRANZO** (40% kcal totali) | Salmone | 250g | / | 463 |
| | Melanzane | 250g | 7,8g | 60 |
| | Olio evo | 30g | / | 270 |
| | Mezza pera | 75g | 6,6g | 32 |
| **SPUNTINO** (20% kcal totali) | Prosciutto cotto | 200g | / | 430 |
| **CENA** (40% kcal totali) | Scaloppine di vitello | 350g | / | 392 |
| | Radicchio rosso | 100g | 1,6g | 23 |
| | Parmigiano | 30g | / | 118 |
| | Olio evo | 30g | / | 270 |
| | Mezza pera | 75g | 6,6g | 32 |

| 12°GIORNO | ALIMENTO | QUANTITA' | CARBOIDRATI | CALORIE |
|---|---|---|---|---|
| **PRANZO (40% kcal totali)** | Fiocchi di latte magro | 300g | 3g | 258 |
| | Pomodori da insalata | 200g | 7,8g | 32 |
| | Parmigiano | 30g | / | 118 |
| | Olio evo | 30g | / | 270 |
| | Mezza arancia | 75g | 5,8g | 28 |
| | Nocciole | 20g | 2g | 125,6 |
| **SPUNTINO (20% kcal totali)** | Prosciutto crudo | 170g | / | 455 |
| **CENA (40% kcal totali)** | 3 uova | 180g | / | 231 |
| | Carciofi | 250g | 6,3g | 117,5 |
| | Parmigiano | 45g | / | 177 |
| | Olio evo | 30g | / | 270 |

| 13°GIORNO | ALIMENTO | QUANTITA' | CARBOIDRATI | CALORIE |
|---|---|---|---|---|
| **PRANZO (40% kcal totali)** | 3 uova sode | 180g | / | 231 |
| | Prosciutto cotto magro | 200g | / | 260 |
| | Melanzane | 250g | 7,8g | 60 |
| | Olio evo | 30g | / | 270 |
| | Mezza pera | 75g | 6,6g | 32 |
| **SPUNTINO (20% kcal totali)** | Speck | 145g | / | 440 |
| **CENA (40% kcal totali)** | Petto di tacchino | 350g | / | 388,5 |
| | Radicchio rosso | 100g | 1,6g | 23 |
| | Parmigiano | 30g | / | 118 |
| | Olio evo | 30g | / | 270 |
| | Mezza pera | 75g | 6,6g | 32 |

| 14°GIORNO | ALIMENTO | QUANTITA' | CARBOIDRATI | CALORIE |
|---|---|---|---|---|
| **PRANZO** (40% kcal totali) | Filetti di merluzzo | 400g | / | 332,6 |
| | Zucchine | 300g | 4,2g | 48 |
| | Olio evo | 35g | / | 305 |
| | Mezza mela | 75g | 7,5g | 75 |
| | Parmigiano | 30g | / | 118 |
| **SPUNTINO** (20% kcal totali) | Emmental | 110g | / | 443 |
| **CENA** (40% kcal totali) | Petto di pollo | 400g | / | 440 |
| | Lattuga | 150g | 3,3g | 27 |
| | Olio evo | 30g | / | 270 |
| | Mezza mela | 75g | 7,5g | 35 |
| | Nocciole | 10g | 1g | 62 |

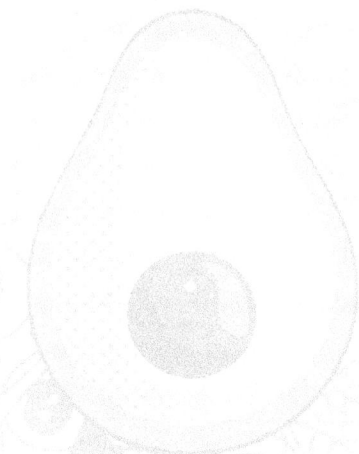

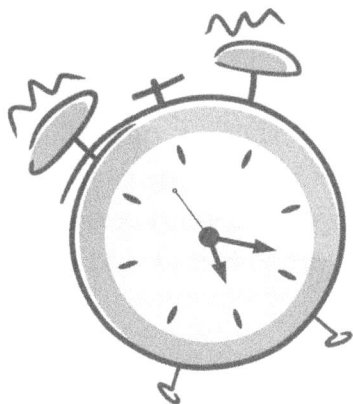

# Capitolo 5
## Piani Alimentari al Maschile per Uno Stile di Vita Sano

Passiamo a prendere in considerazione un uomo che pesa 75 Kg e svolge un lavoro di ufficio. Come la signora di cui abbiamo parlato prima, anche lui svolge moderata attività fisica. Magari concentra il tutto in una partita a calcetto settimanale con gli amici, oppure un paio di volte a settimana si alza presto la mattina per fare una corsetta, prima di andare in ufficio. Per poter elaborare dei piani alimentari dobbiamo innanzitutto calcolare il TDEE.

Calcoliamo il REE moltiplicando il peso corporeo per 24. Otteniamo:

$$REE = 75 \times 24 = 1800 \text{ Kcal}$$

Assumendo un moltiplicatore di 0,3 possiamo calcolare il TEA:

$$TEA = 1800 \times 0,3 = 540 \text{ Kcal}$$

Per ricavare il TEF, calcoliamo il 10% del REE:

$$TEF = 1800 \times 0,1 = 180 \text{ Kcal}$$

Siamo infine in grado di ottenere il TDEE come somma di tre fattori:

$$TDEE = REE + TEA + TEF = 2520 \text{ Kcal}$$

Il signore del nostro esempio è sostanzialmente soddisfatto della sua forma fisica: il suo obbiettivo è semplicemente quello di mantenere uno stile di vita sano, adottando una alimentazione equilibrata che gli consenta di mantenere stabile il suo peso corporeo fornendo al contempo tutte le energie necessarie per tutta la giornata. Le scelte a questo punto sono tre: seguire la dieta chetogenica, seguire il digiuno intermittente, integrare i due approcci in un'unica strategia. Dal momento che il suo TDEE è pari all'incirca a 2500 Kcal, sarà sufficiente assumere un quantitativo di calorie giornaliero pari o di poco inferiore. Presentiamo un piano alimentare puramente chetogenico, un piano di digiuno intermittente e, infine, un piano chetogenico integrato con il digiuno intermittente.

### PIANO ALIMENTARE CHETOGENICO DA 2500 KCAL

Nella tabella successiva, dividiamo il fabbisogno calorico giornaliero in tre pasti, lungo tutto l'arco della giornata. Naturalmente la divisione in percentuale delle calorie da assumere nei vari pasti è libera, ed è possibile personalizzarla secondo le esigenze personali.

| Pasto | Percentuale Kcal sul totale | Kcal da assumere |
|-------|-----------------------------|------------------|
| Colazione | 20% | 500 Kcal |
| Pranzo | 40% | 1000 Kcal |
| Cena | 40% | 1000 Kcal |
| *TOTALE* | *100%* | *2500 Kcal* |

Segue la descrizione del piano vera e propria, giorno per giorno, per due settimane. I carboidrati restano in ogni caso inferiori ai 50g giornalieri. Per comodità, ricordiamo che 10g di olio evo (extravergine di oliva) corrispondono a un cucchiaio da tavola.

| 1°GIORNO | ALIMENTO | QUANTITA' | CARBOIDRATI | CALORIE |
|---|---|---|---|---|
| **COLAZIONE** (20% kcal totali) | Latte intero | 200ml | 9g | 120 |
| | Pane di segale | 30g | 15g | 77 |
| | Prosciutto crudo | 110g | / | 294 |
| **PRANZO** (40% kcal totali) | 2 uova | 120g | / | 154 |
| | Prosciutto cotto | 225g | / | 484 |
| | Melanzane | 250g | 1,5g | 60 |
| | Olio evo | 30g | / | 270 |
| | Mezza pera | 75g | 6,6g | 32 |
| **CENA** (40% kcal totali) | Petto di pollo | 400g | / | 440 |
| | Lattuga | 150g | 3g | 27 |
| | Olio evo | 35g | / | 305 |
| | Mezza pera | 75g | 6,6g | 32 |
| | Nocciole | 30g | 2,6g | 187 |

| 2°GIORNO | ALIMENTO | QUANTITA' | CARBOIDRATI | CALORIE |
|---|---|---|---|---|
| **COLAZIONE** (20% kcal totali) | Yogurt bianco intero | 200g | 9g | 120 |
| | Pane di segale | 30g | 15g | 77 |
| | Prosciutto cotto | 140g | / | 301 |
| **PRANZO** (40% kcal totali) | Filetti di merluzzo | 400g | / | 332,6 |
| | Zucchine | 300g | 4,5 | 48 |
| | Olio evo | 35g | / | 305 |
| | Mezza mela | 75g | 7,5g | 35 |
| | Parmigiano | 75g | / | 290 |
| **CENA** (40% kcal totali) | 2 uova | 120g | / | 154 |
| | Carciofi | 250g | 6,3g | 117,5 |
| | Parmigiano | 95g | / | 367 |
| | Olio evo | 30g | / | 270 |
| | Mezza arancia | 75g | 5,8g | 28 |
| | Nocciole | 10g | 1g | 62,8 |

| 3°GIORNO | ALIMENTO | QUANTITA' | CARBOIDRATI | CALORIE |
|---|---|---|---|---|
| **COLAZIONE** (20% kcal totali) | Latte intero | 200ml | 9g | 120 |
| | Pane di segale | 30g | 15g | 77 |
| | Prosciutto crudo | 110g | / | 294 |
| **PRANZO** (40% kcal totali) | Fiocchi di latte magro | 400g | 3,8g | 346,4 |
| | Pomodori da insalata | 200g | 7,5g | 48 |
| | Olio evo | 35g | / | 305 |
| | Mezza arancia | 75g | 5,8g | 28 |
| | Nocciole | 30g | 3g | 188,4 |
| **CENA** (40% kcal totali) | Petto di tacchino | 385g | / | 427,3 |
| | Radicchio rosso | 100g | 2,5g | 23 |
| | Parmigiano | 95g | / | 368 |
| | Olio evo | 35g | / | 305 |
| | Mezza arancia | 75g | 5,8 | **28** |

| 4°GIORNO | ALIMENTO | QUANTITA' | CARBOIDRATI | CALORIE |
|---|---|---|---|---|
| **COLAZIONE** (20% kcal totali) | Latte intero | 200ml | 9g | 120 |
| | Pane di segale | 30g | 15g | 77 |
| | Prosciutto crudo | 110g | / | 294 |
| **PRANZO** (40% kcal totali) | Salmone | 340g | / | 630 |
| | Melanzane | 250g | 1,5g | 60 |
| | Olio evo | 30g | / | 270 |
| | Mezza pera | 75g | 6,6g | 32 |
| **CENA** (40% kcal totali) | Scaloppine di vitello | 400g | / | 448 |
| | Lattuga | 150g | 3g | 27 |
| | Olio evo | 35g | / | 305 |
| | Mezza pera | 75g | 6,6g | 32 |
| | Nocciole | 30g | 2,6g | 187 |

| 5°GIORNO | ALIMENTO | QUANTITA' | CARBOIDRATI | CALORIE |
|---|---|---|---|---|
| COLAZIONE (20% kcal totali) | Latte intero | 200ml | 9g | 120 |
| | Pane di segale | 30g | 15g | 77 |
| | Fesa di tacchino | 280g | / | 301 |
| PRANZO (40% kcal totali) | Alici fresche | 420g | / | 400 |
| | Melanzane | 250g | 1,5g | 60 |
| | Olio evo | 35g | / | 305 |
| | Mezza pera | 75g | 6,6g | 32 |
| | Mandorle | 35g | 7g | 201,2 |
| CENA (40% kcal totali) | Filetto di cavallo | 350g | / | 465,5 |
| | Lattuga | 150g | 3,3g | 27 |
| | Parmigiano | 45g | / | 181 |
| | Olio evo | 35g | / | 305 |
| | Mezza mela | 75g | 7,5g | 35 |

| 6°GIORNO | ALIMENTO | QUANTITA' | CARBOIDRATI | CALORIE |
|---|---|---|---|---|
| COLAZIONE (20% kcal totali) | Yogurt bianco intero | 200gr | 9g | 120 |
| | Pane di segale | 30g | 15g | 77 |
| | Prosciutto cotto | 140g | / | 301 |
| PRANZO (40% kcal totali) | Calamari | 480g | / | 401 |
| | Pomodori da insalata | 200g | 7,5g | 35 |
| | Olio evo | 35g | / | 305 |
| | Mezza mela | 75g | 7,5g | 35 |
| | Noci | 30g | 3g | 183 |
| CENA (40% kcal totali) | Lombo di vitello | 355g | / | 411,8 |
| | Radicchio rosso | 150g | 2,5g | 34,5 |
| | Parmigiano | 55g | / | 221 |
| | Olio evo | 35g | / | 305 |
| | Mezza pera | 75g | 6,6g | 32 |

| 7°GIORNO | ALIMENTO | QUANTITA' | CARBOIDRATI | CALORIE |
|---|---|---|---|---|
| **COLAZIONE** (20% kcal totali) | Latte intero | 200ml | 9g | 120 |
| | Pane di segale | 30g | 15g | 77 |
| | Fesa di tacchino | 280g | / | 301 |
| **PRANZO** (40% kcal totali) | Salmone | 220g | / | 408 |
| | Melanzane | 250g | 1,5g | 60 |
| | Olio evo | 35g | / | 305 |
| | Mezza pera | 75g | 6,6g | 32 |
| | Mandorle | 35g | 7g | 201,2 |
| **CENA** (40% kcal totali) | Filetto di manzo | 300g | / | 470 |
| | Lattuga | 150g | 3,3g | 27 |
| | Parmigiano | 45g | / | 181 |
| | Olio evo | 35g | / | 305 |
| | Mezza mela | 75g | 7,5g | 35 |

| 8°GIORNO | ALIMENTO | QUANTITA' | CARBOIDRATI | CALORIE |
|---|---|---|---|---|
| **COLAZIONE** (20% kcal totali) | 2 uova | 120g | / | 154 |
| | Burro | 10g | / | 76 |
| | Prosciutto cotto | 125g | / | 269 |
| **PRANZO** (40% kcal totali) | Filetti di merluzzo | 400g | / | 332,6 |
| | Zucchine | 350g | 5,2g | 56 |
| | Olio evo | 35g | / | 305 |
| | Mezza mela | 75g | 7,5g | 35 |
| | Parmigiano | 70g | / | 271 |
| **CENA** (40% kcal totali) | Fiocchi di latte magro | 400g | 4g | 344 |
| | Carciofi | 300g | 7,5g | 141 |
| | Parmigiano | 30g | / | 117,9 |
| | Olio evo | 30g | / | 270 |
| | Pane di segale | 40g | 20g | 102,7 |
| | Nocciole | 20g | 1,7g | 126,6 |

| 9°GIORNO | ALIMENTO | QUANTITA' | CARBOIDRATI | CALORIE |
|---|---|---|---|---|
| **COLAZIONE** (20% kcal totali) | Latte intero | 200ml | 9g | 120 |
| | Pane di segale | 30g | 15g | 77 |
| | Fesa di tacchino | 280g | / | 301 |
| **PRANZO** (40% kcal totali) | Petto di tacchino | 350g | / | 388,5 |
| | Pomodori da insalata | 200g | 7,5g | 32 |
| | Olio evo | 35g | / | 305 |
| | Mezza arancia | 75g | 5,8g | 28 |
| | Noci | 30g | 3g | 183 |
| **CENA** (40% kcal totali) | Tonno fresco | 300g | / | 477 |
| | Radicchio rosso | 150g | 2,5g | 34,5 |
| | Parmigiano | 35g | / | 137 |
| | Olio evo | 30g | / | 270 |
| | Mezza pera | 75g | 6,6g | 32 |

| 10°GIORNO | ALIMENTO | QUANTITA' | CARBOIDRATI | CALORIE |
|---|---|---|---|---|
| **COLAZIONE** (20% kcal totali) | Latte intero | 200ml | 9g | 120 |
| | Pane di segale | 30g | 15g | 77 |
| | Speck | 110g | / | 298 |
| **PRANZO** (40% kcal totali) | Mozzarella | 165g | 1,4g | 417,4 |
| | Spinaci | 250g | 7,5 | 77,5 |
| | Olio evo | 35g | / | 305 |
| | Mandorle | 35g | 7g | 201,2 |
| **CENA** (40% kcal totali) | Polpo | 400g | 5,6g | 228 |
| | Gamberi | 600g | / | 198 |
| | Noci | 35g | 3,5g | 213,5 |
| | Olio evo | 40g | / | 360 |

| 11°GIORNO | ALIMENTO | QUANTITA' | CARBOIDRATI | CALORIE |
|---|---|---|---|---|
| **COLAZIONE** (20% kcal totali) | 2 uova | 1200g | / | 154 |
| | Burro | 10g | / | 76 |
| | Prosciutto cotto | 125g | / | 269 |
| **PRANZO** (40% kcal totali) | Salmone | 175g | / | 324 |
| | Zucchine | 350g | 5,2g | 56 |
| | Olio evo | 35g | / | 305 |
| | Mezza mela | 75g | 7,5g | 35 |
| | Parmigiano | 70g | / | 271 |
| **CENA** (40% kcal totali) | Cosce di pollo | 300g | 4g | 322 |
| | Carciofi | 300g | 7,5g | 141 |
| | Parmigiano | 30g | / | 117,9 |
| | Olio evo | 30g | / | 270 |
| | Pane di segale | 40g | 20g | 102,7 |
| | Nocciole | 20g | 1,7g | 126,6 |

| 12°GIORNO | ALIMENTO | QUANTITA' | CARBOIDRATI | CALORIE |
|---|---|---|---|---|
| **COLAZIONE** (20% kcal totali) | Latte intero | 200ml | 9g | 120 |
| | Pane di segale | 30g | 15g | 77 |
| | Prosciutto crudo | 110g | / | 294 |
| **PRANZO** (40% kcal totali) | Calamari | 400g | / | 368 |
| | Pomodori da insalata | 200g | 7,5g | 32 |
| | Olio evo | 35g | / | 315 |
| | Mezza mela | 75g | 7,5g | 35 |
| | Noci | 30g | 3g | 183 |
| **CENA** (40% kcal totali) | 2 uova | 120g | / | 154 |
| | Prosciutto cotto | 150g | / | 322 |
| | Lattuga | 200g | 4,5g | 36 |
| | Parmigiano | 40g | / | 155 |
| | Olio evo | 30g | / | 270 |
| | Noci | 30g | 3g | 183 |

| 13°GIORNO | ALIMENTO | QUANTITA' | CARBOIDRATI | CALORIE |
|---|---|---|---|---|
| COLAZIONE (20% kcal totali) | Yogurt bianco intero | 200gr | 9g | 120 |
| | Pane di segale | 30g | 15g | 77 |
| | Prosciutto cotto | 140g | / | 301 |
| PRANZO (40% kcal totali) | Lombo di vitello | 350g | / | 406 |
| | Spinaci | 250g | 7,5g | 77,5 |
| | Olio evo | 35g | / | 305 |
| | Mezza mela | 75g | 7,5g | 35 |
| | Mandorle | 25g | 5g | 143,7 |
| CENA (40% kcal totali) | Petto di pollo | 330g | / | 363 |
| | Finocchi | 200g | 3g | 62 |
| | Parmigiano | 80g | / | 310 |
| | Olio evo | 30g | / | 270 |

| 14°GIORNO | ALIMENTO | QUANTITA' | CARBOIDRATI | CALORIE |
|---|---|---|---|---|
| COLAZIONE (20% kcal totali) | 2 uova | 1200g | / | 154 |
| | Burro | 10g | / | 76 |
| | Prosciutto cotto | 125g | / | 269 |
| PRANZO (40% kcal totali) | Filetti di merluzzo | 400g | / | 332,6 |
| | Zucchine | 350g | 5,2g | 56 |
| | Olio evo | 35g | / | 305 |
| | Mezza mela | 75g | 7,5g | 35 |
| | Parmigiano | 70g | / | 271 |
| CENA (40% kcal totali) | Fiocchi di latte magro | 400g | 4g | 344 |
| | Carciofi | 300g | 7,5g | 141 |
| | Parmigiano | 30g | / | 117,9 |
| | Olio evo | 30g | / | 270 |
| | Pane di segale | 40g | 20g | 102,7 |
| | Nocciole | 20g | 1,7g | 126,6 |

## PIANO DI DIGIUNO INTERMITTENTE DA 2500 KCAL

Facciamo riferimento al modello 16:8, che consiste nel digiunare per 16 ore consecutive e concentrare i pasti nelle rimanenti 8. Abbiamo previsto uno spuntino di metà pomeriggio; non è assolutamente obbligatorio consumarlo, si può decidere di inserire quegli alimenti all'interno del pranzo o della cena. La colazione non è prevista e, in generale, durante le ore di digiuno si possono assumere unicamente liquidi non calorici, quali acqua, caffè, the e tisane non zuccherate. Ricordiamo che questo non è un piano alimentare chetogenico, dal momento che la quantità di carboidrati eccede i 50g giornalieri; per questo motivo, essendo meno rilevante, la quantità di carboidrati dei singoli alimenti non è riportata. Per comodità, ricordiamo che 10g di olio evo (extravergine di oliva) corrispondono a un cucchiaio da tavola.

| Pasto | Percentuale Kcal sul totale | Kcal da assumere |
|---|---|---|
| Pranzo | 40% | 1000 Kcal |
| Spuntino | 20% | 500 Kcal |
| Cena | 40% | 1000 Kcal |
| TOTALE | 100% | 2500 Kcal |

| 1°GIORNO | ALIMENTO | QUANTITA' | CALORIE |
|---|---|---|---|
| PRANZO (40% kcal totali) | Pasta integrale | 100g | 323,5 |
| | Carne di manzo macinata | 100g | 240 |
| | Salsa di pomodoro | 100g | 24 |
| | Olio evo | 25g | 215 |
| | Mela | 150g | 70 |
| | Nocciole | 20g | 125,6 |
| SPUNTINO (20% kcal totali) | Yogurt bianco intero | 300g | 180 |
| | Gallette di riso | 60gr | 232 |
| | Marmellata | 40g | 88,8 |
| CENA (40% kcal totali) | Tonno fresco | 310g | 492,9 |
| | Lattuga | 200g | 36 |
| | Olio evo | 30g | 270 |
| | Mela | 150g | 70 |
| | Nocciole | 15g | 94,2 |

| 2°GIORNO | ALIMENTO | QUANTITA' | CALORIE |
| --- | --- | --- | --- |
| **PRANZO** (40% kcal totali) | Pasta integrale | 100g | 323,5 |
| | Pesto di basilico | 50g | 250 |
| | Melanzane | 300g | 72 |
| | Olio evo | 30g | 270 |
| | Pera | 150g | 64 |
| **SPUNTINO** (20% kcal totali) | Fesa di tacchino | 215g | 230 |
| | Gallette di riso | 70gr | 270,6 |
| **CENA** (40% kcal totali) | Pesce spada | 290g | 498,8 |
| | Finocchi | 200g | 62 |
| | Pane di segale | 30g | 77 |
| | Olio evo | 35g | 305 |
| | Mela | 150g | 70 |

| 3°GIORNO | ALIMENTO | QUANTITA' | CALORIE |
| --- | --- | --- | --- |
| **PRANZO** (40% kcal totali) | Riso bianco | 100g | 374 |
| | Zucca | 200g | 52 |
| | Parmigiano | 30g | 117,6 |
| | Olio evo | 30g | 270 |
| | Pane bianco | 35g | 93,1 |
| | Clementine | 200g | 94 |
| **SPUNTINO** (20% kcal totali) | Succo di arancia | 350ml | 157,5 |
| | Muesli con frutta disidratata | 45g | 153 |
| | Nocciole | 30g | 188,4 |
| **CENA** (40% kcal totali) | Petto di pollo | 350g | 385 |
| | Lenticchie | 195g | 223,7 |
| | Olio evo | 35g | 305 |
| | Arancia | 100g | 56 |

| 4°GIORNO | ALIMENTO | QUANTITA' | CALORIE |
|---|---|---|---|
| **PRANZO** **(40% kcal totali)** | Riso bianco | 100g | 374 |
| | Salsa di pomodoro | 150g | 36 |
| | Parmigiano | 30g | 117,6 |
| | Melanzane | 300g | 72 |
| | Olio evo | 35g | 305 |
| | Arancia | 150g | 56 |
| **SPUNTINO** **(20% kcal totali)** | Yogurt bianco intero | 325g | 195 |
| | Miele | 30g | 90,9 |
| | Noci | 35g | 213,5 |
| **CENA** **(40% kcal totali)** | Orata | 300g | 477 |
| | Zucchine | 300g | 48 |
| | Olio evo | 35g | 305 |
| | Pane di segale | 40g | 102,4 |
| | Pera | 150g | 64 |

| 5°GIORNO | ALIMENTO | QUANTITA' | CALORIE |
|---|---|---|---|
| **PRANZO** **(40% kcal totali)** | Mozzarella | 150g | 379,5 |
| | Pomodori da insalata | 200g | 32 |
| | Melanzane | 290g | 69,6 |
| | Olio evo | 35g | 305 |
| | Pane bianco | 50g | 133 |
| | Pera | 150g | 64 |
| **SPUNTINO** **(20% kcal totali)** | Fesa di tacchino | 215g | 230 |
| | Gallette di riso | 70gr | 270,6 |
| **CENA** **(40% kcal totali)** | 3 uova | 180g | 231 |
| | Speck | 100g | 303 |
| | Carciofi | 300g | 141 |
| | Olio evo | 30g | 270 |
| | Mela | 150g | 70 |

| 6°GIORNO | ALIMENTO | QUANTITA' | CALORIE |
|---|---|---|---|
| **PRANZO** (40% kcal totali) | Lombo di vitello | 350g | 406 |
| | Spinaci | 250g | 77,5 |
| | Olio evo | 35g | 305 |
| | Mela | 150g | 70 |
| | Noci | 25g | 152,5 |
| **SPUNTINO** (20% kcal totali) | Succo di arancia | 195ml | 87,7 |
| | Pane di segale | 70g | 179,2 |
| | Prosciutto crudo | 90g | 241 |
| **CENA** (40% kcal totali) | Pesce spada | 310g | 533,2 |
| | Finocchi | 250g | 77,5 |
| | Olio evo | 35g | 305 |
| | Pera | 150g | 64 |

| 7°GIORNO | ALIMENTO | QUANTITA' | CALORIE |
|---|---|---|---|
| **PRANZO** (40% kcal totali) | Pasta integrale | 100g | 323,5 |
| | Pesto di noci | 50g | 275,5 |
| | Carote | 230g | 80,5 |
| | Olio evo | 25g | 225 |
| | Clementine | 200g | 94 |
| **SPUNTINO** (20% kcal totali) | Yogurt bianco intero | 300g | 180 |
| | Gallette di riso | 60gr | 232 |
| | Marmellata | 40g | 88,8 |
| **CENA** (40% kcal totali) | Petto di tacchino | 400g | 444 |
| | Radicchio rosso | 150g | 34,5 |
| | Parmigiano | 30g | 118 |
| | Olio evo | 30g | 270 |
| | Clementine | 200g | 94 |
| | Nocciole | 5g | 31,3 |

| 8°GIORNO | ALIMENTO | QUANTITA' | CALORIE |
|---|---|---|---|
| **PRANZO** (40% kcal totali) | Riso bianco | 100g | 374 |
| | Salsa di pomodoro | 100g | 24 |
| | Tonno in scatola al naturale | 200g | 232 |
| | Olio evo | 30g | 270 |
| | Clementine | 200g | 94 |
| **SPUNTINO** (20% kcal totali) | Yogurt bianco intero | 300g | 180 |
| | Fette biscottate integrali | 60g | 227,4 |
| | Marmellata | 40g | 88,8 |
| **CENA** (40% kcal totali) | Prosciutto cotto | 100g | 215 |
| | Pane di segale | 70g | 179,2 |
| | Fiocchi di latte magro | 150g | 129 |
| | Carote | 250g | 105 |
| | Olio evo | 30g | 270 |
| | Clementine | 200g | 94 |

| 9°GIORNO | ALIMENTO | QUANTITA' | CALORIE |
|---|---|---|---|
| **PRANZO** (40% kcal totali) | Alici fresche | 350g | 336 |
| | Melanzane | 300g | 72 |
| | Olio extravergine d'oliva | 35g | 305 |
| | Pera | 150g | 64 |
| | Mandorle | 35g | 201,2 |
| **SPUNTINO** (20% kcal totali) | Yogurt bianco intero | 325g | 195 |
| | Miele | 30g | 90,9 |
| | Noci | 35g | 213,5 |
| **CENA** (40% kcal totali) | 3 uova | 180g | 231 |
| | Prosciutto cotto | 160g | 344 |
| | Zucchine | 250g | 60 |
| | Olio extravergine d'oliva | 35g | 305 |
| | Mela | 150g | 70 |

Istantan

| 10°GIORNO | ALIMENTO | QUANTITA' | C |
|---|---|---|---|
| PRANZO (40% kcal totali) | Calamari | 300g | 276 |
| | Salsa di pomodoro | 200g | 48 |
| | Olio evo | 35g | 305 |
| | Pane di segale | 70g | 179,2 |
| | Mela | 150g | 70 |
| | Noci | 20g | 122 |
| SPUNTINO (20% kcal totali) | Yogurt bianco intero | 300g | 180 |
| | Gallette di riso | 60gr | 232 |
| | Marmellata | 40g | 88,8 |
| CENA (40% kcal totali) | Salmone affumicato | 300g | 441 |
| | Purè di patate (senza burro) | 200g | 158 |
| | Olio evo | 35g | 305 |
| | Pera | 150g | 64 |

| 11°GIORNO | ALIMENTO | QUANTITA' | CALORIE |
|---|---|---|---|
| PRANZO (40% kcal totali) | Pasta integrale | 125g | 404,3 |
| | Salsa di pomodoro | 100g | 24 |
| | Melanzane | 250g | 60 |
| | Olio evo | 35g | 305 |
| | Pera | 150g | 64 |
| | Noci | 20g | 122 |
| SPUNTINO (20% kcal totali) | Yogurt bianco intero | 300g | 180 |
| | Gallette di riso | 60gr | 232 |
| | Marmellata | 40g | 88,8 |
| CENA (40% kcal totali) | Petto di pollo | 350g | 385 |
| | Fagioli | 150g | 175,5 |
| | Olio evo | 35g | 305 |
| | Pane di segale | 30g | 77 |
| | Arancia | 150g | 56 |

| 12°GIORNO | ALIMENTO | QUANTITA' | CALORIE |
|---|---|---|---|
| **PRANZO** (40% kcal totali) | Fiocchi di latte magro | 300g | 258 |
| | Prosciutto crudo | 75g | 201 |
| | Pomodori da insalata | 200g | 32 |
| | Olio evo | 35g | 305 |
| | Arancia | 150g | 56 |
| | Nocciole | 20g | 125,6 |
| **SPUNTINO** (20% kcal totali) | Fesa di tacchino | 215g | 230 |
| | Gallette di riso | 70gr | 270,6 |
| **CENA** (40% kcal totali) | Tonno fresco | 300g | 477 |
| | Lattuga | 200g | 36 |
| | Olio evo | 35g | 305 |
| | Pane di segale | 50g | 128 |
| | Clementine | 200g | 94 |

| 13°GIORNO | ALIMENTO | QUANTITA' | CALORIE |
|---|---|---|---|
| **PRANZO** (40% kcal totali) | Lombo di vitello | 350g | 406 |
| | Spinaci | 300g | 93 |
| | Pane di segale | 50g | 128 |
| | Olio evo | 35g | 305 |
| | Mela | 150g | 70 |
| **SPUNTINO** (20% kcal totali) | Nocciole | 30g | 188,4 |
| | Succo di arancia | 350ml | 157,5 |
| | Gallette di riso | 40gr | 154,7 |
| **CENA** (40% kcal totali) | Trancio di salmone | 240g | 444 |
| | Lattuga | 200g | 36 |
| | Olio evo | 35g | 305 |
| | Pane di segale | 50g | 128 |
| | Pera | 150g | 64 |

| 14°GIORNO | ALIMENTO | QUANTITA' | CALORIE |
|---|---|---|---|
| **PRANZO** **(40% kcal totali)** | Riso bianco | 100g | 374 |
| | Salsa di pomodoro | 100g | 24 |
| | Parmigiano | 40g | 157,3 |
| | Olio evo | 30g | 270 |
| | Mandorle | 30g | 172,5 |
| **SPUNTINO** **(20% kcal totali)** | Noci | 30g | 183 |
| | Succo di arancia | 350ml | 157,5 |
| | Gallette di riso | 40gr | 154,7 |
| **CENA** **(40% kcal totali)** | Filetti di merluzzo | 400g | 332,6 |
| | Zucchine | 300g | 48 |
| | Olio evo | 40g | 360 |
| | Pane di segale | 70g | 179,2 |
| | Mela | 150g | 70 |

## PIANO SINERGICO DA 2500 KCAL

Facciamo nuovamente riferimento al modello 16:8, che consiste nel digiunare per 16 ore consecutive e concentrare i pasti nelle rimanenti 8. Abbiamo previsto uno spuntino di metà pomeriggio; non è assolutamente obbligatorio consumarlo, si può decidere di inserire quegli alimenti all'interno del pranzo o della cena. La colazione non è prevista e, in generale, durante le ore di digiuno si possono assumere unicamente liquidi non calorici, quali acqua, caffè, the e tisane non zuccherate. Torniamo in ambito chetogenico, per cui nuovamente i carboidrati giornalieri non superano mai i 50g. Invariata la ripartizione calorica tra i pasti, come da tabella seguente. Per comodità, ricordiamo che 10g di olio evo (extravergine di oliva) corrispondono a un cucchiaio da tavola.

| Pasto | Percentuale Kcal sul totale | Kcal da assumere |
|---|---|---|
| Pranzo | 40% | 1000 Kcal |
| Spuntino | 20% | 500 Kcal |
| Cena | 40% | 1000 Kcal |
| *TOTALE* | *100%* | *2500 Kcal* |

| 1°GIORNO | ALIMENTO | QUANTITA' | CARBOIDRATI | CALORIE |
|---|---|---|---|---|
| **PRANZO** (40% kcal totali) | 2 uova | 120g | / | 154 |
| | Prosciutto cotto | 225g | / | 484 |
| | Melanzane | 250g | 1,5g | 60 |
| | Olio evo | 30g | / | 270 |
| | Mezza pera | 75g | 6,6g | 32 |
| **SPUNTINO** (20% kcal totali) | Prosciutto cotto | 230g | / | 494 |
| **CENA** (40% kcal totali) | Petto di pollo | 400g | / | 440 |
| | Lattuga | 150g | 3g | 27 |
| | Olio evo | 35g | / | 305 |
| | Mezza pera | 75g | 6,6g | 32 |
| | Nocciole | 30g | 2,6g | 187 |

| 2°GIORNO | ALIMENTO | QUANTITA' | CARBOIDRATI | CALORIE |
|---|---|---|---|---|
| **PRANZO** (40% kcal totali) | Lombo di vitello | 350g | / | 406 |
| | Spinaci | 250g | 7,5g | 77,5 |
| | Olio evo | 35g | / | 305 |
| | Mezza mela | 75g | 7,5g | 35 |
| | Mandorle | 25g | 5g | 143,7 |
| **SPUNTINO** (20% kcal totali) | Prosciutto crudo | 190g | / | 508 |
| **CENA** (40% kcal totali) | Petto di pollo | 330g | / | 363 |
| | Finocchi | 200g | 3g | 62 |
| | Parmigiano | 80g | / | 310 |
| | Olio evo | 30g | / | 270 |

| 3°GIORNO | ALIMENTO | QUANTITA' | CARBOIDRATI | CALORIE |
|---|---|---|---|---|
| **PRANZO (40% kcal totali)** | Calamari | 400g | / | 368 |
| | Pomodori da insalata | 200g | 7,5g | 32 |
| | Olio evo | 40g | / | 360 |
| | Mezza mela | 75g | 7,5g | 70 |
| | Noci | 30g | 3g | 183 |
| **SPUNTINO (20% kcal totali)** | Speck | 165g | / | 500 |
| **CENA (40% kcal totali)** | 2 uova | 120g | / | 154 |
| | Prosciutto cotto | 150g | / | 322 |
| | Lattuga | 200g | 4,5g | 36 |
| | Parmigiano | 40g | / | 155 |
| | Olio evo | 30g | / | 270 |
| | Noci | 30g | 3g | 183 |

| 4°GIORNO | ALIMENTO | QUANTITA' | CARBOIDRATI | CALORIE |
|---|---|---|---|---|
| **PRANZO (40% kcal totali)** | Salmone | 300g | / | 327 |
| | Zucchine | 350g | 5,2g | 56 |
| | Olio evo | 35g | / | 305 |
| | Mezza mela | 75g | 7,5g | 35 |
| | Parmigiano | 70g | / | 271 |
| **SPUNTINO (20% kcal totali)** | Mozzarella | 200g | 1,4g | 506 |
| **CENA (40% kcal totali)** | Cosce di pollo | 300g | 4g | 322 |
| | Carciofi | 300g | 7,5g | 141 |
| | Parmigiano | 30g | / | 117,9 |
| | Olio evo | 30g | / | 270 |
| | Pane di segale | 40g | 20g | 102,7 |
| | Nocciole | 20g | 1,7g | 126,6 |

| 5°GIORNO | ALIMENTO | QUANTITA' | CARBOIDRATI | CALORIE |
|---|---|---|---|---|
| **PRANZO** (40% kcal totali) | Mozzarella | 165g | 1,4g | 417,4 |
| | Spinaci | 250g | 7,5 | 77,5 |
| | Olio evo | 35g | / | 305 |
| | Mandorle | 35g | 7g | 201,2 |
| **SPUNTINO** (20% kcal totali) | Emmental | 125g | / | 494 |
| **CENA** (40% kcal totali) | Polpo | 400g | 5,6g | 228 |
| | Gamberi | 600g | / | 198 |
| | Noci | 35g | 3,5g | 213,5 |
| | Olio evo | 40g | / | 360 |

| 6°GIORNO | ALIMENTO | QUANTITA' | CARBOIDRATI | CALORIE |
|---|---|---|---|---|
| **PRANZO** (40% kcal totali) | Petto di tacchino | 350g | / | 388,5 |
| | Pomodori da insalata | 200g | 7,5g | 32 |
| | Olio evo | 40g | / | 360 |
| | Mezza arancia | 75g | 5,8g | 28 |
| | Noci | 30g | 3g | 183 |
| **SPUNTINO** (20% kcal totali) | Prosciutto cotto | 230g | / | 494 |
| **CENA** (40% kcal totali) | Tonno fresco | 300g | / | 477 |
| | Radicchio rosso | 150g | 2,5g | 34,5 |
| | Parmigiano | 35g | / | 137 |
| | Olio evo | 35g | / | 305 |
| | Mezza pera | 75g | 6,6g | 32 |

| 7°GIORNO | ALIMENTO | QUANTITA' | CARBOIDRATI | CALORIE |
|---|---|---|---|---|
| **PRANZO** **(40% kcal totali)** | Filetti di merluzzo | 400g | / | 332,6 |
| | Zucchine | 350g | 5,2g | 56 |
| | Olio evo | 35g | / | 305 |
| | Mezza mela | 75g | 7,5g | 35 |
| | Parmigiano | 70g | / | 271 |
| **SPUNTINO** **(20% kcal totali)** | Prosciutto crudo | 190g | / | 508 |
| **CENA** **(40% kcal totali)** | Fiocchi di latte magro | 400g | 4g | 344 |
| | Carciofi | 300g | 7,5g | 141 |
| | Parmigiano | 30g | / | 117,9 |
| | Olio evo | 30g | / | 270 |
| | Pane di segale | 40g | 20g | 102,7 |
| | Nocciole | 20g | 1,7g | 126,6 |

| 8°GIORNO | ALIMENTO | QUANTITA' | CARBOIDRATI | CALORIE |
|---|---|---|---|---|
| **PRANZO** **(40% kcal totali)** | Salmone | 220g | / | 408 |
| | Melanzane | 250g | 1,5g | 60 |
| | Olio evo | 35g | / | 305 |
| | Mezza pera | 75g | 6,6g | 32 |
| | Mandorle | 35g | 7g | 201,2 |
| **SPUNTINO** **(20% kcal totali)** | Speck | 165g | / | 500 |
| **CENA** **(40% kcal totali)** | Filetto di manzo | 300g | / | 470 |
| | Lattuga | 150g | 3,3g | 27 |
| | Parmigiano | 45g | / | 181 |
| | Olio evo | 35g | / | 305 |
| | Mezza mela | 75g | 7,5g | 35 |

| 9°GIORNO | ALIMENTO | QUANTITA' | CARBOIDRATI | CALORIE |
|---|---|---|---|---|
| **PRANZO** (40% kcal totali) | Calamari | 480g | / | 401 |
| | Pomodori da insalata | 200g | 7,5g | 35 |
| | Olio evo | 35g | / | 305 |
| | Mezza mela | 75g | 7,5g | 35 |
| | Noci | 30g | 3g | 183 |
| **SPUNTINO** (20% kcal totali) | Mozzarella | 200g | 1,4g | 506 |
| **CENA** (40% kcal totali) | Lombo di vitello | 355g | / | 411,8 |
| | Radicchio rosso | 150g | 2,5g | 34,5 |
| | Parmigiano | 55g | / | 221 |
| | Olio evo | 35g | / | 305 |
| | Mezza pera | 75g | 6,6g | 32 |

| 10°GIORNO | ALIMENTO | QUANTITA' | CARBOIDRATI | CALORIE |
|---|---|---|---|---|
| **PRANZO** (40% kcal totali) | Alici fresche | 420g | / | 400 |
| | Melanzane | 250g | 1,5g | 60 |
| | Olio evo | 35g | / | 305 |
| | Mezza pera | 75g | 6,6g | 32 |
| | Mandorle | 35g | 7g | 201,2 |
| **SPUNTINO** (20% kcal totali) | Emmental | 125g | / | 494 |
| **CENA** (40% kcal totali) | Filetto di cavallo | 350g | / | 465,5 |
| | Lattuga | 150g | 3,3g | 27 |
| | Parmigiano | 45g | / | 181 |
| | Olio evo | 35g | / | 305 |
| | Mezza mela | 75g | 7,5g | 35 |

| 11°GIORNO | ALIMENTO | QUANTITA' | CARBOIDRATI | CALORIE |
|---|---|---|---|---|
| PRANZO (40% kcal totali) | Salmone | 340g | / | 630 |
| | Melanzane | 250g | 1,5g | 60 |
| | Olio evo | 30g | / | 270 |
| | Mezza pera | 75g | 6,6g | 32 |
| SPUNTINO (20% kcal totali) | Prosciutto cotto | 230g | / | 494 |
| CENA (40% kcal totali) | Scaloppine di vitello | 400g | / | 448 |
| | Lattuga | 150g | 3g | 27 |
| | Olio evo | 35g | / | 305 |
| | Mezza pera | 75g | 6,6g | 32 |
| | Nocciole | 30g | 2,6g | 187 |

| 12°GIORNO | ALIMENTO | QUANTITA' | CARBOIDRATI | CALORIE |
|---|---|---|---|---|
| PRANZO (40% kcal totali) | Fiocchi di latte magro | 400g | 3,8g | 346,4 |
| | Pomodori da insalata | 200g | 7,5g | 48 |
| | Olio evo | 40g | / | 360 |
| | Mezza arancia | 75g | 5,8g | 28 |
| | Nocciole | 30g | 3g | 188,4 |
| SPUNTINO (20% kcal totali) | Prosciutto crudo | 190g | / | 508 |
| CENA (40% kcal totali) | Petto di tacchino | 385g | / | 427,3 |
| | Radicchio rosso | 100g | 2,5g | 23 |
| | Parmigiano | 95g | / | 368 |
| | Olio evo | 40g | / | 360 |
| | Mezza arancia | 75g | 5,8g | 28 |

| 13°GIORNO | ALIMENTO | QUANTITA' | CARBOIDRATI | CALORIE |
|---|---|---|---|---|
| PRANZO (40% kcal totali) | Filetti di merluzzo | 400g | / | 332,6 |
| | Zucchine | 300g | 4,5 | 48 |
| | Olio evo | 35g | / | 305 |
| | Mezza mela | 75g | 7,5g | 35 |
| | Parmigiano | 75g | / | 290 |
| SPUNTINO (20% kcal totali) | Speck | 165g | / | 500 |
| CENA (40% kcal totali) | 2 uova | 120g | / | 154 |
| | Carciofi | 250g | 6,3g | 117,5 |
| | Parmigiano | 95g | / | 367 |
| | Olio evo | 30g | / | 270 |
| | Mezza arancia | 75g | 5,8g | 28 |
| | Nocciole | 10g | 1g | 62,8 |

| 14°GIORNO | ALIMENTO | QUANTITA' | CARBOIDRATI | CALORIE |
|---|---|---|---|---|
| PRANZO (40% kcal totali) | Filetti di merluzzo | 400g | / | 332,6 |
| | Zucchine | 350g | 5,2g | 56 |
| | Olio evo | 35g | / | 305 |
| | Mezza mela | 75g | 7,5g | 35 |
| | Parmigiano | 70g | / | 271 |
| SPUNTINO (20% kcal totali) | Mozzarella | 200g | 1,4g | 506 |
| CENA (40% kcal totali) | Fiocchi di latte magro | 400g | 4g | 344 |
| | Carciofi | 300g | 7,5g | 141 |
| | Parmigiano | 30g | / | 117,9 |
| | Olio evo | 30g | / | 270 |
| | Pane di segale | 40g | 20g | 102,7 |
| | Nocciole | 20g | 1,7g | 126,6 |

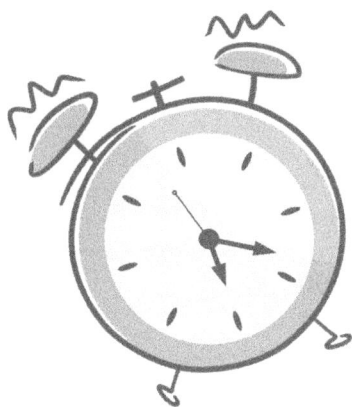

# Capitolo 6
## Piani Alimentari al Maschile per la Perdita di Peso

Supponiamo ora che la persona di cui abbiamo parlato nel capitolo precedente senta l'esigenza di perdere qualche chilo. Come abbiamo ampiamente detto, sarà sufficiente che regoli l'apporto calorico giornaliero in modo da assumere meno nutrienti rispetto al suo TDEE, che abbiamo specificato essere di circa 2500 Kcal. In quest'ottica, portiamo l'apporto calorico giornaliero a 2000 Kcal e presentiamo, come già nei casi precedenti, tre piani alimentari: uno puramente chetogenico, uno esclusivamente orientato al digiuno intermittente e, infine, uno sinergico, che combini i due approcci alimentari.

## PIANO ALIMENTARE CHETOGENICO DA 2000 KCAL

Nella tabella successiva, dividiamo il fabbisogno calorico giornaliero in tre pasti, lungo tutto l'arco della giornata. Naturalmente la divisione in percentuale delle calorie da assumere nei vari pasti è libera, ed è possibile personalizzarla secondo le esigenze personali.

| Pasto | Percentuale Kcal sul totale | Kcal da assumere |
|---|---|---|
| Colazione | 20% | 400 Kcal |
| Pranzo | 40% | 800 Kcal |
| Cena | 40% | 800 Kcal |
| *TOTALE* | *100%* | *2000 Kcal* |

Segue la descrizione del piano vera e propria, giorno per giorno, per due settimane. I carboidrati restano in ogni caso inferiori ai 50g giornalieri. Per comodità, ricordiamo che 10g di olio evo (extravergine di oliva) corrispondono a un cucchiaio da tavola.

| 1°GIORNO | ALIMENTO | QUANTITA' | CARBOIDRATI | CALORIE |
|---|---|---|---|---|
| **COLAZIONE** (20% kcal totali) | Yogurt bianco intero | 200g | 9g | 120 |
| | Pane di segale | 30g | 15g | 77 |
| | Prosciutto cotto | 95g | / | 204 |
| **PRANZO** (40% kcal totali) | Fiocchi di latte magro | 300g | 3g | 258 |
| | Pomodori da insalata | 200g | 7,5g | 32 |
| | Prosciutto crudo | 70g | / | 187 |
| | Olio evo | 35g | / | 305 |
| | Mezza arancia | 75g | 5,8g | 28 |
| **CENA** (40% kcal totali) | Petto di pollo | 400g | / | 440 |
| | Lattuga | 150g | 3g | 27 |
| | Olio evo | 33g | / | 305 |
| | Mezza mela | 75g | 7,5g | 35 |

| 2°GIORNO | ALIMENTO | QUANTITA' | CARBOIDRATI | CALORIE |
|---|---|---|---|---|
| COLAZIONE (20% kcal totali) | Latte intero | 200ml | 9g | 120 |
| | Pane di segale | 30g | 15g | 77 |
| | Prosciutto crudo | 75g | / | 201 |
| PRANZO (40% kcal totali) | Filetti di merluzzo | 350g | / | 291 |
| | Zucchine | 300g | 4,5g | 48 |
| | Olio evo | 35g | / | 305 |
| | Mezza mela | 75g | 7,5g | 35 |
| | Parmigiano | 30g | / | 117,9 |
| CENA (40% kcal totali) | Petto di tacchino | 310g | / | 344,1 |
| | Radicchio rosso | 150g | 2,5g | 34,5 |
| | Parmigiano | 20g | / | 78,4 |
| | Olio evo | 35g | / | 305 |
| | Mezza pera | 75g | 6,6g | 32 |

| 3°GIORNO | ALIMENTO | QUANTITA' | CARBOIDRATI | CALORIE |
|---|---|---|---|---|
| COLAZIONE (20% kcal totali) | Latte intero | 200ml | 9g | 120 |
| | Pane di segale | 30g | 15g | 77 |
| | Prosciutto crudo | 75g | / | 201 |
| PRANZO (40% kcal totali) | 3 uova | 180g | / | 231 |
| | Prosciutto cotto | 85g | / | 183 |
| | Melanzane | 250g | 6,5g | 60 |
| | Olio evo | 35g | / | 305 |
| | Mezza pera | 75g | 6,6g | 32 |
| CENA (40% kcal totali) | Petto di pollo | 335g | / | 368,5 |
| | Carciofi | 200g | 5g | 94 |
| | Parmigiano | 25g | / | 97 |
| | Olio evo | 25g | / | 225 |
| | Mezza arancia | 75g | 5,8g | 28 |

| 4°GIORNO | ALIMENTO | QUANTITA' | CARBOIDRATI | CALORIE |
|---|---|---|---|---|
| COLAZIONE (20% kcal totali) | Yogurt bianco intero | 200g | 9g | 120 |
| | Pane di segale | 30g | 15g | 77 |
| | Prosciutto cotto | 95g | / | 204 |
| PRANZO (40% kcal totali) | Salmone | 140g | / | 258 |
| | Pomodori da insalata | 200g | 7,5g | 32 |
| | Prosciutto crudo | 70g | / | 187 |
| | Olio evo | 35g | / | 305 |
| | Mezza arancia | 75g | 5,8g | 28 |
| CENA (40% kcal totali) | Scaloppine di vitello | 400g | / | 448 |
| | Lattuga | 150g | 3g | 27 |
| | Olio evo | 35g | / | 305 |
| | Mezza mela | 75g | 7,5g | 35 |

| 5°GIORNO | ALIMENTO | QUANTITA' | CARBOIDRATI | CALORIE |
|---|---|---|---|---|
| COLAZIONE (20% kcal totali) | Yogurt bianco intero | 200g | 9g | 120 |
| | Pane di segale | 30g | 15g | 77 |
| | Prosciutto cotto | 95g | / | 204 |
| PRANZO (40% kcal totali) | Alici fresche | 300g | / | 288 |
| | Melanzane | 200g | 5,2g | 48 |
| | Olio evo | 35g | / | 305 |
| | Mezza pera | 75g | 6,6g | 32 |
| | Mandorle | 20g | 4g | 115 |
| CENA (40% kcal totali) | Filetto di cavallo | 300g | / | 399 |
| | Lattuga | 150g | 3,3g | 27 |
| | Parmigiano | 20g | / | 78,6 |
| | Olio evo | 30g | / | 270 |
| | Mezza mela | 75g | 7,5g | 35 |

| 6°GIORNO | ALIMENTO | QUANTITA' | CARBOIDRATI | CALORIE |
|---|---|---|---|---|
| COLAZIONE (20% kcal totali) | Latte intero | 200ml | 9g | 120 |
| | Pane di segale | 30g | 15g | 77 |
| | Fesa di tacchino | 220g | / | 200 |
| PRANZO (40% kcal totali) | Calamari | 300g | / | 276 |
| | Pomodori da insalata | 200g | 7,5g | 32 |
| | Olio evo | 35g | / | 303 |
| | Mezza mela | 75g | 7,5g | 35 |
| | Noci | 25g | 2,5g | 152,5 |
| CENA (40% kcal totali) | Lombo di vitello | 300g | / | 348 |
| | Radicchio rosso | 100g | 1,6g | 23 |
| | Parmigiano | 20g | / | 78,6 |
| | Olio evo | 35g | / | 305 |
| | Mezza pera | 75g | 6,6g | 32 |

| 7°GIORNO | ALIMENTO | QUANTITA' | CARBOIDRATI | CALORIE |
|---|---|---|---|---|
| COLAZIONE (20% kcal totali) | Yogurt bianco intero | 200g | 9g | 120 |
| | Pane di segale | 30g | 15g | 77 |
| | Prosciutto cotto | 95g | / | 204 |
| PRANZO (40% kcal totali) | Gamberi | 140g | / | 245 |
| | Pomodori da insalata | 200g | 7,5g | 32 |
| | Prosciutto crudo | 70g | / | 187 |
| | Olio evo | 35g | / | 305 |
| | Mezza arancia | 75g | 5,8g | 28 |
| CENA (40% kcal totali) | Filetto di manzo | 300g | / | 471,6 |
| | Lattuga | 150g | 3g | 27 |
| | Olio evo | 30g | / | 270 |
| | Mezza mela | 75g | 7,5g | 35 |

| 8°GIORNO | ALIMENTO | QUANTITA' | CARBOIDRATI | CALORIE |
|---|---|---|---|---|
| **COLAZIONE** (20% kcal totali) | Latte intero | 200ml | 9g | 120 |
| | Pane di segale | 30g | 15g | 77 |
| | Fesa di tacchino | 220g | / | 200 |
| **PRANZO** (40% kcal totali) | Petto di tacchino | 340g | / | 377,4 |
| | Pomodori da insalata | 200g | 7,5g | 32 |
| | Olio evo | 35g | / | 303 |
| | Mezza arancia | 75g | 5,8g | 28 |
| **CENA** (40% kcal totali) | Tonno fresco | 175g | / | 278,2 |
| | Radicchio rosso | 150g | 2,5g | 34,5 |
| | Parmigiano | 20g | / | 94,4 |
| | Olio evo | 35g | / | 305 |
| | Mezza pera | 75g | 6,6g | 32 |

| 9°GIORNO | ALIMENTO | QUANTITA' | CARBOIDRATI | CALORIE |
|---|---|---|---|---|
| **COLAZIONE** (20% kcal totali) | Latte intero | 200ml | 9g | 120 |
| | Pane di segale | 30g | 15g | 77 |
| | Speck | 65g | / | 197 |
| **PRANZO** (40% kcal totali) | Mozzarella | 150g | 1,2g | 379,5 |
| | Spinaci | 250g | 7,5g | 77,5 |
| | Olio evo | 35g | / | 305 |
| | Mezza pera | 75g | 6,6g | 32 |
| **CENA** (40% kcal totali) | Lombo di vitello | 300g | / | 348 |
| | Melanzane | 250g | 6,5g | 60 |
| | Olio evo | 25g | / | 215 |
| | Mandorle | 30g | 6g | 172,5 |

| 10°GIORNO | ALIMENTO | QUANTITA' | CARBOIDRATI | CALORIE |
|---|---|---|---|---|
| **COLAZIONE** (20% kcal totali) | 2 uova | 120gr | / | 154 |
| | Burro | 10g | / | 76 |
| | Prosciutto cotto | 80g | / | 172 |
| **PRANZO** (40% kcal totali) | Filetti di merluzzo | 350g | / | 291,2 |
| | Zucchine | 300g | 4,5g | 48 |
| | Olio evo | 30g | / | 270 |
| | Mezza mela | 75g | 7,5g | 35 |
| | Parmigiano | 40g | / | 155 |
| **CENA** (40% kcal totali) | Fiocchi di latte magro | 200g | 3g | 172 |
| | Carciofi | 250g | 6,3g | 117,5 |
| | Parmigiano | 30g | / | 117,9 |
| | Olio evo | 30g | / | 270 |
| | Pane di segale | 30g | 15g | 102,7 |
| | Mezza mela | 75g | 7,5g | 35 |

| 11°GIORNO | ALIMENTO | QUANTITA' | CARBOIDRATI | CALORIE |
|---|---|---|---|---|
| **COLAZIONE** (20% kcal totali) | Latte intero | 200ml | 9g | 120 |
| | Pane di segale | 30g | 15g | 77 |
| | Fesa di tacchino | 220g | / | 200 |
| **PRANZO** (40% kcal totali) | Cosce di pollo | 350g | / | 375,6 |
| | Pomodori da insalata | 200g | 7,5g | 32 |
| | Olio evo | 35g | / | 303 |
| | Mezza arancia | 75g | 5,8g | 28 |
| **CENA** (40% kcal totali) | Pesce spada | 250g | / | 273 |
| | Radicchio rosso | 150g | 2,5g | 34,5 |
| | Parmigiano | 20g | / | 94,4 |
| | Olio evo | 35g | / | 305 |
| | Mezza pera | 75g | 6,6g | 32 |

| 12°GIORNO | ALIMENTO | QUANTITA' | CARBOIDRATI | CALORIE |
|---|---|---|---|---|
| COLAZIONE (20% kcal totali) | Yogurt bianco intero | 200g | 9g | 120 |
| | Pane di segale | 30g | 15g | 77 |
| | Prosciutto cotto | 95g | / | 204 |
| PRANZO (40% kcal totali) | Calamari | 300g | / | 276 |
| | Pomodori da insalata | 200g | 7,5g | 32 |
| | Olio evo | 30g | / | 270 |
| | Mezza mela | 75g | 7,5g | 35 |
| | Noci | 20g | 2g | 122 |
| CENA (40% kcal totali) | 3 uova | 180g | / | 231 |
| | Lattuga | 200g | 4,5 | 36 |
| | Parmigiano | 60g | / | 232 |
| | Olio evo | 35g | / | 305 |

| 13°GIORNO | ALIMENTO | QUANTITA' | CARBOIDRATI | CALORIE |
|---|---|---|---|---|
| COLAZIONE (20% kcal totali) | Latte intero | 200ml | 9g | 120 |
| | Pane di segale | 30g | 15g | 77 |
| | Prosciutto crudo | 75g | / | 201 |
| PRANZO (40% kcal totali) | Lombo di vitello | 300g | / | 348 |
| | Spinaci | 250g | 7,5g | 77,5 |
| | Olio evo | 35g | / | 305 |
| | Mezza mela | 75g | 7,5g | 35 |
| CENA (40% kcal totali) | Petto di pollo | 350g | / | 385 |
| | Finocchi | 200g | 3g | 39 |
| | Olio evo | 30g | / | 270 |
| | Noci | 15g | 1,5g | 91,5 |

| 14°GIORNO | ALIMENTO | QUANTITA' | CARBOIDRATI | CALORIE |
|---|---|---|---|---|
| **COLAZIONE** (20% kcal totali) | 2 uova | 120gr | / | 154 |
| | Burro | 10g | / | 76 |
| | Prosciutto cotto | 80g | / | 172 |
| **PRANZO** (40% kcal totali) | Filetti di merluzzo | 350g | / | 291,2 |
| | Zucchine | 300g | 4,5g | 48 |
| | Olio evo | 30g | / | 270 |
| | Mezza mela | 75g | 7,5g | 35 |
| | Parmigiano | 40g | / | 155 |
| **CENA** (40% kcal totali) | Tonno fresco | 200g | / | 318 |
| | Radicchio rosso | 150g | 2,5 | 34,5 |
| | Parmigiano | 30g | / | 118 |
| | Olio evo | 35g | / | 303 |
| | Mezza pera | 75g | 6,5 | 32 |

## PIANO DI DIGIUNO INTERMITTENTE DA 2000 KCAL

Facciamo riferimento al modello 16:8, che consiste nel digiunare per 16 ore consecutive e concentrare i pasti nelle rimanenti 8. Abbiamo previsto uno spuntino di metà pomeriggio; non è assolutamente obbligatorio consumarlo, si può decidere di inserire quegli alimenti all'interno del pranzo o della cena. La colazione non è prevista e, in generale, durante le ore di digiuno si possono assumere unicamente liquidi non calorici, quali acqua, caffè, the e tisane non zuccherate. Ricordiamo che questo non è un piano alimentare chetogenico, dal momento che la quantità di carboidrati eccede i 50g giornalieri; per questo motivo, essendo meno rilevante, la quantità di carboidrati dei singoli alimenti non è riportata. Per comodità, ricordiamo che 10g di olio evo (extravergine di oliva) corrispondono a un cucchiaio da tavola.

| Pasto | Percentuale Kcal sul totale | Kcal da assumere |
|---|---|---|
| Pranzo | 40% | 800 Kcal |
| Spuntino | 20% | 400 Kcal |
| Cena | 40% | 800 Kcal |
| *TOTALE* | *100%* | *2000 Kcal* |

| 1°GIORNO | ALIMENTO | QUANTITA' | Istantan |
|---|---|---|---|
| **PRANZO** (40% kcal totali) | Pasta integrale | 100g | 323,5 |
| | Carne di manzo macinata | 75g | 180 |
| | Salsa di pomodoro | 50g | 12 |
| | Olio evo | 25g | 225 |
| | Mela | 150g | 70 |
| **SPUNTINO** (20% kcal totali) | Nocciole | 15g | 94,2 |
| | Succo di arancia | 350ml | 157,5 |
| | Gallette di riso | 40gr | 154,7 |
| **CENA** (40% kcal totali) | Trancio di salmone | 250g | 462,5 |
| | Lattuga | 200g | 36 |
| | Olio evo | 20g | 180 |
| | Pane di segale | 40g | 102,4 |
| | Pera | 150g | 56 |

| 2°GIORNO | ALIMENTO | QUANTITA' | CALORIE |
|---|---|---|---|
| **PRANZO** (40% kcal totali) | Pasta integrale | 100g | 323,5 |
| | Pesto di basilico | 25g | 125 |
| | Melanzane | 250g | 60 |
| | Olio evo | 25g | 215 |
| | Pera | 150g | 64 |
| **SPUNTINO** (20% kcal totali) | Fesa di tacchino | 150g | 160,5 |
| | Gallette di riso | 60gr | 232 |
| **CENA** (40% kcal totali) | Tonno fresco | 300g | 477 |
| | Lattuga | 200g | 36 |
| | Olio evo | 20g | 180 |
| | Clementine | 150g | 70,5 |

| 3°GIORNO | ALIMENTO | QUANTITA' | CALORIE |
|---|---|---|---|
| **PRANZO** (40% kcal totali) | Riso bianco | 100g | 374 |
| | Zucca | 200g | 52 |
| | Parmigiano | 20g | 78,4 |
| | Olio evo | 25g | 225 |
| | Clementine | 150g | 70,5 |
| **SPUNTINO** (20% kcal totali) | Noci | 15g | 91,5 |
| | Succo di arancia | 350ml | 157,5 |
| | Gallette di riso | 40gr | 154,7 |
| **CENA** (40% kcal totali) | Filetti di merluzzo | 400g | 332,8 |
| | Zucchine | 300g | 48 |
| | Olio evo | 25g | 215 |
| | Pane di segale | 50g | 128 |
| | Mela | 150g | 70 |

| 4°GIORNO | ALIMENTO | QUANTITA' | CALORIE |
|---|---|---|---|
| **PRANZO** (40% kcal totali) | Riso bianco | 90g | 336,6 |
| | Salsa di pomodoro | 100g | 24 |
| | Parmigiano | 20g | 78,4 |
| | Melanzane | 250g | 60 |
| | Olio evo | 30g | 270 |
| | Arancia | 150g | 56 |
| **SPUNTINO** (20% kcal totali) | Yogurt bianco intero | 250g | 150 |
| | Gallette di riso | 40gr | 154,7 |
| | Marmellata | 40g | 88,8 |
| **CENA** (40% kcal totali) | Salmone affumicato | 235g | 345,4 |
| | Purè di patate (senza burro) | 200g | 158 |
| | Olio evo | 23g | 215 |
| | Pera | 150g | 64 |

| 5°GIORNO | ALIMENTO | QUANTITA' | CALORIE |
|---|---|---|---|
| **PRANZO** (40% kcal totali) | Mozzarella | 160g | 404,8 |
| | Pomodori da insalata | 200g | 32 |
| | Melanzane | 250g | 60 |
| | Olio evo | 25g | 215 |
| | Pera | 150g | 64 |
| **SPUNTINO** (20% kcal totali) | Yogurt bianco intero | 300g | 180 |
| | Miele | 30g | 90,9 |
| | Noci | 20g | 121,8 |
| **CENA** (40% kcal totali) | 3 uova | 180g | 231 |
| | Prosciutto cotto | 80g | 172 |
| | Zucchine al vapore | 300g | 72 |
| | Olio evo | 30g | 270 |
| | Mela | 150g | 70 |

| 6°GIORNO | ALIMENTO | QUANTITA' | CALORIE |
|---|---|---|---|
| **PRANZO** (40% kcal totali) | Lombo di vitello | 300g | 348 |
| | Spinaci | 250g | 77,5 |
| | Olio evo | 35g | 305 |
| | Mela | 150g | 70 |
| **SPUNTINO** (20% kcal totali) | Yogurt bianco intero | 250g | 150 |
| | Fette biscottate integrali | 50g | 189,5 |
| | Marmellata | 30g | 66,6 |
| **CENA** (40% kcal totali) | Prosciutto cotto | 100g | 215 |
| | Pane di segale | 50g | 128 |
| | Fiocchi di latte magro | 150g | 129 |
| | Carote | 200g | 70 |
| | Olio extravergine d'oliva | 25g | 215 |
| | Clementine | 100g | 47 |

| 7°GIORNO | ALIMENTO | QUANTITA' | CALORIE |
|---|---|---|---|
| **PRANZO** (40% kcal totali) | Pasta integrale | 100g | 323,5 |
| | Pesto di noci | 30g | 165,3 |
| | Carote | 200g | 70 |
| | Olio evo | 20g | 180 |
| | Clementine | 100g | 47 |
| **SPUNTINO** (20% kcal totali) | Yogurt bianco intero | 250g | 150 |
| | Gallette di riso | 40gr | 154,7 |
| | Marmellata | 40g | 88,8 |
| **CENA** (40% kcal totali) | Petto di tacchino | 350g | 388,5 |
| | Radicchio rosso | 150g | 34,5 |
| | Olio evo | 30g | 270 |
| | Clementine | 100g | 47 |
| | Noci | 10g | 60,9 |

| 8°GIORNO | ALIMENTO | QUANTITA' | CALORIE |
|---|---|---|---|
| **PRANZO**<br>**(40% kcal totali)** | Riso bianco | 95g | 355,3 |
| | Salsa di pomodoro | 100g | 24 |
| | Tonno in scatola al naturale | 200g | 232 |
| | Olio evo | 15g | 135 |
| | Clementine | 100g | 47 |
| **SPUNTINO**<br>**(20% kcal totali)** | Pane di segale | 70g | 179,2 |
| | Prosciutto crudo | 80g | 214 |
| **CENA**<br>**(40% kcal totali)** | Pesce spada alla piastra | 310g | 533,2 |
| | Finocchi | 200g | 62 |
| | Olio evo | 15g | 125 |
| | Pera | 150g | 64 |

| 9°GIORNO | ALIMENTO | QUANTITA' | CALORIE |
|---|---|---|---|
| **PRANZO**<br>**(40% kcal totali)** | Alici fresche | 300g | 288 |
| | Melanzane | 250g | 60 |
| | Olio evo | 30g | 270 |
| | Pera | 150g | 64 |
| | Mandorle | 20g | 115 |
| **SPUNTINO**<br>**(20% kcal totali)** | Yogurt bianco intero | 250g | 150 |
| | Gallette di riso | 40gr | 154,7 |
| | Marmellata | 40g | 88,8 |
| **CENA**<br>**(40% kcal totali)** | Petto di pollo | 300g | 330 |
| | Fagioli | 145g | 169,7 |
| | Olio evo | 20g | 180 |
| | Arancia | 150g | 56 |

| 10°GIORNO | ALIMENTO | QUANTITA' | CALORIE |
|---|---|---|---|
| **PRANZO** (40% kcal totali) | Calamari | 325g | 299 |
| | Salsa di pomodoro | 200g | 48 |
| | Olio evo | 30g | 305 |
| | Mela | 150g | 70 |
| | Noci | 20g | 122 |
| **SPUNTINO** (20% kcal totali) | Yogurt bianco intero | 300g | 180 |
| | Miele | 30g | 90,9 |
| | Noci | 20g | 121,8 |
| **CENA** (40% kcal totali) | Orata | 260g | 413,4 |
| | Zucchine | 200g | 32 |
| | Olio evo | 20g | 180 |
| | Pane di segale | 40g | 102,4 |
| | Pera | 150g | 64 |

| 11°GIORNO | ALIMENTO | QUANTITA' | CALORIE |
|---|---|---|---|
| **PRANZO** (40% kcal totali) | Pasta integrale | 100g | 323,5 |
| | Salsa di pomodoro | 100g | 24 |
| | Melanzane | 250g | 60 |
| | Olio evo | 35g | 305 |
| | Pera | 150g | 64 |
| **SPUNTINO** (20% kcal totali) | Succo di arancia | 350ml | 157,5 |
| | Muesli con frutta disidratata | 35g | 119 |
| | Nocciole | 20g | 125,6 |
| **CENA** (40% kcal totali) | Petto di pollo | 290g | 319 |
| | Lenticchie | 150g | 172,1 |
| | Olio evo | 25g | 215 |
| | Arancia | 150g | 56 |

| 12°GIORNO | ALIMENTO | QUANTITA' | CALORIE |
|---|---|---|---|
| **PRANZO** **(40% kcal totali)** | Fiocchi di latte magro | 300g | 258 |
| | Prosciutto cotto | 65g | 140 |
| | Pomodori da insalata | 200g | 32 |
| | Olio evo | 25g | 215 |
| | Arancia | 150g | 56 |
| | Nocciole | 10g | 62,8 |
| **SPUNTINO** **(20% kcal totali)** | Fesa di tacchino | 150g | 160,5 |
| | Gallette di riso | 60gr | 232 |
| **CENA** **(40% kcal totali)** | Pesce spada | 200g | 344 |
| | Finocchi | 150g | 46,5 |
| | Pane di segale | 30g | 77 |
| | Olio evo | 30g | 270 |
| | Mela | 150g | 70 |

| 13°GIORNO | ALIMENTO | QUANTITA' | CALORIE |
|---|---|---|---|
| **PRANZO** **(40% kcal totali)** | Lombo di vitello | 300g | 348 |
| | Spinaci | 200g | 62 |
| | Olio evo | 25g | 215 |
| | Pane di segale | 40g | 102,7 |
| | Mela | 150g | 70 |
| **SPUNTINO** **(20% kcal totali)** | Yogurt bianco intero | 250g | 150 |
| | Gallette di riso | 40gr | 154,7 |
| | Marmellata | 40g | 88,8 |
| **CENA** **(40% kcal totali)** | Tonno fresco | 300g | 477 |
| | Lattuga | 200g | 36 |
| | Olio evo | 25g | 215 |
| | Mela | 150g | 70 |

| 14°GIORNO | ALIMENTO | QUANTITA' | CALORIE |
|---|---|---|---|
| **PRANZO** (40% kcal totali) | Riso bianco | 100g | 374 |
| | Salsa di pomodoro | 100g | 24 |
| | Parmigiano | 30g | 118 |
| | Olio evo | 15g | 135 |
| | Mandorle | 25g | 143,7 |
| **SPUNTINO** (20% kcal totali) | Fesa di tacchino | 150g | 160,5 |
| | Gallette di riso | 60gr | 232 |
| **CENA** (40% kcal totali) | 3 uova | 180g | 231 |
| | Speck | 100g | 303 |
| | Carciofi | 200g | 94 |
| | Olio extravergine d'oliva | 10g | 90 |
| | Mela | 150g | 70 |

## PIANO SINERGICO DA 2000 KCAL

Facciamo nuovamente riferimento al modello 16:8, che consiste nel digiunare per 16 ore consecutive e concentrare i pasti nelle rimanenti 8. Abbiamo previsto uno spuntino di metà pomeriggio; non è assolutamente obbligatorio consumarlo, si può decidere di inserire quegli alimenti all'interno del pranzo o della cena. La colazione non è prevista e, in generale, durante le ore di digiuno si possono assumere unicamente liquidi non calorici, quali acqua, caffè, the e tisane non zuccherate. Torniamo in ambito chetogenico, per cui nuovamente i carboidrati giornalieri non superano mai i 50g. Invariata la ripartizione calorica tra i pasti, come da tabella seguente. Per comodità, ricordiamo che 10g di olio evo (extravergine di oliva) corrispondono a un cucchiaio da tavola.

| Pasto | Percentuale Kcal sul totale | Kcal da assumere |
|---|---|---|
| Pranzo | 40% | 800 Kcal |
| Spuntino | 20% | 400 Kcal |
| Cena | 40% | 800 Kcal |
| *TOTALE* | *100%* | *2000 Kcal* |

| 1°GIORNO | ALIMENTO | QUANTITA' | CARBOIDRATI | CALORIE |
|---|---|---|---|---|
| **PRANZO (40% kcal totali)** | Filetti di merluzzo | 350g | / | 291,2 |
| | Zucchine | 300g | 4,5g | 48 |
| | Olio evo | 30g | / | 270 |
| | Mezza mela | 75g | 7,5g | 35 |
| | Parmigiano | 40g | / | 155 |
| **SPUNTINO (20% kcal totali)** | Prosciutto cotto | 190g | / | 408 |
| **CENA (40% kcal totali)** | Tonno fresco | 200g | / | 318 |
| | Radicchio rosso | 150g | 2,5g | 34,5 |
| | Parmigiano | 30g | / | 118 |
| | Olio evo | 35g | / | 303 |
| | Mezza pera | 75g | 6,5g | 32 |

| 2°GIORNO | ALIMENTO | QUANTITA' | CARBOIDRATI | CALORIE |
|---|---|---|---|---|
| **PRANZO** (40% kcal totali) | Lombo di vitello | 300g | / | 348 |
| | Spinaci | 250g | 7,5g | 77,5 |
| | Olio evo | 35g | / | 305 |
| | Mezza mela | 75g | 7,5g | 35 |
| **SPUNTINO** (20% kcal totali) | Prosciutto crudo | 150g | / | 401 |
| **CENA** (40% kcal totali) | Petto di pollo | 350g | / | 385 |
| | Finocchi | 200g | 3g | 39 |
| | Olio evo | 30g | / | 270 |
| | Noci | 15g | 1,5g | 91,5 |

| 3°GIORNO | ALIMENTO | QUANTITA' | CARBOIDRATI | CALORIE |
|---|---|---|---|---|
| **PRANZO** (40% kcal totali) | Calamari | 300g | / | 276 |
| | Pomodori da insalata | 200g | 7,5g | 32 |
| | Olio evo | 30g | / | 270 |
| | Mezza mela | 75g | 7,5g | 35 |
| | Noci | 20g | 2g | 122 |
| **SPUNTINO** (20% kcal totali) | Speck | 130g | / | 394 |
| **CENA** (40% kcal totali) | 3 uova | 180g | / | 231 |
| | Lattuga | 200g | 4,5 | 36 |
| | Parmigiano | 60g | / | 232 |
| | Olio evo | 35g | / | 305 |

| 4°GIORNO | ALIMENTO | QUANTITA' | CARBOIDRATI | CALORIE |
|---|---|---|---|---|
| PRANZO (40% kcal totali) | Calamari | 300g | / | 276 |
| | Pomodori da insalata | 200g | 7,5g | 32 |
| | Olio evo | 30g | / | 270 |
| | Mezza mela | 75g | 7,5g | 35 |
| | Noci | 20g | 2g | 122 |
| SPUNTINO (20% kcal totali) | Mozzarella | 160g | 1,1g | 405 |
| CENA (40% kcal totali) | 3 uova | 180g | / | 231 |
| | Lattuga | 200g | 4,5 | 36 |
| | Parmigiano | 60g | / | 232 |
| | Olio evo | 35g | / | 305 |

| 5°GIORNO | ALIMENTO | QUANTITA' | CARBOIDRATI | CALORIE |
|---|---|---|---|---|
| PRANZO (40% kcal totali) | Cosce di pollo | 350g | / | 375,6 |
| | Pomodori da insalata | 200g | 7,5g | 32 |
| | Olio evo | 35g | / | 303 |
| | Mezza arancia | 75g | 5,8g | 28 |
| SPUNTINO (20% kcal totali) | Emmental | 100g | / | 395 |
| CENA (40% kcal totali) | Pesce spada | 250g | / | 273 |
| | Radicchio rosso | 150g | 2,5g | 34,5 |
| | Parmigiano | 20g | / | 94,4 |
| | Olio evo | 35g | / | 305 |
| | Mezza pera | 75g | 6,6g | 32 |

| 6°GIORNO | ALIMENTO | QUANTITA' | CARBOIDRATI | CALORIE |
|---|---|---|---|---|
| **PRANZO** (40% kcal totali) | Mozzarella | 150g | 1,2g | 379,5 |
| | Spinaci | 250g | 7,5g | 77,5 |
| | Olio evo | 35g | / | 305 |
| | Mezza pera | 75g | 6,6g | 32 |
| **SPUNTINO** (20% kcal totali) | Prosciutto crudo | 150g | / | 401 |
| **CENA** (40% kcal totali) | Lombo di vitello | 300g | / | 348 |
| | Melanzane | 250g | 6,5g | 60 |
| | Olio evo | 25g | / | 215 |
| | Mandorle | 30g | 6g | 172,5 |

| 7°GIORNO | ALIMENTO | QUANTITA' | CARBOIDRATI | CALORIE |
|---|---|---|---|---|
| **PRANZO** (40% kcal totali) | Petto di tacchino | 340g | / | 377,4 |
| | Pomodori da insalata | 200g | 7,5g | 32 |
| | Olio evo | 35g | / | 303 |
| | Mezza arancia | 75g | 5,8g | 28 |
| **SPUNTINO** (20% kcal totali) | Speck | 130g | / | 394 |
| **CENA** (40% kcal totali) | Tonno fresco | 175g | / | 278,2 |
| | Radicchio rosso | 150g | 2,5g | 34,5 |
| | Parmigiano | 20g | / | 94,4 |
| | Olio evo | 35g | / | 305 |
| | Mezza pera | 75g | 6,6g | 32 |

| 8°GIORNO | ALIMENTO | QUANTITA' | CARBOIDRATI | CALORIE |
|---|---|---|---|---|
| **PRANZO** (40% kcal totali) | Gamberi | 140g | / | 245 |
| | Pomodori da insalata | 200g | 7,5g | 32 |
| | Prosciutto crudo | 70g | / | 187 |
| | Olio evo | 35g | / | 305 |
| | Mezza arancia | 75g | 5,8g | 28 |
| **SPUNTINO** (20% kcal totali) | Mozzarella | 160g | 1,1g | 405 |
| **CENA** (40% kcal totali) | Filetto di manzo | 300g | / | 471,6 |
| | Lattuga | 150g | 3g | 27 |
| | Olio evo | 30g | / | 270 |
| | Mezza mela | 75g | 7,5g | 35 |

| 9°GIORNO | ALIMENTO | QUANTITA' | CARBOIDRATI | CALORIE |
|---|---|---|---|---|
| **PRANZO** (40% kcal totali) | Calamari | 300g | / | 276 |
| | Pomodori da insalata | 200g | 7,5g | 32 |
| | Olio evo | 35g | / | 303 |
| | Mezza mela | 75g | 7,5g | 35 |
| | Noci | 25g | 2,5g | 152,5 |
| **SPUNTINO** (20% kcal totali) | Emmental | 100g | / | 395 |
| **CENA** (40% kcal totali) | Lombo di vitello | 300g | / | 348 |
| | Radicchio rosso | 100g | 1,6g | 23 |
| | Parmigiano | 20g | / | 78,6 |
| | Olio evo | 35g | / | 305 |
| | Mezza pera | 75g | 6,6g | 32 |

| 10°GIORNO | ALIMENTO | QUANTITA' | CARBOIDRATI | CALORIE |
|---|---|---|---|---|
| **PRANZO** (40% kcal totali) | Alici fresche | 300g | / | 288 |
| | Melanzane | 200g | 5,2g | 48 |
| | Olio evo | 35g | / | 305 |
| | Mezza pera | 75g | 6,6g | 32 |
| | Mandorle | 20g | 4g | 115 |
| **SPUNTINO** (20% kcal totali) | Prosciutto cotto | 190g | / | 408 |
| **CENA** (40% kcal totali) | Filetto di cavallo | 300g | / | 399 |
| | Lattuga | 150g | 3,3g | 27 |
| | Parmigiano | 20g | / | 78,6 |
| | Olio evo | 30g | / | 270 |
| | Mezza mela | 75g | 7,5g | 35 |

| 11°GIORNO | ALIMENTO | QUANTITA' | CARBOIDRATI | CALORIE |
|---|---|---|---|---|
| **PRANZO** (40% kcal totali) | Salmone | 140g | / | 258 |
| | Pomodori da insalata | 200g | 7,5g | 32 |
| | Prosciutto crudo | 70g | / | 187 |
| | Olio evo | 35g | / | 305 |
| | Mezza arancia | 75g | 5,8g | 28 |
| **SPUNTINO** (20% kcal totali) | Prosciutto cotto | 190g | / | 408 |
| **CENA** (40% kcal totali) | Scaloppine di vitello | 400g | / | 448 |
| | Lattuga | 150g | 3g | 27 |
| | Olio evo | 35g | / | 305 |
| | Mezza mela | 75g | 7,5g | 35 |

| 12°GIORNO | ALIMENTO | QUANTITA' | CARBOIDRATI | CALORIE |
|---|---|---|---|---|
| **PRANZO** (40% kcal totali) | 3 uova | 180g | / | 231 |
| | Prosciutto cotto magro | 85g | / | 183 |
| | Melanzane | 250g | 6,5g | 60 |
| | Olio evo | 35g | / | 305 |
| | Mezza pera | 75g | 6,6g | 32 |
| **SPUNTINO** (20% kcal totali) | Speck | 130g | / | 394 |
| **CENA** (40% kcal totali) | Petto di pollo | 335g | / | 368,5 |
| | Carciofi | 200g | 5g | 94 |
| | Parmigiano | 25g | / | 97 |
| | Olio evo | 25g | / | 225 |
| | Mezza arancia | 75g | 5,8g | 28 |

| 13°GIORNO | ALIMENTO | QUANTITA' | CARBOIDRATI | CALORIE |
|---|---|---|---|---|
| **PRANZO** (40% kcal totali) | Filetti di merluzzo | 350g | / | 291 |
| | Zucchine | 300g | 4,5g | 48 |
| | Olio evo | 35g | / | 305 |
| | Mezza mela | 75g | 7,5g | 35 |
| | Parmigiano | 30g | / | 117,9 |
| **SPUNTINO** (20% kcal totali) | Mozzarella | 160g | 1,1g | 405 |
| **CENA** (40% kcal totali) | Petto di tacchino | 310g | / | 344,1 |
| | Radicchio rosso | 150g | 2,5g | 34,5 |
| | Parmigiano | 20g | / | 78,4 |
| | Olio evo | 35g | / | 305 |
| | Mezza pera | 75g | 6,6g | 32 |

| 14°GIORNO | ALIMENTO | QUANTITA' | CARBOIDRATI | CALORIE |
|---|---|---|---|---|
| **PRANZO**<br>**(40% kcal totali)** | Fiocchi di latte magro | 300g | 3g | 258 |
| | Pomodori da insalata | 200g | 7,5g | 32 |
| | Prosciutto crudo | 70g | / | 187 |
| | Olio evo | 35g | / | 305 |
| | Mezza arancia | 75g | 5,8g | 28 |
| **SPUNTINO**<br>**(20% kcal totali)** | Emmental | 100g | / | 395 |
| **CENA**<br>**(40% kcal totali)** | Petto di pollo | 400g | / | 440 |
| | Lattuga | 150g | 3g | 27 |
| | Olio evo | 33g | / | 305 |
| | Mezza mela | 75g | 7,5g | 35 |

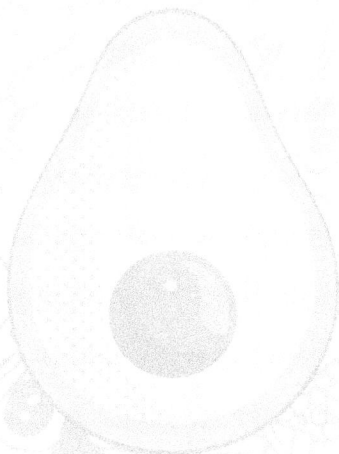

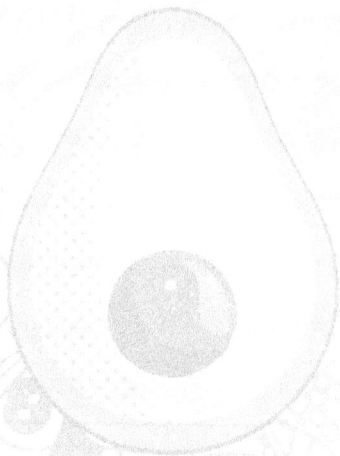

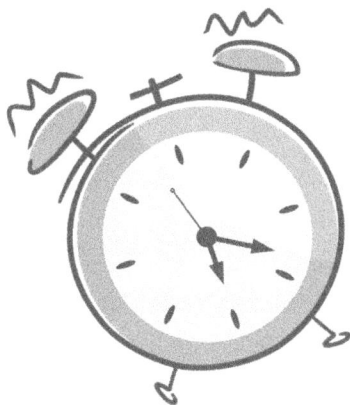

# Capitolo 7
## Piani Alimentari al Maschile per una Vita Sportiva

I potizziamo che il nostro impiegato decida di dare una svolta alla propria vita, adottando uno stile di vita maggiormente dinamico, con 3 allenamenti settimanali in palestra, con l'obbiettivo di mantenere un fisico tonico, o addirittura aumentare la massa muscolare.

In questo caso, è opportuno ricalcolare il TDEE. Sappiamo già dai capitoli precedenti che:

$$REE = 75 \times 24 = 1800 \ Kcal$$

Per calcolare il TEA, dobbiamo utilizzare un moltiplicatore diverso; non più 0,3, bensì 0,5 in modo da tenere conto del differente stile di vita. Otteniamo:

$$TEA = 1800 \times 0,5 = 900 \ Kcal$$

Il TEF non varia, per cui possiamo affermare che:

$$TEF = 1800 \times 0,1 = 180 \ Kcal$$

Nuovamente siamo in grado di calcolare il TDEE:

$$TDEE = REE + TEA + TEF = 2880 \ Kcal$$

Rispetto ai casi precedenti, dobbiamo dunque aumentare l'apporto calorico per compensare il dispendio energetico speso con l'attività sportiva, nonché le necessità nutritive per la costruzione di nuova massa muscolare. Approssimiamo un apporto di

3000 Kcal giornaliere e, come in precedenza, presentiamo dapprima un piano puramente chetogenico, poi uno relativo al digiuno intermittente, infine un piano che vada a combinare le due strategie.

### PIANO ALIMENTARE CHETOGENICO DA 3000 KCAL

Nella tabella successiva, dividiamo il fabbisogno calorico giornaliero in tre pasti, lungo tutto l'arco della giornata. Naturalmente la divisione in percentuale delle calorie da assumere nei vari pasti è libera, ed è possibile personalizzarla secondo le esigenze personali.

| Pasto | Percentuale Kcal sul totale | Kcal da assumere |
|---|---|---|
| Colazione | 20% | 600 Kcal |
| Pranzo | 40% | 1200 Kcal |
| Cena | 40% | 1200 Kcal |
| *TOTALE* | *100%* | *3000 Kcal* |

Segue la descrizione del piano vera e propria, giorno per giorno, per due settimane. I carboidrati restano in ogni caso inferiori ai 50g giornalieri. Per comodità, ricordiamo che 10g di olio evo (extravergine di oliva) corrispondono a un cucchiaio da tavola.

| 1°GIORNO | ALIMENTO | QUANTITA' | CARBOIDRATI | CALORIE |
|---|---|---|---|---|
| **COLAZIONE**<br>(20% kcal totali) | Latte intero | 200ml | 9g | 120 |
| | Pane di segale | 30g | 15g | 77 |
| | Prosciutto crudo | 150g | / | 401 |
| **PRANZO**<br>(40% kcal totali) | 3 uova | 180g | / | 231 |
| | Prosciutto cotto | 240g | / | 518 |
| | Melanzane | 250g | 1,5g | 60 |
| | Olio evo | 40g | / | 360 |
| | Mezza pera | 75g | 6,6g | 32 |
| **CENA**<br>(40% kcal totali) | Petto di pollo | 400g | / | 440 |
| | Lattuga | 150g | 3g | 27 |
| | Olio evo | 40g | / | 360 |
| | Parmigiano | 50g | / | 194 |
| | Mezza pera | 75g | 6,6g | 32 |
| | Nocciole | 40g | 3,5g | 125,6 |

| 2°GIORNO | ALIMENTO | QUANTITA' | CARBOIDRATI | CALORIE |
|---|---|---|---|---|
| **COLAZIONE**<br>(20% kcal totali) | Yogurt bianco intero | 200g | 9g | 120 |
| | Pane di segale | 30g | 15g | 77 |
| | Prosciutto cotto | 185g | / | 398 |
| **PRANZO**<br>(40% kcal totali) | Filetti di merluzzo | 450g | / | 374,1 |
| | Zucchine | 300g | 4,5 | 48 |
| | Olio evo | 45g | / | 395 |
| | Mezza mela | 75g | 7,5 | 35 |
| | Parmigiano | 90g | / | 348 |
| **CENA**<br>(40% kcal totali) | 3 uova | 180g | / | 231 |
| | Carciofi | 250g | 6,3g | 117,5 |
| | Parmigiano | 115g | / | 445 |
| | Olio evo | 35g | / | 305 |
| | Mezza arancia | 75g | 5,8 | 28 |
| | Nocciole | 10g | 1g | 62,8 |

| 3°GIORNO | ALIMENTO | QUANTITA' | CARBOIDRATI | CALORIE |
|---|---|---|---|---|
| COLAZIONE (20% kcal totali) | Latte intero | 200ml | 9g | 120 |
| | Pane di segale | 30g | 15g | 77 |
| | Prosciutto crudo | 150g | / | 401 |
| PRANZO (40% kcal totali) | Fiocchi di latte magro | 400g | 3,8g | 346,4 |
| | Prosciutto cotto | 95g | / | 204 |
| | Pomodori da insalata | 200g | 7,5g | 48 |
| | Olio evo | 40g | / | 360 |
| | Mezza arancia | 75g | 5,8g | 28 |
| | Nocciole | 30g | 3g | 188,4 |
| CENA (40% kcal totali) | Petto di tacchino | 400g | / | 444 |
| | Radicchio rosso | 200g | 5g | 46 |
| | Parmigiano | 80g | / | 310 |
| | Olio evo | 45g | / | 405 |

| 4°GIORNO | ALIMENTO | QUANTITA' | CARBOIDRATI | CALORIE |
|---|---|---|---|---|
| COLAZIONE (20% kcal totali) | Latte intero | 200ml | 9g | 120 |
| | Pane di segale | 30g | 15g | 77 |
| | Prosciutto crudo | 150g | / | 401 |
| PRANZO (40% kcal totali) | Salmone | 170g | / | 315 |
| | Prosciutto cotto | 240g | / | 518 |
| | Melanzane | 250g | 1,5g | 60 |
| | Olio evo | 30g | / | 270 |
| | Mezza pera | 75g | 6,6g | 32 |
| CENA (40% kcal totali) | Scaloppine di vitello | 400g | / | 448 |
| | Lattuga | 150g | 3g | 27 |
| | Olio evo | 40g | / | 360 |
| | Parmigiano | 50g | / | 194 |
| | Mezza pera | 75g | 6,6g | 32 |
| | Nocciole | 40g | 3,5g | 125,6 |

| 5°GIORNO | ALIMENTO | QUANTITA' | CARBOIDRATI | CALORIE |
|---|---|---|---|---|
| **COLAZIONE** (20% kcal totali) | Latte intero | 200ml | 9g | 120 |
| | Pane di segale | 30g | 15g | 77 |
| | Fesa di tacchino | 375g | / | 403 |
| **PRANZO** (40% kcal totali) | Alici fresche | 450g | / | 432 |
| | Melanzane | 300g | 1,8g | 72 |
| | Olio evo | 40g | / | 360 |
| | Mezza pera | 75g | 6,6g | 32 |
| | Mandorle | 50g | 10g | 287,5 |
| **CENA** (40% kcal totali) | Filetto di cavallo | 400g | / | 532 |
| | Lattuga | 150g | 3,3g | 27 |
| | Parmigiano | 85g | / | 329 |
| | Olio evo | 30g | / | 270 |

| 6°GIORNO | ALIMENTO | QUANTITA' | CARBOIDRATI | CALORIE |
|---|---|---|---|---|
| **COLAZIONE** (20% kcal totali) | Yogurt bianco intero | 200g | 9g | 120 |
| | Pane di segale | 30g | 15g | 77 |
| | Prosciutto cotto | 185g | / | 398 |
| **PRANZO** (40% kcal totali) | Calamari | 520g | / | 478 |
| | Pomodori da insalata | 200g | 7,5g | 48 |
| | Olio evo | 40g | / | 360 |
| | Mezza mela | 75g | 7,5 | 35 |
| | Noci | 40g | 4g | 244 |
| **CENA** (40% kcal totali) | Lombo di vitello | 450g | / | 522 |
| | Radicchio rosso | 150g | 2,5g | 34,5 |
| | Parmigiano | 70g | / | 271 |
| | Olio evo | 40g | / | 360 |

| 7°GIORNO | ALIMENTO | QUANTITA' | CARBOIDRATI | CALORIE |
|---|---|---|---|---|
| **COLAZIONE** (20% kcal totali) | Latte intero | 200ml | 9g | 120 |
| | Pane di segale | 30g | 15g | 77 |
| | Prosciutto crudo | 150g | / | 401 |
| **PRANZO** (40% kcal totali) | Salmone | 170g | / | 315 |
| | Prosciutto cotto | 240g | / | 518 |
| | Melanzane | 250g | 1,5g | 60 |
| | Olio evo | 30g | / | 270 |
| | Mezza pera | 75g | 6,6g | 32 |
| **CENA** (40% kcal totali) | Filetto di manzo | 300g | / | 470 |
| | Lattuga | 150g | 3g | 27 |
| | Olio evo | 40g | / | 360 |
| | Parmigiano | 50g | / | 194 |
| | Nocciole | 40g | 3,5g | 125,6 |

| 8°GIORNO | ALIMENTO | QUANTITA' | CARBOIDRATI | CALORIE |
|---|---|---|---|---|
| **COLAZIONE** (20% kcal totali) | 2 uova | 120g | / | 154 |
| | Burro | 15g | / | 114 |
| | Prosciutto cotto | 155g | / | 333 |
| **PRANZO** (40% kcal totali) | Filetti di merluzzo | 450g | / | 374,1 |
| | Zucchine | 350g | 5,2g | 56 |
| | Olio evo | 40g | / | 360 |
| | Mezza mela | 75g | 7,5g | 35 |
| | Parmigiano | 85g | / | 329 |
| **CENA** (40% kcal totali) | Fiocchi di latte magro | 400g | 4g | 344 |
| | Carciofi | 300g | 7,5g | 141 |
| | Parmigiano | 60g | / | 232 |
| | Olio evo | 40g | / | 360 |
| | Nocciole | 20g | 1,7g | 125,6 |

| 9°GIORNO | ALIMENTO | QUANTITA' | CARBOIDRATI | CALORIE |
|---|---|---|---|---|
| COLAZIONE (20% kcal totali) | Latte intero | 200ml | 9g | 120 |
| | Pane di segale | 30g | 15g | 77 |
| | Fesa di tacchino | 375g | / | 403 |
| PRANZO (40% kcal totali) | Petto di tacchino | 500g | / | 555 |
| | Pomodori da insalata | 250g | 9,4g | 48 |
| | Olio evo | 40g | / | 405 |
| | Noci | 30g | 3g | 183 |
| CENA (40% kcal totali) | Tonno alla piastra | 300g | / | 636 |
| | Radicchio rosso | 150g | 2,5g | 34,5 |
| | Parmigiano | 60g | / | 227 |
| | Olio evo | 30g | / | 270 |
| | Mezza pera | 75g | 6,6g | 32 |

| 10°GIORNO | ALIMENTO | QUANTITA' | CARBOIDRATI | CALORIE |
|---|---|---|---|---|
| COLAZIONE (20% kcal totali) | Latte intero | 200ml | 9g | 120 |
| | Pane di segale | 30g | 15g | 77 |
| | Speck | 130g | / | 394 |
| PRANZO (40% kcal totali) | Mozzarella | 250g | 1,7g | 632,5 |
| | Spinaci | 300g | 9g | 93 |
| | Olio evo | 40g | / | 360 |
| | Mandorle | 20g | 4g | 115 |
| CENA (40% kcal totali) | Polpo | 400g | 5,6g | 228 |
| | Gamberi | 600g | / | 198 |
| | Olio evo | 45g | / | 395 |
| | Mandorle | 60g | 6g | 366 |

| 11°GIORNO | ALIMENTO | QUANTITA' | CARBOIDRATI | CALORIE |
|---|---|---|---|---|
| **COLAZIONE** (20% kcal totali) | 2 uova | 120g | / | 154 |
| | Burro | 15g | / | 114 |
| | Prosciutto cotto | 155g | / | 333 |
| **PRANZO** (40% kcal totali) | Salmone | 200g | / | 371 |
| | Zucchine | 350g | 5,2g | 56 |
| | Olio evo | 40g | / | 360 |
| | Mezza mela | 75g | 7,5g | 70 |
| | Parmigiano | 85g | / | 329 |
| **CENA** (40% kcal totali) | Cosce di pollo | 320g | 4g | 344 |
| | Carciofi | 300g | 7,5g | 141 |
| | Parmigiano | 60g | / | 232 |
| | Olio evo | 40g | / | 360 |
| | Nocciole | 20g | 1,7g | 125,6 |

| 12°GIORNO | ALIMENTO | QUANTITA' | CARBOIDRATI | CALORIE |
|---|---|---|---|---|
| **COLAZIONE** (20% kcal totali) | Latte intero | 200ml | 9g | 120 |
| | Pane di segale | 30g | 15g | 77 |
| | Prosciutto crudo | 150g | / | 401 |
| **PRANZO** (40% kcal totali) | Calamari | 550g | / | 506 |
| | Pomodori da insalata | 200g | 7,5g | 48 |
| | Olio evo | 40g | / | 360 |
| | Mezza mela | 75g | 7,5g | 35 |
| | Noci | 40g | 4g | 244 |
| **CENA** (40% kcal totali) | 2 uova | 120g | / | 231 |
| | Prosciutto crudo | 100g | / | 268 |
| | Lattuga | 200g | 4,5g | 36 |
| | Parmigiano | 95g | / | 368 |
| | Olio evo | 20g | / | 180 |
| | Noci | 20g | 2g | 122 |

| 13°GIORNO | ALIMENTO | QUANTITA' | CARBOIDRATI | CALORIE |
|---|---|---|---|---|
| COLAZIONE (20% kcal totali) | Yogurt bianco intero | 200g | 9g | 120 |
| | Pane di segale | 30g | 15g | 77 |
| | Prosciutto cotto | 185g | / | 398 |
| PRANZO (40% kcal totali) | Lombo di vitello | 400g | / | 464 |
| | Spinaci | 300g | 9g | 93 |
| | Olio evo | 40g | / | 360 |
| | Mandorle | 30g | 6g | 172,5 |
| CENA (40% kcal totali) | Petto di pollo | 400g | / | 440 |
| | Finocchi | 200g | 3g | 62 |
| | Parmigiano | 100g | / | 387 |
| | Olio evo | 35g | / | 315 |

| 14°GIORNO | ALIMENTO | QUANTITA' | CARBOIDRATI | CALORIE |
|---|---|---|---|---|
| COLAZIONE (20% kcal totali) | 2 uova | 120g | / | 154 |
| | Burro | 15g | / | 114 |
| | Prosciutto cotto | 155g | / | 333 |
| PRANZO (40% kcal totali) | Filetti di merluzzo | 450g | / | 374,1 |
| | Zucchine | 350g | 5,2g | 56 |
| | Olio evo | 40g | / | 360 |
| | Mezza mela | 75g | 7,5g | 35 |
| | Parmigiano | 85g | / | 329 |
| CENA (40% kcal totali) | Fiocchi di latte magro | 400g | 4g | 344 |
| | Carciofi | 300g | 7,5g | 141 |
| | Parmigiano | 60g | / | 232 |
| | Olio evo | 40g | / | 360 |
| | Nocciole | 20g | 1,7g | 125,6 |

## PIANO DI DIGIUNO INTERMITTENTE DA 3000 KCAL

Facciamo riferimento al modello 16:8, che consiste nel digiunare per 16 ore consecutive e concentrare i pasti nelle rimanenti 8. Abbiamo previsto uno spuntino di metà pomeriggio; non è assolutamente obbligatorio consumarlo, si può decidere di inserire quegli alimenti all'interno del pranzo o della cena. La colazione non è prevista e, in generale, durante le ore di digiuno si possono assumere unicamente liquidi non calorici, quali acqua, caffè, the e tisane non zuccherate. Ricordiamo che questo non è un piano alimentare chetogenico, dal momento che la quantità di carboidrati eccede i 50g giornalieri; per questo motivo, essendo meno rilevante, la quantità di carboidrati dei singoli alimenti non è riportata. Per comodità, ricordiamo che 10g di olio evo (extravergine di oliva) corrispondono a un cucchiaio da tavola.

| Pasto | Percentuale Kcal sul totale | Kcal da assumere |
|---|---|---|
| Pranzo | 40% | 1200 Kcal |
| Spuntino | 20% | 600 Kcal |
| Cena | 40% | 1200 Kcal |
| *TOTALE* | *100%* | *3000 Kcal* |

| 1°GIORNO | ALIMENTO | QUANTITA' | CALORIE |
|---|---|---|---|
| **PRANZO** (40% kcal totali) | Pasta integrale | 100g | 323,6 |
| | Carne di manzo macinata | 150g | 360 |
| | Salsa di pomodoro | 100g | 24 |
| | Olio evo | 35g | 305 |
| | Mela | 150g | 75 |
| | Nocciole | 20g | 125,6 |
| **SPUNTINO** (20% kcal totali) | Yogurt bianco intero | 350g | 210 |
| | Gallette di riso | 60gr | 270,62 |
| | Marmellata | 50g | 111 |
| **CENA** (40% kcal totali) | Tonno fresco | 350g | 556,5 |
| | Lattuga | 200g | 36 |
| | Olio evo | 40g | 360 |
| | Mela | 150g | 70 |
| | Nocciole | 30g | 188,4 |

| 2°GIORNO | ALIMENTO | QUANTITA' | CALORIE |
|---|---|---|---|
| **PRANZO** **(40% kcal totali)** | Pasta integrale | 120g | 388,2 |
| | Pesto di basilico | 60g | 300 |
| | Melanzane | 300g | 72 |
| | Olio evo | 40g | 360 |
| | Pera | 150g | 64 |
| **SPUNTINO** **(20% kcal totali)** | Fesa di tacchino | 250g | 267,5 |
| | Gallette di riso | 85gr | 328,6 |
| **CENA** **(40% kcal totali)** | Pesce spada | 335g | 576,2 |
| | Finocchi | 250g | 77,5 |
| | Pane di segale | 40g | 102,7 |
| | Olio evo | 40g | 360 |
| | Mela | 150g | 70 |

| 3°GIORNO | ALIMENTO | QUANTITA' | CALORIE |
|---|---|---|---|
| **PRANZO** **(40% kcal totali)** | Riso bianco | 120g | 448,8 |
| | Zucca | 300g | 78 |
| | Parmigiano | 40g | 156,8 |
| | Olio evo | 35g | 315 |
| | Pane di frumento | 40g | 106,4 |
| | Clementine | 200g | 94 |
| **SPUNTINO** **(20% kcal totali)** | Succo di arancia | 400ml | 180 |
| | Muesli con frutta disidratata | 60g | 204 |
| | Nocciole | 35g | 219,8 |
| **CENA** **(40% kcal totali)** | Petto di pollo | 450g | 495 |
| | Lenticchie | 235g | 269,6 |
| | Olio evo | 40g | 360 |
| | Arancia | 150g | 56 |

| 4°GIORNO | ALIMENTO | QUANTITA' | CALORIE |
|---|---|---|---|
| **PRANZO** (40% kcal totali) | Riso bianco | 120g | 448,8 |
| | Salsa di pomodoro | 150g | 36 |
| | Parmigiano | 40g | 156,8 |
| | Melanzane | 350g | 84 |
| | Olio evo | 40g | 360 |
| | Arancia | 150g | 56 |
| **SPUNTINO** (20% kcal totali) | Yogurt bianco intero | 350g | 210 |
| | Miele | 30g | 90,9 |
| | Noci | 50g | 305 |
| **CENA** (40% kcal totali) | Orata | 400g | 636 |
| | Zucchine | 300g | 48 |
| | Olio evo | 40g | 360 |
| | Pane di segale | 40g | 102,4 |
| | Pera | 150g | 64 |

| 5°GIORNO | ALIMENTO | QUANTITA' | CALORIE |
|---|---|---|---|
| **PRANZO** (40% kcal totali) | Mozzarella | 200g | 506 |
| | Pomodori da insalata | 200g | 32 |
| | Melanzane | 300g | 72 |
| | Olio evo | 35g | 360 |
| | Pane bianco | 50g | 133 |
| | Pera | 150g | 64 |
| **SPUNTINO** (20% kcal totali) | Fesa di tacchino | 250g | 267,5 |
| | Gallette di riso | 85gr | 328,6 |
| **CENA** (40% kcal totali) | 3 uova | 180g | 231 |
| | Speck | 130g | 393,9 |
| | Carciofi | 300g | 141 |
| | Olio extravergine d'oliva | 40g | 360 |
| | Mela | 150g | 75 |

| 6°GIORNO | ALIMENTO | QUANTITA' | CALORIE |
|---|---|---|---|
| **PRANZO** (40% kcal totali) | Lombo di vitello | 400g | 464 |
| | Spinaci | 300g | 93 |
| | Olio evo | 40g | 360 |
| | Mela | 150g | 75 |
| | Noci | 35g | 213,5 |
| **SPUNTINO** (20% kcal totali) | Succo di arancia | 350ml | 157,5 |
| | Pane di segale | 70g | 179,2 |
| | Prosciutto crudo | 100g | 268 |
| **CENA** (40% kcal totali) | Pesce spada | 400g | 688 |
| | Finocchi | 310g | 96,1 |
| | Olio evo | 40g | 360 |
| | Pera | 150g | 64 |

| 7°GIORNO | ALIMENTO | QUANTITA' | CALORIE |
|---|---|---|---|
| **PRANZO** (40% kcal totali) | Pasta integrale | 120g | 388,2 |
| | Pesto di noci | 55g | 303 |
| | Carote | 250g | 87,5 |
| | Olio evo | 35g | 315 |
| | Clementine | 200g | 94 |
| **SPUNTINO** (20% kcal totali) | Yogurt bianco intero | 350g | 210 |
| | Gallette di riso | 6ogr | 270,6 |
| | Marmellata | 50g | 111 |
| **CENA** (40% kcal totali) | Petto di tacchino | 400g | 444 |
| | Radicchio rosso | 150g | 34,5 |
| | Parmigiano | 40g | 156,8 |
| | Olio evo | 35g | 315 |
| | Clementine | 200g | 94 |
| | Nocciole | 25g | 156,6 |

| 8°GIORNO | ALIMENTO | QUANTITA' | CALORIE |
|---|---|---|---|
| **PRANZO** **(40% kcal totali)** | Riso bianco | 120g | 448,8 |
| | Salsa di pomodoro | 100g | 24 |
| | Tonno in scatola al naturale | 300g | 348 |
| | Olio evo | 30g | 270 |
| | Clementine | 230g | 108,1 |
| **SPUNTINO** **(20% kcal totali)** | Yogurt bianco intero | 350g | 210 |
| | Fette biscottate integrali | 70g | 265,3 |
| | Marmellata | 55g | 122,1 |
| **CENA** **(40% kcal totali)** | Prosciutto cotto | 185g | 398 |
| | Pane di segale | 70g | 179,2 |
| | Fiocchi di latte magro | 150g | 129 |
| | Carote | 300g | 126 |
| | Olio evo | 30g | 270 |
| | Clementine | 200g | 94 |

| 9°GIORNO | ALIMENTO | QUANTITA' | CALORIE |
|---|---|---|---|
| **PRANZO** **(40% kcal totali)** | Alici fresche | 400g | 384 |
| | Melanzane | 350g | 84 |
| | Olio evo | 40g | 360 |
| | Pera | 150g | 64 |
| | Mandorle | 60g | 345 |
| **SPUNTINO** **(20% kcal totali)** | Yogurt bianco intero | 350g | 210 |
| | Miele | 30g | 90,9 |
| | Noci | 50g | 305 |
| **CENA** **(40% kcal totali)** | 2 uova | 120g | 231 |
| | Prosciutto cotto | 210g | 451 |
| | Zucchine al vapore | 350g | 84 |
| | Olio extravergine d'oliva | 40g | 360 |
| | Mela | 150g | 70 |

| 10°GIORNO | ALIMENTO | QUANTITA' | CALORIE |
|---|---|---|---|
| **PRANZO** (40% kcal totali) | Calamari | 400g | 368 |
| | Salsa di pomodoro | 200g | 48 |
| | Olio evo | 40g | 360 |
| | Pane di segale | 70g | 179,2 |
| | Mela | 150g | 70 |
| | Noci | 25g | 152,2 |
| **SPUNTINO** (20% kcal totali) | Yogurt bianco intero | 350g | 210 |
| | Gallette di riso | 60gr | 270,6 |
| | Marmellata | 50g | 111 |
| **CENA** (40% kcal totali) | Salmone affumicato | 400g | 588 |
| | Purè di patate (senza burro) | 235g | 185,6 |
| | Olio evo | 35g | 305 |
| | Pera | 150g | 64 |

| 11°GIORNO | ALIMENTO | QUANTITA' | CALORIE |
|---|---|---|---|
| **PRANZO** (40% kcal totali) | Pasta integrale | 125g | 404,4 |
| | Salsa di pomodoro | 100g | 24 |
| | Melanzane | 350g | 84 |
| | Olio evo | 40g | 360 |
| | Pera | 150g | 64 |
| | Noci | 35g | 213,5 |
| **SPUNTINO** (20% kcal totali) | Yogurt bianco intero | 350g | 210 |
| | Gallette di riso | 60gr | 270,6 |
| | Marmellata | 50g | 111 |
| **CENA** (40% kcal totali) | Petto di pollo | 400g | 495 |
| | Fagioli | 170g | 198,9 |
| | Olio evo | 40g | 360 |
| | Pane di segale | 30g | 77 |
| | Arancia | 150g | 58 |

| 12°GIORNO | ALIMENTO | QUANTITA' | CALORIE |
|---|---|---|---|
| **PRANZO** (40% kcal totali) | Fiocchi di latte magro | 300g | 258 |
| | Prosciutto crudo | 135g | 361 |
| | Pomodori da insalata | 200g | 32 |
| | Olio evo | 40g | 360 |
| | Arancia | 150g | 56 |
| | Nocciole | 20g | 125,6 |
| **SPUNTINO** (20% kcal totali) | Fesa di tacchino | 250g | 267,5 |
| | Gallette di riso | 85gr | 328,6 |
| **CENA** (40% kcal totali) | Tonno fresco | 400g | 636 |
| | Lattuga | 200g | 36 |
| | Olio evo | 35g | 315 |
| | Pane di segale | 50g | 128 |
| | Clementine | 200g | 94 |

| 13°GIORNO | ALIMENTO | QUANTITA' | CALORIE |
|---|---|---|---|
| **PRANZO** (40% kcal totali) | Lombo di vitello | 450g | 522 |
| | Spinaci | 300g | 93 |
| | Pane di segale | 60g | 153,6 |
| | Olio extravergine d'oliva | 40g | 360 |
| | Mela | 150g | 70 |
| **SPUNTINO** (20% kcal totali) | Nocciole | 33g | 207,2 |
| | Succo di arancia | 350ml | 157,5 |
| | Gallette di riso | 60gr | 232 |
| **CENA** (40% kcal totali) | Salmone | 300g | 555 |
| | Lattuga | 200g | 36 |
| | Olio evo | 40g | 360 |
| | Pane di segale | 60g | 153,6 |
| | Pera | 150g | 64 |

| 14°GIORNO | ALIMENTO | QUANTITA' | CALORIE |
|---|---|---|---|
| **PRANZO** (40% kcal totali) | Riso bianco | 120g | 448,8 |
| | Salsa di pomodoro | 100g | 24 |
| | Parmigiano | 40g | 157,3 |
| | Olio evo | 40g | 360 |
| | Mandorle | 35g | 201,2 |
| **SPUNTINO** (20% kcal totali) | Noci | 30g | 183 |
| | Succo di arancia | 350ml | 157,5 |
| | Gallette di riso | 65gr | 251,3 |
| **CENA** (40% kcal totali) | Filetti di merluzzo | 400g | 332,6 |
| | Zucchine | 350g | 56 |
| | Olio extravergine d'oliva | 40g | 360 |
| | Pane di segale | 70g | 179,2 |
| | Mela | 150 | 70 |
| | Noci | 25g | 183 |

## PIANO SINERGICO DA 3000 KCAL

Facciamo nuovamente riferimento al modello 16:8, che consiste nel digiunare per 16 ore consecutive e concentrare i pasti nelle rimanenti 8. Abbiamo previsto uno spuntino di metà pomeriggio; non è assolutamente obbligatorio consumarlo, si può decidere di inserire quegli alimenti all'interno del pranzo o della cena. La colazione non è prevista e, in generale, durante le ore di digiuno si possono assumere unicamente liquidi non calorici, quali acqua, caffè, the e tisane non zuccherate. Torniamo in ambito chetogenico, per cui nuovamente i carboidrati giornalieri non superano mai i 50g. Invariata la ripartizione calorica tra i pasti, come da tabella seguente. Per comodità, ricordiamo che 10g di olio evo (extravergine di oliva) corrispondono a un cucchiaio da tavola.

| Pasto | Percentuale Kcal sul totale | Kcal da assumere |
|---|---|---|
| Pranzo | 40% | 1200 Kcal |
| Spuntino | 20% | 600 Kcal |
| Cena | 40% | 1200 Kcal |
| *TOTALE* | *100%* | *3000 Kcal* |

| 1°GIORNO | ALIMENTO | QUANTITA' | CARBOIDRATI | CALORIE |
|---|---|---|---|---|
| **PRANZO (40% kcal totali)** | Filetti di merluzzo | 450g | / | 374,1 |
| | Zucchine | 350g | 5,2g | 56 |
| | Olio evo | 40g | / | 360 |
| | Mezza mela | 75g | 7,5g | 35 |
| | Parmigiano | 85g | / | 329 |
| **SPUNTINO (20% kcal totali)** | Prosciutto cotto | 135g | / | 290 |
| | Parmigiano | 80g | / | 310 |
| **CENA (40% kcal totali)** | Fiocchi di latte magro | 400g | 4g | 344 |
| | Carciofi | 300g | 7,5g | 141 |
| | Parmigiano | 60g | / | 232 |
| | Olio evo | 40g | / | 360 |
| | Nocciole | 20g | 1,7g | 125,6 |

| 2°GIORNO | ALIMENTO | QUANTITA' | CARBOIDRATI | CALORIE |
|---|---|---|---|---|
| **PRANZO (40% kcal totali)** | Lombo di vitello | 400g | / | 464 |
| | Spinaci | 300g | 9g | 93 |
| | Olio evo | 40g | / | 360 |
| | Mandorle | 30g | 6g | 172,5 |
| **SPUNTINO (20% kcal totali)** | Prosciutto crudo | 110g | / | 294 |
| | Parmigiano | 80g | / | 310 |
| **CENA (40% kcal totali)** | Petto di pollo | 400g | / | 440 |
| | Finocchi | 200g | 3g | 62 |
| | Parmigiano | 100g | / | 387 |
| | Olio evo | 35g | / | 315 |

| 3°GIORNO | ALIMENTO | QUANTITA' | CARBOIDRATI | CALORIE |
|---|---|---|---|---|
| **PRANZO** (40% kcal totali) | Calamari | 550g | / | 506 |
| | Pomodori da insalata | 200g | 7,5g | 48 |
| | Olio evo | 40g | / | 360 |
| | Mezza mela | 75g | 7,5g | 35 |
| | Noci | 40g | 4g | 244 |
| **SPUNTINO** (20% kcal totali) | Speck | 100g | / | 303 |
| | Parmigiano | 80g | / | 310 |
| **CENA** (40% kcal totali) | 2 uova | 120g | / | 231 |
| | Prosciutto crudo | 100g | / | 268 |
| | Lattuga | 200g | 4,5g | 36 |
| | Parmigiano | 95g | / | 368 |
| | Olio evo | 20g | / | 180 |
| | Noci | 20g | 2g | 122 |

| 4°GIORNO | ALIMENTO | QUANTITA' | CARBOIDRATI | CALORIE |
|---|---|---|---|---|
| **PRANZO** (40% kcal totali) | Salmone | 200g | / | 371 |
| | Zucchine | 350g | 5,2g | 56 |
| | Olio evo | 40g | / | 360 |
| | Mezza mela | 75g | 7,5g | 35 |
| **SPUNTINO** (20% kcal totali) | Parmigiano | 85g | / | 329 |
| | Prosciutto cotto | 135g | 0,8g | 290 |
| | Mozzarella | 120g | / | 304 |
| **CENA** (40% kcal totali) | Cosce di pollo | 320g | 4g | 344 |
| | Carciofi | 300g | 7,5g | 141 |
| | Parmigiano | 60g | / | 232 |
| | Olio evo | 40g | / | 360 |
| | Nocciole | 20g | 1,7g | 125,6 |

| 5°GIORNO | ALIMENTO | QUANTITA' | CARBOIDRATI | CALORIE |
|---|---|---|---|---|
| **PRANZO** (40% kcal totali) | Mozzarella | 250g | 1,7g | 632,5 |
| | Spinaci | 300g | 9g | 93 |
| | Olio evo | 40g | / | 360 |
| | Mandorle | 20g | 4g | 115 |
| **SPUNTINO** (20% kcal totali) | Prosciutto crudo | 110g | / | 294 |
| | Emmental | 75g | / | 296 |
| **CENA** (40% kcal totali) | Polpo | 400g | 5,6g | 228 |
| | Gamberi | 600g | / | 198 |
| | Olio evo | 45g | / | 395 |
| | Mandorle | 60g | 6g | 366 |

| 6°GIORNO | ALIMENTO | QUANTITA' | CARBOIDRATI | CALORIE |
|---|---|---|---|---|
| **PRANZO** (40% kcal totali) | Petto di tacchino | 500g | / | 555 |
| | Pomodori da insalata | 250g | 9,4g | 48 |
| | Olio evo | 40g | / | 405 |
| | Noci | 30g | 3g | 183 |
| **SPUNTINO** (20% kcal totali) | Prosciutto cotto | 135g | / | 290 |
| | Parmigiano | 80g | / | 310 |
| **CENA** (40% kcal totali) | Tonno alla piastra | 300g | / | 636 |
| | Radicchio rosso | 150g | 2,5g | 34,5 |
| | Parmigiano | 60g | / | 227 |
| | Olio evo | 30g | / | 270 |
| | Mezza pera | 75g | 6,6g | 32 |

| 7°GIORNO | ALIMENTO | QUANTITA' | CARBOIDRATI | CALORIE |
|---|---|---|---|---|
| **PRANZO** (40% kcal totali) | Filetti di merluzzo | 450g | / | 374,1 |
| | Zucchine | 350g | 5,2g | 56 |
| | Olio evo | 40g | / | 360 |
| | Mezza mela | 75g | 7,5g | 35 |
| | Parmigiano | 85g | / | 329 |
| **SPUNTINO** (20% kcal totali) | Prosciutto crudo | 110g | / | 294 |
| | Parmigiano | 80g | / | 310 |
| **CENA** (40% kcal totali) | Fiocchi di latte magro | 400g | 4g | 344 |
| | Carciofi | 300g | 7,5g | 141 |
| | Parmigiano | 60g | / | 232 |
| | Olio evo | 40g | / | 360 |
| | Nocciole | 20g | 1,7g | 125,6 |

| 8°GIORNO | ALIMENTO | QUANTITA' | CARBOIDRATI | CALORIE |
|---|---|---|---|---|
| **PRANZO** (40% kcal totali) | Salmone | 170g | / | 315 |
| | Prosciutto cotto | 240g | / | 518 |
| | Melanzane | 250g | 1,5g | 60 |
| | Olio evo | 30g | / | 270 |
| | Mezza pera | 75g | 6,6g | 32 |
| **SPUNTINO** (20% kcal totali) | Speck | 100g | / | 303 |
| | Parmigiano | 80g | / | 310 |
| **CENA** (40% kcal totali) | Filetto di manzo | 300g | / | 470 |
| | Lattuga | 150g | 3g | 27 |
| | Olio evo | 40g | / | 360 |
| | Parmigiano | 50g | / | 194 |
| | Nocciole | 40g | 3,5g | 125,6 |

| 9°GIORNO | ALIMENTO | QUANTITA' | CARBOIDRATI | CALORIE |
|---|---|---|---|---|
| **PRANZO** (40% kcal totali) | Calamari | 520g | / | 478 |
| | Pomodori da insalata | 200g | 7,5g | 48 |
| | Olio evo | 40g | / | 360 |
| | Mezza mela | 75g | 7,5g | 35 |
| | Noci | 40g | 4g | 244 |
| **SPUNTINO** (20% kcal totali) | Prosciutto cotto | 135g | 0,8g | 290 |
| | Mozzarella | 120g | / | 304 |
| **CENA** (40% kcal totali) | Lombo di vitello | 450g | / | 522 |
| | Radicchio rosso | 150g | 2,5g | 34,5 |
| | Parmigiano | 70g | / | 271 |
| | Olio evo | 40g | / | 360 |

| 10°GIORNO | ALIMENTO | QUANTITA' | CARBOIDRATI | CALORIE |
|---|---|---|---|---|
| **PRANZO** (40% kcal totali) | Alici fresche | 450g | / | 432 |
| | Melanzane | 300g | 1,8g | 72 |
| | Olio evo | 40g | / | 360 |
| | Mezza pera | 75g | 6,6g | 32 |
| | Mandorle | 50g | 10g | 287,5 |
| **SPUNTINO** (20% kcal totali) | Prosciutto crudo | 110g | / | 294 |
| | Emmental | 75g | / | 296 |
| **CENA** (40% kcal totali) | Filetto di cavallo | 400g | / | 532 |
| | Lattuga | 150g | 3,3g | 27 |
| | Parmigiano | 85g | / | 329 |
| | Olio evo | 30g | / | 270 |

| 11°GIORNO | ALIMENTO | QUANTITA' | CARBOIDRATI | CALORIE |
|---|---|---|---|---|
| **PRANZO** (40% kcal totali) | Salmone | 170g | / | 315 |
| | Prosciutto cotto | 240g | / | 518 |
| | Melanzane | 250g | 1,5g | 60 |
| | Olio evo | 30g | / | 270 |
| | Mezza pera | 75g | 6,6g | 32 |
| **SPUNTINO** (20% kcal totali) | Prosciutto cotto | 135g | / | 290 |
| | Parmigiano | 80g | / | 310 |
| **CENA** (40% kcal totali) | Scaloppine di vitello | 400g | / | 448 |
| | Lattuga | 150g | 3g | 27 |
| | Olio evo | 40g | / | 360 |
| | Parmigiano | 50g | / | 194 |
| | Mezza pera | 75g | 6,6g | 32 |
| | Nocciole | 40g | 3,5g | 125,6 |

| 12°GIORNO | ALIMENTO | QUANTITA' | CARBOIDRATI | CALORIE |
|---|---|---|---|---|
| **PRANZO** (40% kcal totali) | Fiocchi di latte magro | 400g | 3,8g | 346,4 |
| | Prosciutto cotto | 95g | / | 204 |
| | Pomodori da insalata | 200g | 7,5g | 48 |
| | Olio evo | 40g | / | 360 |
| | Mezza arancia | 75g | 5,8g | 56 |
| | Nocciole | 30g | 3g | 188,4 |
| **SPUNTINO** (20% kcal totali) | Prosciutto crudo | 110g | / | 294 |
| | Parmigiano | 80g | / | 310 |
| **CENA** (40% kcal totali) | Petto di tacchino | 400g | / | 444 |
| | Radicchio rosso | 200g | 5g | 46 |
| | Parmigiano | 80g | / | 310 |
| | Olio evo | 45g | / | 405 |

| 13°GIORNO | ALIMENTO | QUANTITA' | CARBOIDRATI | CALORIE |
|---|---|---|---|---|
| **PRANZO** (40% kcal totali) | Filetti di merluzzo | 450g | / | 374,1 |
| | Zucchine | 300g | 4,5 | 48 |
| | Olio evo | 45g | / | 395 |
| | Mezza mela | 75g | 7,5 | 35 |
| | Parmigiano | 90g | / | 348 |
| **SPUNTINO** (20% kcal totali) | Speck | 100g | / | 303 |
| | Parmigiano | 80g | / | 310 |
| **CENA** (40% kcal totali) | 3 uova | 180g | / | 231 |
| | Carciofi | 250g | 6,3g | 117,5 |
| | Parmigiano | 115g | / | 445 |
| | Olio evo | 35g | / | 305 |
| | Mezza arancia | 75g | 5,8 | 28 |
| | Nocciole | 10g | 1g | 62,8 |

| 14°GIORNO | ALIMENTO | QUANTITA' | CARBOIDRATI | CALORIE |
|---|---|---|---|---|
| **PRANZO** (40% kcal totali) | Filetti di merluzzo | 450g | / | 374,1 |
| | Zucchine | 300g | 4,5 | 48 |
| | Olio evo | 45g | / | 395 |
| | Mezza mela | 75g | 7,5 | 35 |
| | Parmigiano | 90g | / | 348 |
| **SPUNTINO** (20% kcal totali) | Prosciutto cotto | 135g | 0,8g | 290 |
| | Mozzarella | 120g | / | 304 |
| **CENA** (40% kcal totali) | 3 uova | 180g | / | 231 |
| | Carciofi | 250g | 6,3g | 117,5 |
| | Parmigiano | 115g | / | 445 |
| | Olio evo | 35g | / | 305 |
| | Mezza arancia | 75g | 5,8 | 28 |
| | Nocciole | 10g | 1g | 62,8 |

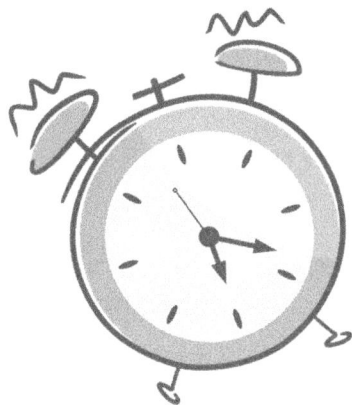

# Capitolo 8
# La Camminata e la Corsa

Camminata e corsa (a bassa intensità) sono probabilmente le attività di tipo aerobico più praticate in assoluto. Tutti possono avvicinarsi alla camminata, indipendentemente dall'età, dallo stile di vita e dalla forma fisica. Per quanto riguarda la corsa, la situazione è leggermente diversa, ma con le dovute precauzioni si tratta comunque di una pratica aperta alla maggior parte delle persone. Entrambe queste attività richiedono solo un paio di buone scarpe e uno spazio aperto, e questo è uno dei motivi per i quali sono così popolari, oltre naturalmente al fatto che portano innegabili benefici alla salute, di fatto allungando l'aspettativa di vita di chi le pratica.

## BENEFICI E RISCHI

I benefici derivanti dalla pratica regolare della camminata e della corsa sono moltissimi, vediamo i principali.

- Tutela del sistema cardiocircolatorio. Camminando o correndo di fatto forziamo il cuore a pompare il sangue con velocità maggiore, il che genera effetti positivi a livello di trasporto dell'ossigeno e dei nutrienti alle cellule, oltre a migliorare la circolazione sanguigna in generale. Di conseguenza, sul lungo periodo si avrà una significativa riduzione dei rischi cardiovascolari.

- Prevenzione del diabete e normalizzazione del colesterolo. Le attività aerobiche come camminata e corsa a bassa intensità aiutano a controllare la glicemia e migliorano la sensibilità insulinica. Questo è vero soprattutto quando ci si allena alternando momenti di camminata a momenti di corsa.

- Riduzione della stipsi. Abbinata ad una alimentazione corretta, l'attività sportiva è di grande aiuto per la funzionalità intestinale.

- Rafforzamento osseo. Lo svolgimento costante di attività sportiva favorisce il rafforzamento osseo, dal momento che stimola la rigenerazione delle ossa e ne migliora l'elasticità.

- Dimagrimento. Nonostante la corretta alimentazione sia un requisito imprescindibile per controllare il peso corporeo, è innegabile che abbinarla alla giusta attività fisica possa rappresentare un validissimo aiuto, soprattutto per chi deve perdere parecchio peso e, pertanto, segue un programma graduale che si estende nel tempo.

Una volta appurato che allenarsi regolarmente sia salutare, e non lo scopriamo certo noi, si potrebbe presentare il dubbio su che attività intraprendere, in particolare si potrebbe chiedersi se sia meglio iniziare a correre o a camminare. La scelta in effetti dipende da una serie di fattori.

Correre può essere una ottima scelta per chi ha già una buona forma fisica, e desidera dare una ulteriore spinta al proprio metabolismo. Al contrario, non è una buona idea per le persone obese, in sovrappeso o comunque totalmente prive di allenamento. La corsa è una attività intensa che sollecita l'organismo con relativa violenza; un fisico non allenato può facilmente riportare traumi e lesioni, con conseguente immobilità forzata, anche per lunghi periodi.

I rischi maggiori connessi alla corsa derivano da una forte sollecitazione della colonna vertebrale, delle giunture e dei legamenti. Se questo è vero in assoluto, lo è a maggior ragione per le persone in sovrappeso, che non possiedono la tonicità addominale necessaria per sostenere una corretta postura; inoltre, correndo, si vanno a sovraccaricare le articolazioni inferiori, il che non accade assolutamente camminando.

Detto questo, la corsa è uno sport eccellente per chi deve perdere solo qualche chilo di troppo, tenendo però presente che occorre protrarre l'allenamento per almeno 20/30 minuti, se si desidera che l'organismo inizi ad utilizzare il grasso corporeo per produrre energia. Una ulteriore accortezza sta nella pratica di stretching leggero prima di iniziare a correre, per riscaldare i muscoli e gestire al meglio il rilascio di acido lattico derivante dall'allenamento. Non a caso ho parlato di stretching leggero: allungare un muscolo freddo può facilmente causare stiramenti. Meglio eseguire stretching ad alta intensità alla fine dell'allenamento, con i muscoli adeguatamente caldi.

A differenza della corsa, la camminata è una valida attività aerobica che può essere praticata da chiunque, non comportando una forte sollecitazione né a livello muscolare né a livello articolare. In pratica, non esistono i traumi da impatto legati alla pratica della corsa.

La camminata è sicuramente consigliata a chi decide di iniziare ad allenarsi (o di riprendere l'allenamento dopo un periodo di pausa) poiché permette di abituarsi gradualmente allo svolgimento di un'attività sportiva, aumentando gradualmente il proprio livello di resistenza senza stressare eccessivamente il proprio organismo.

Camminare con costanza, inoltre, permette di ottenere innumerevoli benefici, a livello di umore, di qualità del sonno e, il che qui ci interessa maggiormente, a livello di perdita di peso. Optare per la camminata, al posto della corsa, non è necessariamente una scelta di ripiego, i benefici sono davvero tanti. In compenso, diventa una scelta quasi obbligata per tutti coloro che hanno problemi alle articolazioni e alla schiena, nonché dalle persone obese o in forte sovrappeso. Per queste persone, praticare sessioni di camminata veloce per almeno 40 minuti è un validissimo aiuto a livello di perdita di peso, naturalmente affiancando all'attività sportiva una dieta adeguata.

## ALCUNI CONSIGLI

Quando si decide di iniziare la pratica di uno sport come la camminata o la corsa, è importante adottare una serie di accorgimenti, così da ottenere migliori risultati e, soprattutto, scongiurare eventuali infortuni derivanti dall'attività sportiva.

Un aspetto essenziale da tenere in considerazione è sicuramente la scelta delle scarpe più adatte, a seconda della disciplina scelta, del peso corporeo e del modo in cui la persona cammina. Senza entrare troppo nel dettaglio, a seconda di come si appoggia il piede camminando o correndo si può essere catalogati in pronatori, neutri o supinatori. Ci sono centinaia di articoli in rete che approfondiscono l'argomento, e il personale di qualsiasi negozio sportivo possiede le competenze necessarie per indirizzarvi verso l'acquisto della scarpa ideale. Dal momento che iniziando a praticare la corsa o la camminata uno dei rischi maggiori è proprio il presentarsi di problemi alle articolazioni, in quanto continuamente sollecitate, è importante indossare una scarpa da running in grado di ammortizzare il peso e correggere eventuali posture scorrette del piede, riducendo al minimo l'impatto sulle articolazioni. Nonostante i rischi siamo molto ridotti, lo stesso discorso vale per la scelta di scarpe da camminata, appositamente studiate per percorrere lunghe distanze, tenendo conto sia del peso corporeo che del tipo di camminata.

Un altro aspetto fondamentale è quello dell'idratazione. Durante lo svolgimento di qualsiasi attività sportiva, l'organismo necessita del giusto apporto idrico, dal momento che muscoli e cervello rendono al meglio solo se dispongono della corretta quantità di fluidi. Molte persone che praticano sport, erroneamente, bevono solo quando avvertono lo stimolo della sete; in realtà, quando questo si presenta è già troppo tardi. Bere prima e durante l'allenamento aiuta a prevenire sintomi quali stanchezza, nausea, crampi e sensazione di debolezza che può anche portare allo svenimento.

Molte persone corrono o camminano la mattina presto, prima di iniziare la giornata, totalmente a digiuno. Secondo alcuni nutrizionisti, questo è il momento migliore per utilizzare il grasso corporeo come combustibile. Al di là di questo, anche volendo mangiare qualcosa prima di allenarsi, è bene limitarsi a cibi leggeri e digeribili, come la frutta. In fase digestiva, una notevole quantità di sangue viene dirottata nella zona dello stomaco, questo fa sì che i muscoli possano non essere irrorati a sufficienza. Allenarsi in queste condizioni porta al rischio di prestazioni ridotte e malesseri.

Infine, vorrei raccomandare a tutti coloro che intendono dedicarsi alla pratica della camminata e, soprattutto, della corsa, di non sottovalutare la fase di riscaldamento. Lo stretching, come abbiamo detto, è una ottima abitudine, ma va eseguito con precauzione. Il muscolo freddo è maggiormente soggetto a traumi; se è vero che iniziare a correre da freddo può causare problemi, la medesima cosa vale per lo stretching. È molto meglio eseguire gli stiramenti a fine allenamento o, volendo, anche durante, facendo una piccola pausa. Prima di correre il metodo più efficace e naturale per preparare i muscoli è una camminata veloce di circa 10 minuti. In ogni caso, lo stretching non dovrebbe essere trascurato. So bene che a fine allenamento tutto quello che si desidera è rilassarsi, ma è bene tenere presente che la pratica regolare degli allungamenti muscolari può ridurre in modo significativo l'incidenza dei traumi, dal momento che la capacità di contrarsi dei muscoli è direttamente proporzionale alla loro capacità di allungarsi. Un muscolo in grado di allungarsi facilmente sarà maggiormente capace di contrarsi ed evitare traumi durante uno sforzo prolungato.

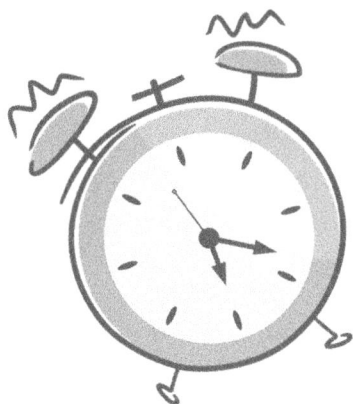

# Capitolo 9
# Piano di Allenamento per Avvicinarsi alla Corsa

In questo capitolo presentiamo un esempio di piano di allenamento tramite il quale un principiante può iniziare il suo percorso di allenamento, arrivando ad essere in grado di correre per 30 minuti senza problemi di eccessivo affaticamento. È molto importante che le persone che non hanno mai praticato running o che, comunque, non hanno svolto attività sportiva per molto tempo, si avvicinino alla corsa in modo progressivo, dal momento che l'organismo ha bisogno di tempo per riuscire ad adattarsi agli sforzi e alle sollecitazioni muscolari e articolari legate alla pratica della corsa.

Il programma di allenamento che vedremo consentirà ad un principiante, nell'arco di 6 settimane, di arrivare correre per 30 minuti senza mai fermarsi e senza percepire affaticamento (mantenendo la capacità di sostenere una conversazione con un'altra persona durante l'allenamento), il tutto con 2 allenamenti settimanali. Il piano prevede l'alternanza tra corsa e camminata, con un aumento graduale del tempo di corsa rispetto a quello della camminata.

Per evitare (o quanto meno limitare) eventuali traumi, cercate si seguire tutti i consigli del capitolo precedente, soprattutto per quanto riguarda la dotazione di scarpe adatte al running; se possibile, almeno all'inizio, evitate di correre su superfici troppo rigide, come l'asfalto o il cemento, scegliendo di correre su prati o piste di atletica. Ricordate sempre di riscaldarvi con qualche minuto di camminata e cercate di non trascurare lo stretching a fine allenamento.

Prima di iniziare il percorso di allenamento è importante capire l'obiettivo che si vuole raggiungere, tenendo conto anche del proprio passato sportivo e del proprio peso. Il programma qui proposto può essere modificato e adattato tenendo conto delle proprie caratteristiche e delle difficoltà che si possono riscontrare durante la pratica. In particolare, se ci si sente eccessivamente affaticati dopo un allenamento, si può ripetere l'intera settimana, per passare alla fase successiva solo quando si percepisce di essere in gradi di farlo.

Dotatevi di un orologio con cronometro, per poter scandire le varie fasi della sessione.

| SETTIMANA 1 |
|---|
| **SESSIONE N°1** |
| 10 minuti camminata veloce + 6x2 minuti di corsa intervallati da 1 minuto di recupero (camminata) |
| *Tempo complessivo di allenamento: 28 minuti* |
| **SESSIONE N°2** |
| 10 minuti camminata veloce + 5x3 minuti di corsa intervallati da 1 minuto di recupero (camminata) |
| *Tempo complessivo di allenamento: 30 minuti* |

| SETTIMANA 2 |
|---|
| **SESSIONE N°1** |
| 8 minuti camminata veloce + 4x4 minuti di corsa intervallati da 1 minuto di recupero (camminata) |
| *Tempo complessivo di allenamento: 28 minuti* |
| **SESSIONE N°2** |
| 8 minuti camminata veloce + 4x5 minuti di corsa intervallati da 1 minuto di recupero (camminata) |
| *Tempo complessivo di allenamento: 32 minuti* |

| SETTIMANA 3 |
|---|
| **SESSIONE N°1** |
| 2x6 minuti di corsa + 2x5 minuti di corsa intervallati da 1,5 minuti di recupero (camminata)<br>*Tempo complessivo di allenamento: 29 minuti* |
| **SESSIONE N°2** |
| 2x8 minuti di corsa + 3x4 minuti di corsa intervallati da 1,5 minuti di recupero (camminata)<br>*Tempo complessivo di allenamento: 34,5 minuti* |

| SETTIMANA 4 |
|---|
| **SESSIONE N°1** |
| Corsa: 12 minuti + 10 minuti + 8 minuti intervallati da 2 minuti di recupero (camminata)<br>*Tempo complessivo di allenamento: 36 minuti* |
| **SESSIONE N°2** |
| 2x10 minuti di corsa intervallati da 2 minuti di recupero (camminata)<br>2x5 minuti intervallati da 1 minuto di recupero (camminata)<br>*Tempo complessivo di allenamento: 36 minuti* |

| SETTIMANA 5 |
|---|
| **SESSIONE N°1** |
| 15 minuti di corsa + 3,5 minuti di corsa intervallati da 2 minuti di recupero (camminata)<br>*Tempo complessivo di allenamento: 36 minuti* |
| **SESSIONE N°2** |
| Corsa: 20 minuti + 10 minuti + 5 minuti intervallati da 2 minuti di recupero (camminata)<br>*Tempo complessivo di allenamento: 41 minuti* |

| SETTIMANA 6 |
|---|
| **SESSIONE N°1** |
| 25 minuti di corsa + 2x5 minuti di corsa intervallati da 1,5 minuti di recupero (camminata) |
| *Tempo complessivo di allenamento: 43 minuti* |
| **SESSIONE N°2** |
| 30 minuti di corsa continuativa |
| *Tempo complessivo di allenamento: 30 minuti* |

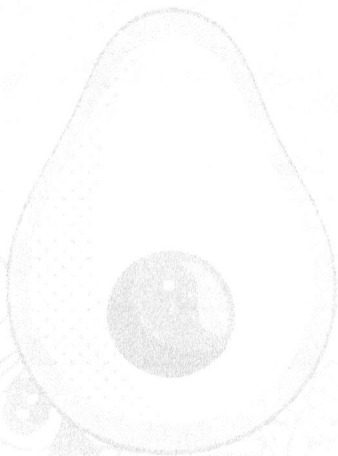

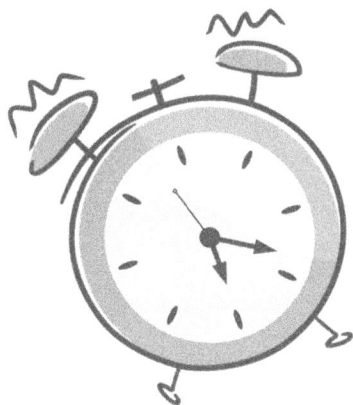

# Capitolo 10
# Piano di Allenamento per Correre 10 Chilometri

Se avete raggiunto l'obiettivo della corsa continuativa per 30 minuti, come spiegato nel capitolo precedente, potete scegliere. Correre 30 minuti per 2 o 3 volte a settimana porterà immancabilmente grandissimi benefici alla vostra salute e alla vostra forma fisica. Magari, però, vi siete appassionati alla corsa, e vi piacerebbe passare ad un livello successivo. In questa ottica, presentiamo un piano di allenamento che consente di arrivare a correre continuativamente per 10 km senza particolari difficoltà. Anche in questo caso, l'intensità delle sessioni di allenamento è progressiva; inoltre, l'obiettivo da raggiungere consiste semplicemente nella distanza dei 10 km, senza tener conto del tempo impiegato: ognuno, infatti, deve seguire il proprio ritmo in base anche alla propria condizione fisica. Una volta in grado di correre per 10 km, nessuno vi impedisce di cercare di migliorare la vostra prestazione, impiegando sempre meno tempo.

Il programma che viene proposto prevede 6 settimane di allenamento, per 3 volte a settimana. Si tratta di un percorso più impegnativo rispetto a quello presentato nel capitolo precedente; in particolare, vi consiglio di evitare di allenarvi in giorni consecutivi, in modo da concedere all'organismo il tempo necessario per riposarsi, recuperare energie e guarire da piccoli traumi.

Riscaldatevi sempre con qualche minuto di camminata veloce, anche se vi sentite particolarmente in forma. Non abbiate fretta, sarebbe sciocco rovinare tutto; ricordate che basta un solo movimento brusco, con i muscoli freddi, per provocare un trauma che potrebbe impedirvi di allenarvi per intere settimane. A conclusione della corsa, cercate di trovare la pazienza per effettuare qualche minuto di stretching; i vostri muscoli vi ringrazieranno in occasione dell'allenamento successivo.

Di seguito, il piano di allenamento. Dal momento che i vari allenamenti prevedono la corsa per una certa distanza, è bene munirsi di uno smartphone o smartwatch per poter determinare con una certa esattezza la distanza percorsa. In alternativa, è possibile scegliere un percorso di lunghezza nota.

| SETTIMANA 1 |
| --- |
| **SESSIONE N°1** |
| 5 minuti di camminata veloce + 5 km di corsa + 5 minuti di camminata leggera |
| **SESSIONE N°2** |
| 5 minuti di camminata veloce + 5 km di corsa + 5 minuti di camminata leggera |
| **SESSIONE N°3** |
| 5 minuti di camminata veloce + 6 km di corsa + 5 minuti di camminata leggera |

| SETTIMANA 2 |
| --- |
| **SESSIONE N°1** |
| 5 minuti di camminata veloce + 5 km di corsa + 5 minuti di camminata leggera |
| **SESSIONE N°2** |
| 5 minuti di camminata veloce + 6 km di corsa + 5 minuti di camminata leggera |
| **SESSIONE N°3** |
| 5 minuti di camminata veloce + 7 km di corsa + 5 minuti di camminata leggera |